I. A. Kapandji

Funktionelle Anatomie der Gelenke

Schematisierte und kommentierte Zeichnungen zur menschlichen Biomechanik

Übersetzt von Jürgen Koebke
550 Abbildungen

Band 1
Obere Extremität

2., unveränderte Auflage

Ferdinand Enke Verlag Stuttgart 1992

Autor:
I. A. Kapandji
Ancien Chef de Clinique Chirurgicale
Assistant des Hôpitaux de Paris
Membre de la Société Française d'Orthopédie et de Traumatologie
Membre du Groupe d'Études de la Main (G.E.M.)

Übersetzer:
Professor Dr. Jürgen Koebke
Anatomisches Institut der Universität zu Köln
Joseph-Stelzmann-Straße 9
D-5000 Köln 41

Titel der Originalausgabe:
Physiologie articulaire
5e édition
© Maloine S. A. Editeur Paris 1980
27, Rue de l'École-de-Médecine – 75006 Paris

1. deutsche Auflage 1984
2. deutsche Auflage 1992

Die Deutsche Bibliothek – CIP-Einheitsaufnahme

Kapandji, Ibrahim A.:
Funktionelle Anatomie der Gelenke : schematisierte und kommentierte Zeichnungen zur menschlichen Biomechanik / I. A. Kapandji. Übers. von Jürgen Koebke. – Stuttgart : Enke.
  Einheitssacht.: Physiologie articulaire ⟨dt.⟩
  Literaturangaben
Bd. 1. Obere Extremität. – 2., unveränd. Aufl. – 1992
  ISBN 3-432-94232-X

Wichtiger Hinweis für die deutsche Ausgabe:

Wie jede Wissenschaft ist die Medizin ständigen Entwicklungen unterworfen. Forschung und klinische Erfahrung erweitern unsere Erkenntnisse, insbesondere was Behandlung und medikamentöse Therapie anbelangt. Soweit in diesem Werk eine Dosierung oder eine Applikation erwähnt wird, darf der Leser zwar darauf vertrauen, daß Autoren, Herausgeber und Verlag große Sorgfalt darauf verwandt haben, daß diese Angabe dem **Wissensstand bei Fertigstellung des Werkes** entspricht.

Für Angaben über Dosierungsanweisungen und Applikationsformen kann vom Verlag jedoch keine Gewähr übernommen werden. **Jeder Benutzer ist angehalten,** durch sorgfältige Prüfung der Beipackzettel der verwendeten Präparate und gegebenenfalls durch Konsultation eines Spezialisten, festzustellen, ob die dort gegebene Empfehlung für Dosierungen oder die Beachtung von Kontraindikationen gegenüber der Angabe in diesem Buch abweicht. Eine solche Prüfung ist besonders wichtig bei selten verwendeten Präparaten oder solchen, die neu auf den Markt gebracht worden sind. **Jede Dosierung oder Applikation erfolgt auf eigene Gefahr des Benutzers.** Autoren und Verlag appellieren an jeden Benutzer, ihm etwa auffallende Ungenauigkeiten dem Verlag mitzuteilen.

Geschützte Warennamen (Warenzeichen®) werden **nicht immer** besonders kenntlich gemacht. Aus dem Fehlen eines solchen Hinweises kann also nicht geschlossen werden, daß es sich um einen freien Warennamen handelt.

Das Werk, einschließlich aller seiner Teile, ist urheberrechtlich geschützt. Jede Verwertung ist ohne Zustimmung des Verlages außerhalb der engen Grenzen des Urheberrechtsgesetzes unzulässig und strafbar. Das gilt insbesondere für Vervielfältigungen, Übersetzungen, Mikroverfilmungen und die Einspeicherung und Verarbeitung in elektronischen Systemen.

© 1984, 1992 Ferdinand Enke Verlag, P.O. Box 300366, D-70443 Stuttgart – Printed in Germany
Satz und Druck: Druckerei Maisch + Queck, D-70839 Gerlingen
Schrift: 8,5/9˙ Times, System 6/300 Linotype

Meiner Frau

Vorwort zur 5. Auflage

Seit seinem Erscheinen vor 17 Jahren ist dieses Buch – abgesehen von einigen wenigen Abänderungen – in seiner Konzeption unverändert geblieben, wesentlich beeinflußt von DUCHENNE DE BOULOGNE, dem „Altmeister" der Biomechanik. Mit Erscheinen der fünften Auflage halten wir es für notwendig, insbesondere für das Kapitel Hand, einige wichtige Abänderungen einzufügen. Die rapide Entwicklung der Chirurgie der Hand führt zu einer ständigen Überprüfung und Vertiefung des Wissens über ihre funktionelle Anatomie. So wurde unter Berücksichtigung neuer Untersuchungen das Kapitel zur Oppositionsbewegung des Daumens neu geschrieben und zeichnerisch erläutert. Die Bedeutung des Daumensattelgelenks für die räumliche Bewegung und die Rotation des Daumenskeletts um seine Längsachse wird mathematisch nach dem Prinzip der zweiachsigen Kardangelenke erklärt.
Außerdem wird die Funktion der Metakarpophalangealgelenke beim Mechanismus der „Verriegelung" eingehend untersucht, zu beobachten beim Ergreifen großer Gegenstände. Schließlich wird die „Verteileraufgabe" des Interphalangealgelenkes des Daumens bei seiner Opposition hervorgehoben, indem sich der Daumen der Kuppe einer der vier übrigen Finger anlegt. Die Vielfalt der Greifformen und der Griffstellungen wird durch neue Schemazeichnungen illustriert. Die Definition unterschiedlicher Funktionsstellungen und Ruhehaltungen wird präziser gefaßt.
Faßt man zusammen, so wird ein gründlich überarbeitetes und erweitertes Buch vorgestellt.

I. A. KAPANDJI

Vorwort zur 1. Auflage

Dieses Buch, als erstes von insgesamt drei Bänden, hat eine neue und spezifische Konzeption. Der Autor macht sich zur Aufgabe, dem Leser die Gelenkmechanik nicht allein durch den Text, sondern darüber hinaus auch durch Abbildungen verständlich zu machen. Die Erläuterungen sind knapp; um verstanden zu werden, bedürfen die Zeichnungen und Schemata jedoch aufgrund ihrer Qualität, Klarheit und Einfachheit keiner besonderen Erklärung durch Worte.

Wenn A. KAPANDJI uns Darstellungen klassischer anatomischer Werke präsentiert, so fügt er sehr individuelle Zeichnungen bei. Seine profunde Kenntnis der Anatomie, sein Gespür für Abstraktion des Wesentlichen erlauben ihm – stets der Realität verhaftet bleibend – durch diese Zeichnungen die Mechanik des betrachteten Gelenkes zu verdeutlichen.

An wen richtet sich dieses Buch? A. KAPANDJI meint, daß es sicherlich dem Krankengymnasten gute Dienste leiste; aber auch der Medizinstudent findet hier eine nützliche und sehr brauchbare Ergänzung zu seinen an der Universität erworbenen Kenntnissen der funktionellen Gelenkanatomie. Der Chirurg findet aufschlußreiche Hinweise zur Durchführung von Eingriffen, die die Wiederherstellung einer normalen, zuvor gestörten Gelenkfunktion zum Ziele haben.

Die Zeichnungen sind von besonderer Klarheit, entladen von allem, was das Verständnis erschweren könnte; man spürt, wie der Autor selbst die Schwierigkeiten durchdrungen hat, die sich dem Studierenden stellen könnten. Sobald ein Problem ansteht, findet man eine erklärende schematische Zeichnung, stark vereinfacht vielleicht, aber doch prägnant und einleuchtend.

Der Begleittext, quasi als Legende zu den Abbildungen, ist knapp und präzise, ausschließlich auf das eine Ziel des Autors ausgerichtet: dem visuellen Gedächtnis auf das Beste zu nützen.

Felix POILLEUX

Inhalt

Schulter 2

Funktionelle Anatomie des Schultergelenks 2
Anteversion – Retroversion und Adduktion 4
Abduktion 6
Rotation des Armes um seine Längsachse 8
Bewegungen des Schultergürtels in der Horizontalebene 8
Armbewegungen in der Horizontalen 10
Zirkumduktion 12
Das Paradoxon nach CODMAN 14
Quantifizierung von Bewegungen im Schultergelenk 16
Bewegungsanalysen zur Schulterfunktion 18
Die Gelenke der Schulter und des Schultergürtels 20
Die Gelenkflächen des Schultergelenks 22
Momentandrehachsen 24
Kapsel und Bänder des Schultergelenks 26
Intraartikulärer Verlauf der langen Bizepssehne 28
Bedeutung des Ligamentum glenohumerale 30
Das Ligamentum coracohumerale während der Ante- und Retroversion . . . 32
Die muskuläre Sicherung des Schultergelenks 34
Subakromiales Nebengelenk 36
Schulterblatt-Thorax-„Gelenk" 38
Bewegungen des Schultergürtels 40
Die natürlichen Bewegungen im „Gelenk" zwischen Schulterblatt und Thorax . . 42
Sternoklavikulargelenk 44
Akromioklavikulargelenk 48
Funktion des Ligamentum coracoclaviculare 52
Muskulatur des Schultergürtels 54
M. supraspinatus und Abduktion 58
Physiologischer Ablauf der Abduktion 60
Die drei Phasen der Abduktion 64
Die drei Phasen der Anteversion 66
Rotatoren des Schultergelenks 68
Adduktion und Retroversion 70

Ellenbogengelenk: Flexion – Extension 72

Das Ellenbogengelenk: Gelenk für das Heran- und Wegführen der Hand 74
Gelenkflächen 76
Distales Humerusende 78
Bänder des Ellenbogengelenks 80
Radiuskopf 82
Trochlea humeri 84
Hemmung von Beugung und Streckung 86
Beugermuskeln des Ellenbogengelenks 88
Streckmuskeln des Ellenbogengelenks 90
Sicherung des Gelenks 92
Normmaße der Bewegungen im Ellenbogengelenk 94
Klinische Bezugpunkte am Ellenbogengelenk 94
Funktionsstellung und Ruhigstellung 96
Wirkungsgrad der Beuger und Strecker 96

Pronation – Supination ... 98

Bedeutung ... 98
Definition ... 100
Funktionelle Bedeutung der Pro- und Supination ... 102
Allgemeine Übersicht ... 104
Funktionelle Anatomie der Articulatio radioulnaris proximalis ... 106
Funktionelle Anatomie der Articulatio radioulnaris distalis ... 108
Kinematik des proximalen Radioulnargelenks ... 112
Kinematik des distalen Radioulnargelenks ... 114
Die Achse für die Pro- und Supination ... 118
Gleichphasische Kongruenz der beiden Radioulnargelenke ... 122
Muskeln für die Pro- und Supination ... 124
Mechanische Störungen von Pro- und Supination ... 126
Funktionsstellung und Kompensationsbewegungen ... 128

Handgelenk ... 130

Bedeutung ... 130
Definition der Handgelenksbewegungen ... 132
Bewegungsamplituden im Handgelenk ... 134
Zirkumduktionsbewegung ... 136
Der Gelenkkomplex des Handgelenks ... 138
Proximales und distales Handgelenk ... 140
Bänder des proximalen und distalen Handgelenks ... 142
Stabilisierende Funktion der Bänder ... 144
Dynamik der Handwurzel ... 148
Kopplung von Scaphoid und Lunatum ... 152
Die Gestaltveränderung des Karpus ... 154
Verletzungen des Handgelenks ... 156
Muskeln des Handgelenks ... 158
Funktion der Handgelenksmuskeln ... 160

Hand ... 164

Bedeutung ... 164
Topographie der Hand ... 166
Architektur der Hand ... 168
Handwurzel ... 172
Wölbung des Handtellers ... 174
Fingergrundgelenke ... 176
Kapselbandapparat der Fingergrundgelenke ... 180
Bewegungsamplituden in den Fingergrundgelenken ... 184
Fingergelenke ... 186
Retinacula und Sehnenscheiden der Beugersehnen ... 190
Sehnen der langen Fingerbeuger ... 192
Sehnen der Fingerstrecker ... 196
Musculi interossei und lumbricales ... 198
Streckung der Finger ... 200
Pathologische Hand- und Fingerstellungen ... 204
Hypothenarmuskeln ... 206
Der Daumen ... 208
Geometrische Analyse der Daumenopposition ... 210
Karpometakarpalgelenk des Daumens ... 212
Grundgelenk des Daumens ... 228

Interphalangealgelenk des Daumens 236
Muskeln des Daumens 238
Funktion der extrinsischen Muskeln des Daumens 242
Funktion der intrinsischen Muskeln des Daumens. 244
Opposition des Daumens. 248
Opposition und Reposition 254
Die verschiedenen Griffarten 256
Klopfen – Kontakt – Gestik 274
Funktions- und Immobilisationsstellungen der Hand 276
Fiktive Hände 278
Die menschliche Hand 280

Literatur 282

Register. 284

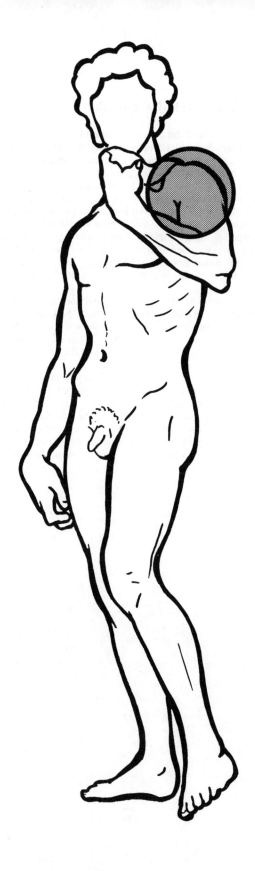

Schulter

Funktionelle Anatomie des Schultergelenks

Das Schultergelenk als proximales Gelenk der oberen Extremität (Abb. 1, S. 1) ist das beweglichste aller Gelenke des menschlichen Körpers. Es besitzt drei Freiheitsgrade (Abb. 2), die Bewegungen der oberen Extremität in den drei Raumebenen ermöglichen, ausgeführt um drei Hauptachsen:

1. Die transversale Achse, in einer frontalen Ebene gelegen, ermöglicht die Anteversion (Flexion) und Retroversion (Extension) in einer sagittalen Ebene (s. Abb. 3 und Ebene A in Abb. 9).

2. Die anterior-posteriore Achse, in einer sagittalen Ebene gelegen, erlaubt die Abduktion (die obere Extremität bewegt sich vom Körper weg) und die Adduktion (der Arm nähert sich der Symmetrieebene des Körpers) in einer Frontalebene (s. Abb. 4, 5 und Ebene B in Abb. 9).

3. Die vertikale Achse, festgelegt durch die Schnittlinie der sagittalen mit der frontalen Ebene entspricht der dritten Ebene des Raumes und gestattet die Vor- und Rückführung des um 90° abduzierten Armes (s. auch Abb. 8 und Ebene C in Abb. 9).

Um die Längsachse des Humerus (4) ist eine Außen- und Innenrotation der oberen Extremität auf zwei bestimmte Arten möglich:

– Die willkürliche Rotation, die den dritten Freiheitsgrad nutzt und nur in den dreiachsigen Kugelgelenken möglich ist. Sie resultiert aus der Wirkung der kreiselnden Muskeln.

– Die unwillkürliche Rotation (Zwangsrotation), die ohne eine willkürliche Aktion in den zweiachsigen Gelenken abläuft, oder auch in den dreiachsigen Gelenken, wenn diese funktionell zweiachsig wirken. Im Zusammenhang mit der Besprechung des Paradoxons von CODMAN wird hierauf zurückzukommen sein.

Die Grundstellung (Neutral-0-Stellung) des Gelenkes ist folgendermaßen definiert: Die obere Extremität hängt am Körper herab, so daß die Humeruslängsachse (4) mit der Vertikalachse (3) zusammenfällt. Bei der Abduktionsstellung von 90° ist die Längsachse identisch mit der Transversalachse (1). Bei der Anteversion um 90° stimmt sie mit der anterior-posterioren (sagittalen) Achse (2) überein.

Das Schultergelenk ist demnach ein Gelenk mit drei Hauptachsen und drei Freiheitsgraden, wobei die Längsachse des Humerus mit einer der Hauptachsen zusammenfallen oder auch in eine Zwischenstellung gebracht werden kann. In jedem Fall sind Außen- und Innenrotation möglich.

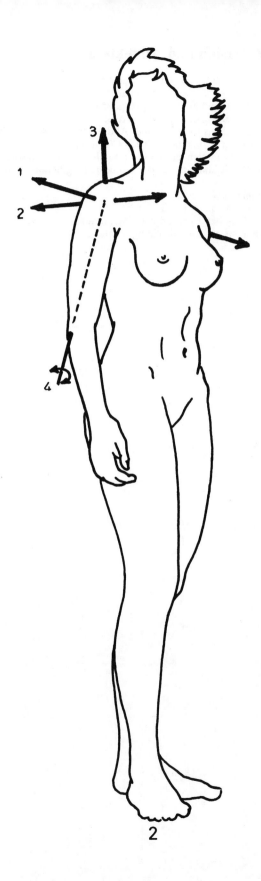

Anteversion – Retroversion und Adduktion

Die Bewegungen der Ante- und Retroversion (Flexion-Extension) werden in einer sagittalen Ebene (Ebene A, Abb. 9) um eine transversale Achse ausgeführt (1, Abb. 2):
a) Retroversion (Extension): Bewegungsausschlag von nur etwa 45 bis 50°.
b) Anteversion (Flexion): Bewegung mit großem Ausschlag von 180°; zu merken gilt, daß eine Anteversionsstellung von 180° auch als Ergebnis einer Abduktion von 180°, kombiniert mit einer axialen Rotation, angesehen werden kann (s. Paradoxon nach CODMAN).
Eine Adduktion (Abb. 4) in der Frontalen aus der Grundstellung heraus (absolute Adduktion) ist wegen des Rumpfes nicht möglich. Die Adduktion aus der Grundstellung heraus ist nur möglich in Kombination mit
a) einer Retroversion: geringgradige Adduktion
b) einer Anteversion: Adduktion von 30 bis 45°
Aus jeglicher Abduktionsstellung heraus ist immer eine Adduktion – bezeichnet als „relative Adduktion" – in der frontalen Ebene bis zur Grundstellung möglich.

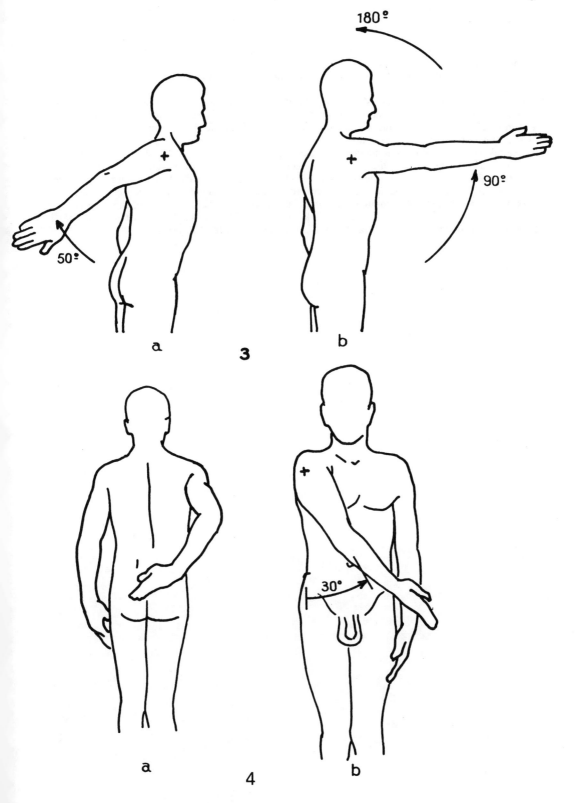

Abduktion

Die Abduktion (Abb. 5), bei der sich die obere Extremität vom Rumpf entfernt, wird in einer Frontalebene (Ebene B, Abb. 9) um eine sagittale Achse ausgeführt (Achse 2 in Abb. 2). Das Ausmaß der Abduktion erreicht 180°, der Arm steht senkrecht über dem Rumpf (d).
Hierzu zwei Bemerkungen:
– Die Abduktionsbewegung über 90° hinaus führt die obere Extremität in Richtung Körpersymmetrieebene; die Abduktionsstellung von 180° kann ebenso durch eine Anteversion von 180° erreicht werden.
– Bezüglich der Muskelaktivitäten und Gelenkbeteiligung läuft die Abduktion – ausgehend von der Grundstellung (a) – in drei Phasen ab:
b) Abduktion von 0 bis 60° mit alleiniger Beteiligung des Schultergelenks.
c) Abduktion von 60 bis 120°, die der Mitbeteiligung von Schulterblattbewegungen bedarf.
d) Abduktion von 120 bis 180° erfordert darüber hinaus eine Neigung des Rumpfes zur Gegenseite.
Zu beachten ist, daß eine reine, nur in der Frontalebene ablaufende Abduktionsbewegung selten vorkommt. Eine Abduktion kombiniert mit einer Anteversion hingegen in der Form, daß der Arm in der Schulterblattebene eleviert wird (in einem Winkel von etwa 30° zur Frontalebene) ist eine sehr häufige Bewegung, insbesondere, um die Hand zum Nacken oder zum Mund zu bringen.

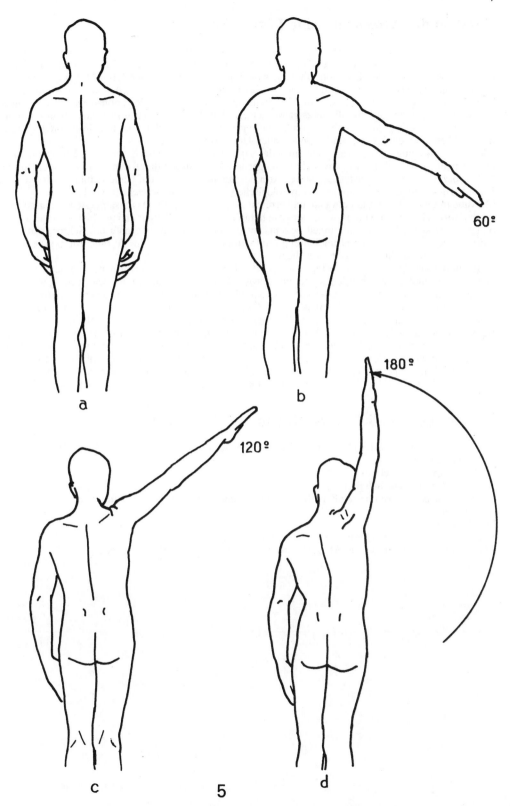

Rotation des Armes um seine Längsachse

Die Kreiselung des Armes um seine Längsachse (Achse 3 in Abb. 2) kann bei jedweder Schultergelenksstellung stattfinden. Es ist eine willkürliche Rotation, typisch für dreiachsige Gelenke mit drei Freiheitsgraden. Das Ausmaß der Rotationsfähigkeit wird normalerweise aus der Grundstellung (Neutral-0-Stellung) heraus bestimmt, indem der Arm am Körper herabhängt (Abb. 6, Ansicht von kranial).
a) Grundstellung, Außen-Innenrotations-Nullstellung: Um das Maß der Rotationsbewegungen zu messen, muß der Ellenbogen auf 90° gebeugt werden, so daß der Unterarm in sagittaler Richtung steht. Ohne diese Vorbedingung würden zum reinen Bewegungsmaß der Außen- und Innenrotation des Armes die Drehbewegungen des pro- und supinierenden Unterarms hinzukommen.
Diese Grundstellung, bei der der Unterarm in der Sagittalen eingestellt ist, ist eine willkürlich definierte. Die normale, gewöhnliche Ausgangsstellung hingegen wird bestimmt durch den Ruhetonus der Rotatoren; in bezug auf die Grundstellung ist der Arm 30° innenrotiert und die Hand befindet sich vor dem Rumpf. Diese Stellung kann somit als physiologische Grundhaltung bezeichnet werden.
b) Außenrotation: Sie beträgt etwa 80° und erreicht praktisch nicht 90°. Das gesamte Bewegungsausmaß von 80° wird selten ausgeschöpft, wenn der Arm herabhängend dem Körper anliegt. Im Gegensatz hierzu findet die wesentliche und funktionell bedeutsamste Außenrotation innerhalb des Sektors statt, der zwischen der physiologischen Grundhaltung (Außenrotation = −30°, d. h. 30° Innenrotation) und der klassischen Grundstellung (0° Rotation) liegt.
c) Innenrotation: Das Ausmaß beträgt 100 bis 110°. Um dieses Maß zu erreichen, muß der Unterarm hinter den Rumpf geführt werden, wozu eine gewisse Retroversion im Schultergelenk nötig wird. Die ungehinderte Ausführung dieser Bewegung ist unerläßlich, damit die Hand den Rücken erreichen kann, was wiederum bedeutsam für die Hygiene des Analbereiches ist. Die Innenrotation von 0 bis 90° ist zwangsläufig mit einer Anteversion im Schultergelenk gekoppelt, so daß die Hand während der Bewegung vor dem Rumpf bleibt. Die die axiale Rotation bewirkenden Muskeln werden auf S. 68 untersucht. Jegliche axiale Rotation des Armes außerhalb der Grundstellung kann man nur mit Hilfe eines Systems von Polarkoordinaten exakt messen (s. S. 16). In jedweder Stellung agieren die Rotatoren unterschiedlich, einige verlieren ihre kreiselnde Wirkung, während andere sie erlangen. Dies ist ein Beispiel für das Gesetz der Umkehr der Muskelfunktion in Abhängigkeit von der Stellung des Gelenkes.

Bewegungen des Schultergürtels in der Horizontalebene

Diese Bewegungen erfordern Stellungsänderungen zwischen Scapula und Thorax (Abb. 7).
a) Grundstellung
b) Rückführung der Schulter
c) Vorwärtsführen der Schulter
Zu beachten ist die weitaus größere Bewegungsamplitude für das Vorwärtsführen im Vergleich zur Rückführung.
Beteiligte Muskeln:
Vorwärtsführen: Mm. pectorales major et minor, M. serratus anterior
Rückführung: M. rhomboideus, M. latissimus dorsi, Pars transversa des M. trapezius

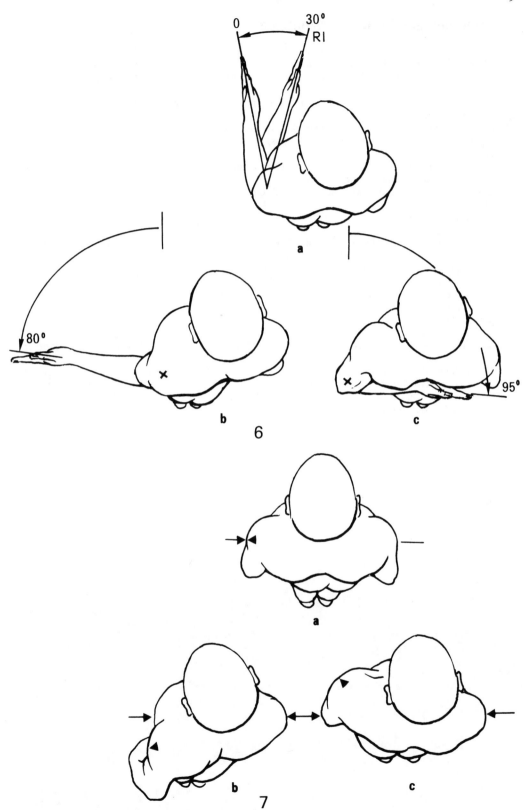

Armbewegungen in der Horizontalen

Hier handelt es sich um Bewegungen der oberen Extremität in der Horizontalebene (Abb. 8 und Ebene C in Abb. 9) um eine vertikale Achse – oder genauer – um eine Abfolge von Vertikalachsen, da die Bewegungen nicht allein im Schultergelenk (Achse 4 in Abb. 2), sondern auch zwischen Scapula und Thorax stattfinden (vgl. Abb. 37).

a) Grundstellung: Der Arm ist auf 90° in der Frontalebene abduziert, bewirkt durch die Aktion folgender Muskeln:
M. deltoideus (hauptsächlich der akromiale Teil: III, Abb. 65)
M. trapezius (pars descendens und pars ascendens)
M. serratus anterior

b) Die Vorwärtsführung des Armes in der Horizontalen von bis zu 140° ist kombiniert mit einer Adduktion. Folgende Muskeln sind beteiligt:
M. deltoideus mit seiner pars clavicularis und auch der pars acromialis
M. subscapularis
Mm. pectorales major et minor
M. serratus anterior

c) Die Rückwärtsbewegung des Armes in der Horizontalen ist ebenfalls eine Adduktionsbewegung mit einem begrenzten Maß von 30 bis 40°, unter Beteiligung folgender Muskeln:
M. deltoideus mit den Faserbündeln seiner pars spinalis und Mithilfe seiner pars acromialis
M. supraspinatus
M. infraspinatus
M. teres major und M. teres minor
M. rhomboideus
M. trapezius mit allen drei Anteilen
M. latissimus dorsi als Antagonist und Synergist des M. deltoideus, der der kräftigen Adduktionswirkung des M. latissimus dorsi entgegenwirkt.

Das Gesamtmaß der Horizontalbewegung beträgt nahezu 180°. Beim Führen des Armes von der äußersten Vorwärtsstellung in die extreme rückwärtige Stellung kann die Abfolge der Beteiligung der einzelnen Faserbündel des M. deltoideus deutlich erkannt werden (siehe S. 60). Er ist der für diese Bewegung wichtigste Muskel.

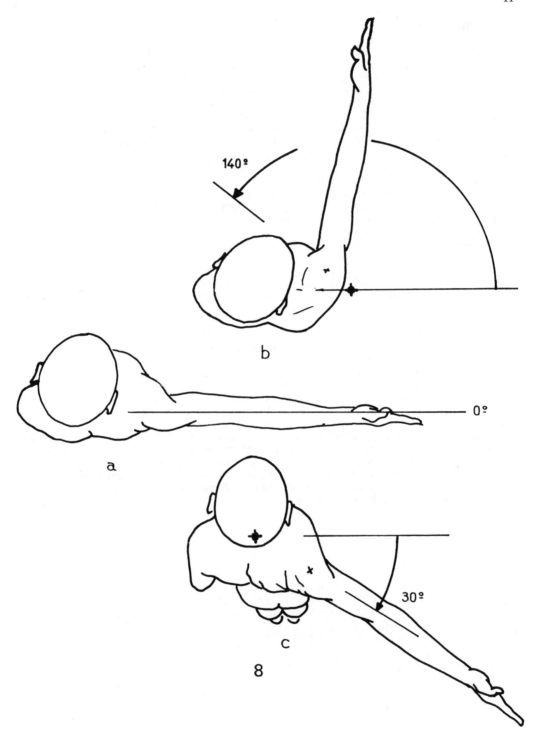

Zirkumduktion

Die Zirkumduktion (Umführbewegung) verbindet die um die drei Gelenkachsen ausführbaren Hauptbewegungen (Abb. 9). Wird die Zirkumduktion mit größtmöglichem Bewegungsausschlag durchgeführt, so beschreibt der Arm einen unregelmäßig geformten Konus, den Zirkumduktionskegel. Dieser Kegel umgrenzt einen sphärischen Sektor, dessen Zentrum im Schultergelenk gelegen ist, und dessen Radius der Länge der oberen Extremität entspricht. Innerhalb dieses Verkehrsraumes kann die Hand ohne zusätzliche Rumpfbewegung Gegenstände ergreifen und gegebenenfalls zu Munde führen.
Im nebenstehenden Schema stellt die Kurve die sozusagen von den Spitzen der Finger gezeichnete Basis des Zirkumduktionskegels dar. Die Kurve durchläuft die einzelnen Raumabschnitte, die ihrerseits durch die für das Schultergelenk maßgeblichen Ebenen bestimmt sind:
A) Sagittalebene (Anteversion – Retroversion)
B) Frontalebene (Adduktion – Abduktion)
C) Horizontalebene (horizontale Vor- und Rückbewegung)
Aus der Grundstellung – markiert durch einen kräftigen Punkt – durchläuft die Kurve folgende Raumbezirke (Betrachtung für den rechten Arm):
III nach unten vorne und nach links
II nach oben vorne und nach links
VI nach oben hinten und nach rechts
V nach unten vorne und nach rechts
VIII nach unten hinten und nach links für einen nur kurzen Weg, da die kombinierte Bewegung von Retroversion und Adduktion nur zu einem geringen Maße möglich ist. Im Schema ist der Sektor VIII unterhalb der Ebene C gelegen, hinter dem Raumabschnitt III und links des Sektors V. Der Raumabschnitt VII liegt, nicht sichtbar, unmittelbar darüber.
Der Pfeil in Verlängerung des Armes stellt die Achse des Umführkegels dar. Die Ausrichtung der Achse entspricht exakt derjenigen der Funktionshaltung (s. Abb. 16), nur daß der Ellenbogen gestreckt ist. Der die Umführachse beherbergende Sektor V ist der für Tätigkeiten absolut bevorzugte. Die Ausrichtung der Kegelachse nach vorne entspricht der Notwendigkeit, die tätigen Hände unter Sichtkontrolle zu halten. Die partielle Überschneidung der für die beiden Arme bevorzugten Aktionsbereiche vor dem Körper dient der gleichen Notwendigkeit, nämlich das Agieren und die Zusammenarbeit beider Hände unter Augenkontrolle zu haben. Nicht zufällig kann die Gesamtheit der von den beiden oberen Extremitäten bevorzugten Aktionsbereiche mit maximalen Augenbewegungen kontrolliert werden, ohne daß der Kopf aus der sagittalen Ebene bewegt werden muß. Das visuelle Feld deckt sich mit dem bevorzugten Arbeitsfeld der Hände nahezu völlig. Es bleibt anzumerken, daß diese Übereinstimmung im Laufe der Phylogenese nur durch die Verlagerung des Hinterhauptsloches nach basal ermöglicht wurde. Auf diese Weise ist die Ausrichtung des Gesichtes nach vorne und die zur Körperlängsachse rechtwinklig orientierte Blickrichtung erreicht worden, während bei den Quadrupeden der Blick die gleiche Ausrichtung wie die Körperachse hat.

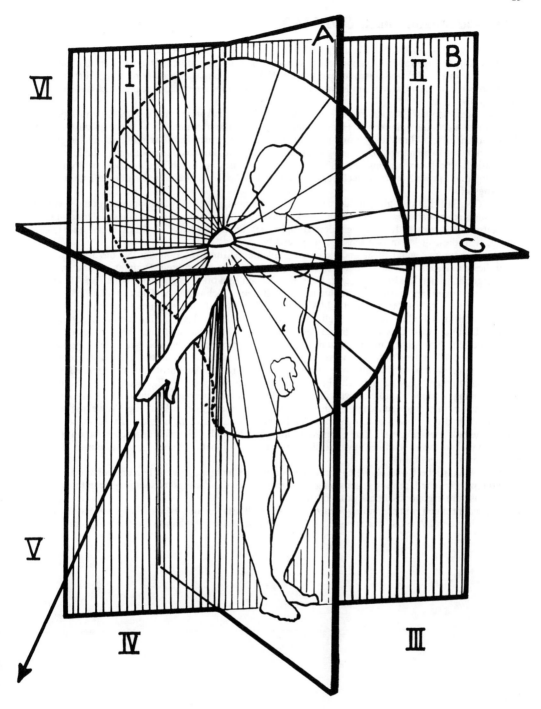

Das „Paradoxon" nach CODMAN

Wird der Arm aus der Grundstellung (a und b in Abb. 10), d. h. senkrecht am Körper herabhängend, mit dem Körper zugewandter Innenfläche und nach vorne ausgerichtetem Daumen (a), um 180° in der Frontalen abduziert (c) und anschließend (d) um 180° in der Sagittalebene heruntergeführt (retrovertiert), so hängt der Arm wieder am Körper herab, aber die Handinnenfläche schaut nach außen und der Daumen nach hinten (e).

Der Bewegungsablauf ist auch entgegengesetzt durchführbar: Anteversion um 180°, dann Adduktion 180°; es resultiert eine umgekehrte Handstellung bei 180° Außenrotation. Es ist leicht festzustellen, daß die Handinnenfläche ihre Ausrichtung geändert hat aufgrund einer 180°-Drehung um die Längsachse. Während dieser zweiphasigen Bewegung – erst die Abduktion, dann die Herabführung – findet demnach automatisch eine Innendrehung von 180° statt, d. h., eine Bewegungsabfolge um zwei der Achsen des Schultergelenks produziert rein mechanisch und unwillkürlich eine Drehung der oberen Extremität um die Längsachse.

MAC CONAILL hat dies als „conjunct rotation" bezeichnet, als eine zwangsläufige Rotation während des Ablaufs einer diadochalen Bewegung, die konsekutiv um die beiden Achsen eines Gelenkes mit zwei Freiheitsgraden erfolgt. Im vorliegenden Beispiel des Schultergelenks, welches drei Freiheitsgrade besitzt, wird dieses wie ein zweiachsiges eingesetzt.

Benutzt man für eine willkürliche und gleichzeitig ablaufende Innenrotation von 180° die dritte Achse, so kehrt diesmal die Hand in die Ausgangsposition mit nach vorn gerichtetem Daumen zurück, indem sie einen ergonomischen Zyklus beschreibt. Derartige Zyklen sind oft bei sich wiederholenden Alltagstätigkeiten und vielen Sportarten beobachtbar, so z. B. beim Schwimmen. Diese willkürliche um die Längsachse ausgeführte Rotation, die MAC CONAILL als „adjunct rotation" bezeichnet, ist nur in Gelenken mit drei Freiheitsgraden möglich; sie ist notwendig für das Ausführen eines ergonomischen Zyklus. Deutlich wird dies durch folgendes Experiment: Versucht man aus der Grundstellung mit innenrotiertem Arm, d. h., mit nach außen zeigender Handinnenfläche und nach hinten gerichtetem Daumen auf 180° zu abduzieren, so wird die Bewegung bei etwa 90° Abduktion gebremst. Es muß, um die Bewegung weiter fortführen zu können, eine willkürliche Außenrotation erfolgen. Band- und Muskelanspannungen als anatomische Faktoren begrenzen die zwangsläufige Rotation im Sinne einer Innendrehung, und man muß eine willkürliche Außenrotation der zwangsläufigen Innenrotation entgegensetzen, um den ergonomischen Zyklus beenden zu können. Dies erklärt die Notwendigkeit eines Gelenkes mit drei Achsen an der Wurzel der Extremitäten. Zusammenfassend ist zu sagen, daß im Schultergelenk zwei Formen der Längsrotation möglich sind: Die willkürliche Rotation (adjunct rotation) und die zwangsläufige, unwillkürliche Rotation (conjunct rotation). Immer ergänzen sich diese beiden Formen algebraisch.

– Ist die willkürliche Rotation gleichsinnig mit der zwangsläufigen, so wird letztere verstärkt.
– Ist die willkürliche Drehung gegensinnig, so verringert sie die Zwangskreiselung oder unterdrückt sie völlig, was zum ergonomischen Zyklus führt.

Diese Ausführungen zum ergonomischen Zyklus, zur willkürlichen und zwangsläufigen Rotation werden im erscheinenden IV. Band weiterentwickelt und werden erläutert anhand von Zeichnungen.

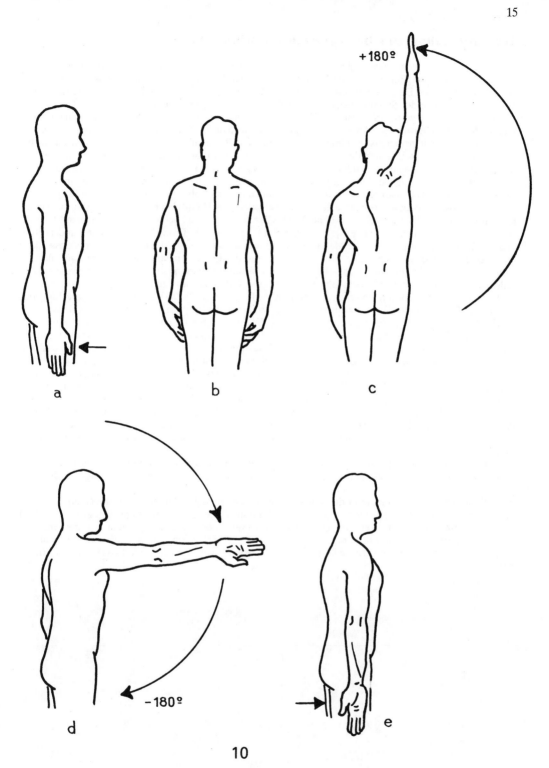

Quantifizierung von Bewegungen im Schultergelenk

Die Quantifizierung von Bewegungen und Stellungsangaben für Gelenke mit drei Hauptachsen und drei Freiheitsgraden, zum Beispiel für das Schultergelenk, stößt aufgrund bestehender unterschiedlicher Interpretationen und Definitionen auf Probleme. Wird z. B. die Abduktion als eine generelle Bewegung des Armes weg von der Symmetrieebene angesehen, so ist diese Definition eigentlich nur bis zu einer Abduktion von 90° gültig, da sich die obere Extremität dann wieder der Symmetrieebene nähert. Dennoch wird weiterhin von Abduktion gesprochen. Bezüglich der axialen Rotation sind die Definitionsprobleme noch größer. Ist es einerseits noch einfach, Bewegungen quantitativ zu beschreiben, bei denen die Extremität in einer der Hauptebenen geführt wird, sei es in der Frontalen oder in der Sagittalen, so ist dies schon viel schwieriger für die zwischen den Hauptebenen gelegenen Raumsektoren. Dazu wird die Angabe von mindestens zwei Koordinaten benötigt, seien es Rechtwinkel- oder Polarkoordinaten. Will man Rechtwinkelkoordinaten angeben (Abb. 11), so mißt man den Projektionswinkel, der sich zwischen Armlängsachse und zwei oder drei Hauptebenen ergibt: frontale Ebene F, sagittale Ebene S und transversale Ebene T. Das Drehzentrum des Schultergelenks liegt am Schnittpunkt O der drei Ebenen. Die Projektion des Punktes P auf die Frontalebene F in M und auf die Sagittalebene S in Q ermöglicht die Messung des Abduktionswinkels SOM und des Anteversionswinkels SOQ. Beachte, daß die Lage des Punktes N, der sich aus der Projektion von P auf die Transversalebene T ergibt, ohne Schwierigkeiten anzugeben ist, wenn M und Q bekannt sind. Mit diesem System ist es jedoch nicht möglich, eine Drehung um die Längsachse OP quantitativ zu beschreiben.

Benutzt man ein System mit Polarkoordinaten (Abb. 12), so wird die Armrichtung durch die Lage des Ellenbogens (P) auf einer Kugeloberfläche angegeben. Das Kugelzentrum liegt im Schultergelenk O und der Radius OP entspricht der Länge des Humerus. Wie auf einem Globus ist die Lage des Punktes P durch einen Längen- und einen Breitenkreis definierbar. Der Punkt P liegt am Schnittpunkt eines großen Längenkreises, der durch die beiden Pole verläuft, mit einem kleinen, zum Äquator parallelen Breitenkreis. Der Äquator selbst liegt als großer Kreis in der Sagittalebene S. Die polverbindende Achse ist gegeben als Schnittlinie der Frontalebene F der Transversalebene T. Der Null-Meridian ist der untere Halbkreis auf der Frontalebene. Man mißt nun die Anteversion wie einen Längengrad vor der Körperebene, d. h. mit Hilfe des Winkels BOL (L ergibt sich als Schnittpunkt des durch P laufenden Meridians mit dem Äquator) und die Abduktion wie einen Breitengrad mit Hilfe des Winkels AOK oder des Ergänzungswinkels BOK. Darüber hinaus ist die Angabe einer Längsrotation des Humerus durch den den Punkt P schneidenden Längenkreis BPA möglich. Der Rotationswinkel ist als Winkel APC gegeben.

Dieses Quantifizierungsprinzip ist genauer und umfassender als das erste. Nur mit diesem System gelingt es, den Zirkumduktionskegel räumlich darzustellen; dieses Prinzip wird jedoch wenig angewandt, da es kompliziert ist.

Zum System der Rechtwinkelkoordinaten weist es einen wichtigen Unterschied auf (Abb. 13). Der Anteversionswinkel BOL ist der gleiche, der Abduktionswinkel BOK entspricht dagegen dem BOM (Rechtwinkelkoordinaten) nicht. Der Unterschied wird um so bedeutsamer, je mehr sich die Anteversion 90° nähert. Tatsächlich liegt der Punkt P bei einer Anteversion von 90° auf dem horizontalen Meridian durch E. Der Winkel BOM beträgt stets 90°, wohingegen sich der Winkel AOK zwischen 0 und 90° bewegen kann.

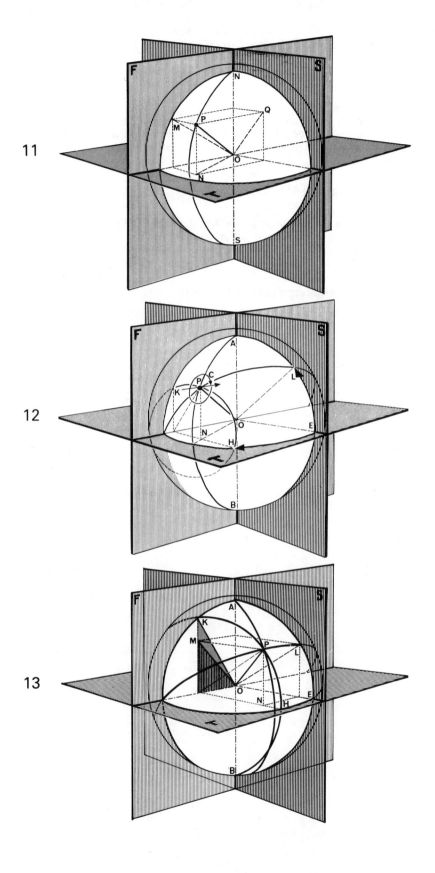

Bewegungsanalysen zur Schulterfunktion

Erste Funktionsbewegung (Abb. 14)

a) sich kämmen
b) die Hand in den Nacken führen
Wenn diese Bewegung frei erfolgt und eine normal große Amplitude besitzt, so vermag die Hand das gegenüberliegende Ohr und die obere Partie der kontralateralen Schulterblattregion zu erreichen. Bei gebeugtem Ellenbogengelenk umfaßt diese Bewegung eine Abduktion von 120° und eine Außenrotation von 90°.

Zweite Funktionsbewegung (Abb. 15)

Anziehen einer Jacke oder eines Mantels
Der Arm, der in den ersten Ärmel schlüpft (linker Arm der Abb. 15), befindet sich in Anteversion und Abduktion. Der Arm, der in den anderen Ärmel zu schlüpfen trachtet, ist retrovertiert und nach innen rotiert, die Hand erreicht die Lendenregion. Erfolgt diese Bewegung frei und mit normal großen Ausschlägen, so gelangt die Hand bis zur unteren Schulterblattregion der Gegenseite.

Funktionsstellung des Schultergelenkes (Abb. 16)

Der Arm ist um 45° antevertiert und 60° adduziert, d. h., er befindet sich in vertikaler Lage und bildet mit der sagittalen (oder frontalen) Ebene einen Winkel von 45°. Zusätzlich ist er um 30° bis 40° nach innen rotiert.
Diese Stellung entspricht dem Gleichgewichtszustand der auf das Schultergelenk wirkenden Muskeln. Hieraus erklärt sich, daß diese Position beim Ruhigstellen von Frakturen des Humerusschaftes eingestellt wird. Unter diesen Bedingungen liegt das untere Fragment als dasjenige, an dem manipuliert werden kann, in Achsenrichtung des oberen, auf das die periartikulären Muskeln einwirken. Außerdem entspricht diese Stellung der Achse des Zirkumduktionskegels (Abb. 9).

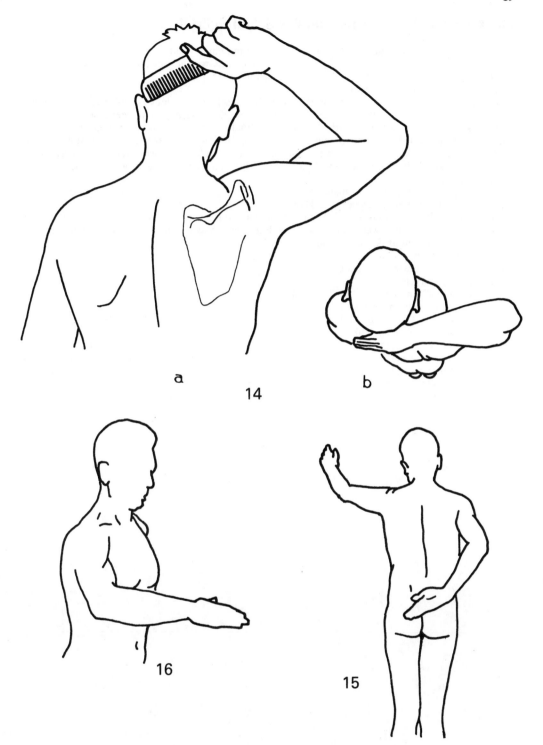

Die Gelenke der Schulter und des Schultergürtels

Die Schulter- und Schultergürtelregion beherbergt nicht nur eines, sondern fünf Gelenke, die insgesamt einen Gelenkkomplex bilden (Abb. 17), und mit dessen Hilfe wir die Bewegungen der oberen Extremität definieren wollen. Die fünf Gelenke teilen sich in zwei Gruppen.

Erste Gruppe, zwei Gelenke beinhaltend:
1) Das Schultergelenk (articulatio humeri), anatomisch gesehen ein echtes Gelenk (Kontakt zwischen zwei überknorpelten Gelenkflächen). Es ist das wichtigere der beiden Gelenke der ersten Gruppe.
2) Das akromiale Nebengelenk („articulation sous-deltoidienne") oder „zweites Schultergelenk".
Hierbei handelt es sich anatomisch nicht um ein echtes Gelenk, jedoch hat es physiologisch die Bedeutung einer Artikulation, da zwei Flächen gegeneinander gleiten. Dieses Nebengelenk ist mechanisch eng an das Schultergelenk gekoppelt. Jedwede Schultergelenksbewegung zieht eine Bewegung im Nebengelenk nach sich.

Zweite Gruppe, drei Gelenke beinhaltend:
3) „Gelenk" zwischen Schulterblatt und Thorax
Auch hier handelt es sich nur physiologisch und nicht anatomisch um ein Gelenk. Es ist das wichtigste „Gelenk" dieser Gruppe, wenngleich es seine Funktion ohne die beiden übrigen, mit denen es mechanisch eng verknüpft ist, nicht ausüben kann.
4) Akromioklavikulargelenk
Echtes Gelenk am äußeren Ende der Klavikula
5) Sternoklavikulargelenk
Echtes Gelenk am inneren Ende der Klavikula

Zusammenfassend kann man den Gelenkkomplex folgendermaßen einteilen:

Erste Gruppe: Ein echtes Gelenk als Hauptgelenk: Schultergelenk. Ein „falsches" Gelenk als Nebengelenk: akromiales Nebengelenk.
Zweite Gruppe: Ein „falsches" Gelenk als Hauptgelenk: Schulterblatt-Thoraxgelenk.
Zwei echte Gelenke als Nebengelenke: akromiales und sternales Klavikulargelenk.

In beiden Gruppen sind die Gelenke mechanisch verknüpft, d.h., sie sind immer gleichzeitig in Funktion. De facto erfolgt auch das Gelenkspiel beider Gruppen gleichzeitig, wobei die Gelenke der Gruppen in Abhängigkeit von den Bewegungen unterschiedlich beteiligt sind.

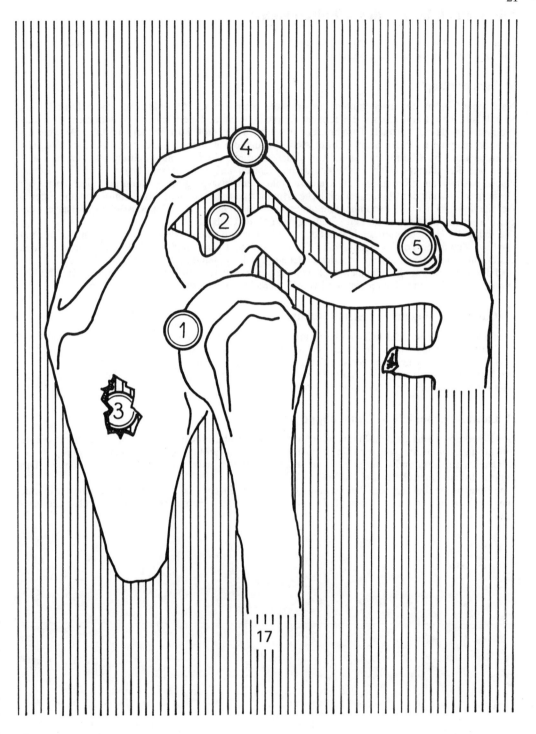

Die Gelenkflächen des Schultergelenks

Es handelt sich um sphärische, für ein Kugelgelenk mit drei Achsen und drei Freiheitsgraden typische und charakteristische Oberflächen (Abb. 18).

a) Humeruskopf

Nach oben, innen und nach hinten ausgerichtet, entspricht die Gelenkfläche einem Drittel einer Kugeloberfläche (Radius 3 cm). Bei genauer Betrachtung ist die Oberfläche bei weitem nicht gleichmäßig gestaltet, da der vertikale Durchmesser um 3 bis 4 mm größer ist als der sagittale. Desweiteren bemerkt man am frontalen Schnitt (Inset Abb. 18), daß der Krümmungsradius des Gelenkkopfes von oben nach unten zu beständig abnimmt, und daß nicht nur ein Krümmungsmittelpunkt, sondern eine Serie von Krümmungsradien existieren, deren Zentren auf einer Spirale liegen. Demnach ist der Flächenkontakt am größten und die Gelenkstabilität am ausgeprägtesten, wenn die obere Partie des Humeruskopfes mit der Pfannengelenkfläche artikuliert; dies um so mehr, als die mittleren und unteren Anteile des Ligamentum glenohumerale angespannt sind. Diese 90° Abduktionsstellung entspricht der geschlossenen oder „closed-packed" Stellung nach MAC CONAILL.

Die Achse des Humeruskopfes bildet mit der Diaphysenachse einen Inklinationswinkel von 135° und mit der Frontalen einen Torsionswinkel von 30°. Der Kopf wird von dem übrigen Teil der Epiphyse durch das Collum anatomicum abgegrenzt, dessen Ebene um 45° gegen die Horizontale geneigt ist. Flankiert wird der Kopf von zwei Erhebungen, an denen die periartikulären Muskeln inserieren, vom Tuberculum minus, das nach vorne gerichtet ist, und vom Tuberculum majus, das nach lateral schaut.

b) Cavitas glenoidalis des Schulterblatts

Die Gelenkpfanne befindet sich am oberen äußeren Winkel des Schulterblattkörpers. Sie ist nach lateral vorne und leicht nach oben gerichtet. Sie ist bikonkav (vertikal und transversal), die Konkavität ist jedoch unregelmäßig und weniger stark ausgeprägt als die korrespondierende Konvexität des Kopfes. Der Rand der Pfanne ist leicht erhaben, im vorderen oberen Bereich leicht eingekerbt. Die Pfanne ist wesentlich kleiner als die Artikulationsfläche des Kopfes.

c) Labrum glenoidale – Pfannenlippe

Der Faserknorpelring ist dem Pfannenrand aufgesetzt, er überbrückt die vorne oben gelegene seichte Einkerbung. Durch den Ring wird die Pfannenfläche etwas vergrößert, vor allem aber wird durch ihn die Konkavität verstärkt und somit eine Kongruenz zwischen den artikulierenden Flächen geschaffen. Das Labrum hat im Querschnitt drei Flächen:
Eine Innenfläche, befestigt am Pfannenrand, eine zentrale Fläche, die in die Knorpelschicht der Pfanne übergeht und mit dem Humeruskopf Kontakt hat und eine Außenfläche, an der Kapselanteile inserieren.

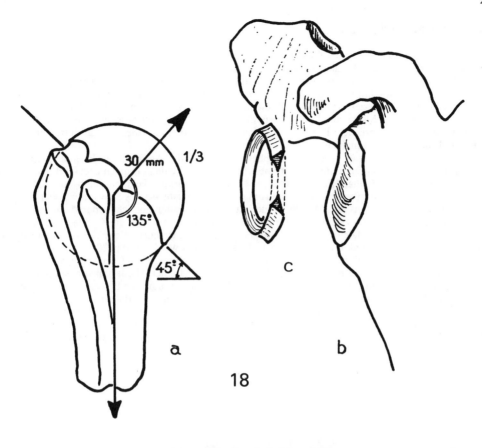

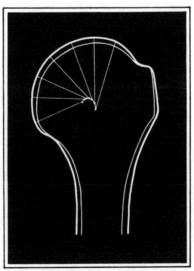

18

Momentandrehachsen

Der Krümmungsmittelpunkt einer Gelenkfläche fällt nicht zwangsläufig mit der Drehachse zusammen, da andere Faktoren, so z. B. die Gestalt der Artikulationsfläche, die Spannung von Bändern oder Muskelkontraktionen, die Gelenkmechanik beeinflussen. In der Vergangenheit wurde der Humeruskopf als ein Kugelabschnitt beschrieben, was zu der Vorstellung führte, daß er ein starres und unbewegliches Bewegungszentrum hätte. Wie die jüngsten Untersuchungen von FISCHER et al. zeigen, existiert eine Reihe von Momentandrehpunkten, die den jeweiligen Drehachsen von kleinsten Punkt-zu-Punkt-Bewegungen entsprechen. Die Berechnung und Lagebestimmung dieser Drehzentren erfolgt mit Hilfe von Röntgenserienaufnahmen.

Für die reine Abduktion, d. h., eine ausschließliche Bewegung des Armes in der Frontalen, existieren zwei Gruppen von Momentandrehpunkten (Abb. 19). Zwischen beiden Gruppen liegt – ursächlich noch nicht erklärbar – eine auffällige Diskontinuität (3–4). Die erste Gruppe liegt innerhalb eines Kreisfeldes C1 im medial-distalen Kopfbereich. Das Zentrum des Feldes ergibt sich als Schwerpunkt der Momentandrehzentren, sein Radius als Mittelwert der Strecken von diesem Schwerpunkt zu jedem der Momentandrehzentren. Die zweite Gruppe befindet sich in einem weiteren Kreisfeld C2 nahe der oberen Hälfte des Kopfes. Die beiden Kreise liegen getrennt voneinander. Bei einer Abduktionsbewegung kann das Schultergelenk quasi als Doppelgelenk aufgefaßt werden (Abb. 20).

– Beim Bewegungsbeginn bis hin zu 50° findet die Drehung des Humeruskopfes um eine Achse statt, die an einer Stelle innerhalb des Kreises C1 liegt. In der zweiten Phase der Abduktion von 50 bis 90° ist das Drehzentrum im Kreisfeld C2 gelegen. Bei etwa 50° Abduktion tritt eine Art Bewegungssprung auf, bei dem sich das Drehzentrum nach oben und innen außerhalb des Kopfes verlagert.

Bei der Anteversion (Abb. 21, Ansicht von lateral) ist kein derartiger Bewegungssprung der Momentanzentren zu erkennen. Diese liegen innerhalb eines Kreisfeldes in der Mitte der unteren Kopfpartie.

Das Kreisfeld für die axiale Rotation schließlich (Abb. 22, Ansicht von kranial) deckt sich mit dem Markraum der Diaphyse gleich unter dem Kopf-Hals-Bereich.

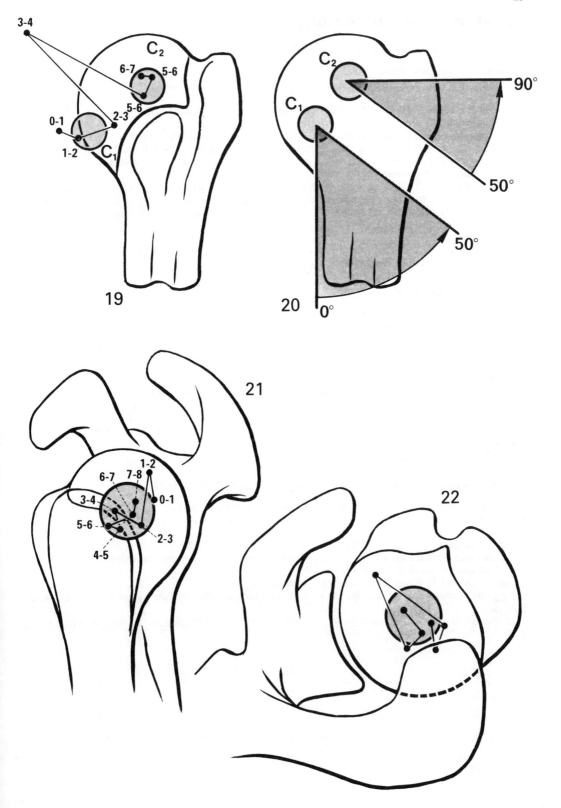

Kapsel und Bänder des Schultergelenks

Artikulationsflächen und Kapselmanschette (Abb. 23, nach ROUVIERE)

a) Humeruskopf (Medialansicht)
Er ist umgeben von einem „halskrausenartigen" Anteil der Kapsel (1) mit folgenden unterscheidbaren Strukturen:
– Die Frenula capsulae (2) am unteren Pol des Kopfes als synoviale Falten, unterlagert durch rekurrente Fasern der Kapsel.
– Die Verdickung, gebildet durch die kraniale Partie des Ligamentum glenohumerale (3). Innerhalb der Kapsel ist die durchtrennte Sehne des langen Bizepskopfes zu sehen (4). Außerhalb der Kapsel sieht man die Schnittfläche des M. subscapularis, nahe der Insertionsstelle am Tuberculum (5).

b) Schulterpfanne (Lateralansicht)
Das Labrum glenoidale (Pfannenlippe, 1) überbrückt die vorne oben gelegene seichte Pfannenrandeinkerbung (2); am oberen Pol strahlen Faserbündel der langen Bizepssehne (3, abgetrennt) in das Labrum ein. Die Sehne liegt somit intrakapsulär. Die Kapsel (4) besitzt folgende Bandverstärkungen:
– Ligamentum coracohumerale (5)
– Ligamentum glenohumerale mit drei Anteilen, dem oberen (6), mittleren (7) und unteren (8).
Beachte auch: Processus coracoideus (9), Spina scapulae (10), Tuberculum infraglenoidale (11), an dem extrakapsulär die Sehne des langen Trizepskopfes entspringt.

Bänder des Schultergelenkes (Abb. 24, Ventralansicht, nach ROUVIERE)

– Ligamentum coracohumerale (1), erstreckt sich vom Processus coracoideus (2) bis zum Tuberculum majus (3), Insertion des M. supraspinatus (4) und Tuberculum minus (5), an dem der M. subscapularis (6) ansetzt. Ausläufer der beiden Züge des Ligamentum coracohumerale überbrücken den proximalen Abschnitt des Sulcus intertubercularis, über den die lange Bizepssehne (7) den Gelenkinnenraum verläßt. Im weiteren Verlauf wird der Sulcus intertubercularis durch quere, bandartige Fasern (8) zum Tunnel geschlossen.
– Ligamentum glenohumerale mit seinen drei Anteilen, den Ligg. glenohumeralia superius (9), medium (10) und inferius (11). Allesamt bilden ein Z auf der vorderen Kapselwand. Zwischen den drei Bandzügen liegen zwei schwache Kapselstellen, das Foramen nach WEITBRECHT (12) und das Foramen nach ROUVIERE (13); über das letztere kann die Gelenkhöhle mit der Bursa subcoracoidea kommunizieren.
– Caput longum des M. triceps (14)

Dorsalansicht des Schultergelenkes (Abb. 24a, nach ROUVIERE)

Ein Teil der hinteren Kapselwand ist abgetragen und der Humeruskopf entfernt (1). Die Schlaffheit der Kapsel erlaubt es, an der Leiche die Gelenkflächen um bis zu 3 cm auseinanderzubringen.
Man unterscheidet im einzelnen:
– Ligg. glenohumeralia medium (2) und inferius (3), intrakapsuläre Ansicht
– Ligamentum coracohumerale (4), von dem kurze Fasern (5) in die Kapsel einstrahlen
– intraartikulärer Anteil der langen Bizepssehne (6)
– Cavitas glenoidalis (7) mit dem Labrum glenoidale (8)
– Ligg. transversa scapulae superius (9) und inferius (10) als Bänder ohne eigentliche mechanische Funktion
– Insertion von drei Rotatormuskeln, M. supraspinatus (11), M. infraspinatus (12) und M. teres minor (13).

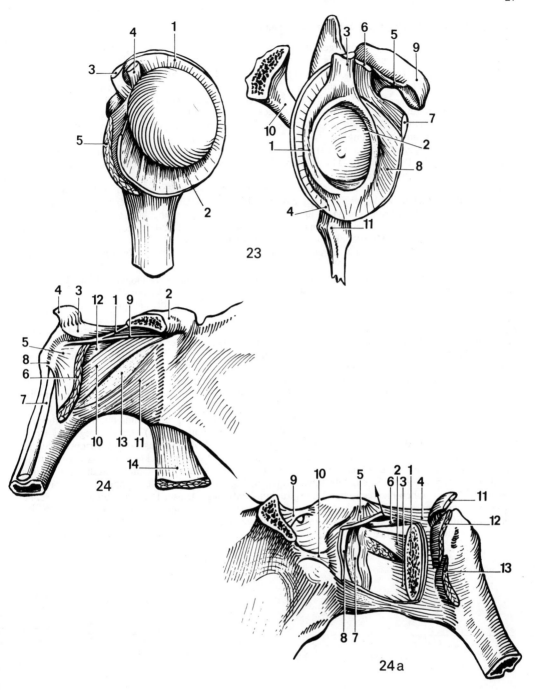

Intraartikulärer Verlauf der langen Bizepssehne

Ein Frontalschnitt durch das Schultergelenk zeigt folgende Strukturen (Abb. 25, nach ROUVIERE):
– Die Unebenheiten der knöchernen Schulterpfanne sind durch den Knorpelüberzug ausgeglichen (1)
– Die Pfannenlippe (2) vertieft die Cavitas glenoidalis, dennoch ist die Gelenksicherung wenig ausgeprägt, was die Häufigkeit von Verrenkungen erklärt. Kranial ist das Labrum glenoidale (3) nur unvollständig verankert, der innere freie Rand ragt meniskusartig in den Gelenkspalt.
– In der Grundstellung (Neutral-Null-Stellung) des Gelenkes sind die kranialen Kapselanteile (4) gespannt, die kaudalen (5) bilden Reservefalten. Diese Falten mitsamt den Frenula capsulae (6) erlauben die Abduktionsbewegung.
– Die Sehne des langen Bizepskopfes (7) entspringt am Tuberculum supraglenoidale und oberhalb des kranialen Randes der Pfannenlippe. Die Sehne verläuft, um den Kapselraum im Sulcus intertubercularis (8) zu verlassen, unterhalb der Kapsel (4).

Inset: Schnittzeichnungen zur Verdeutlichung der Beziehungen zwischen Sehne und Membrana synovialis. Innerhalb der Gelenkhöhle hat die Sehne auf dreierlei Weise Beziehung mit der Synovialmembran:
1) Sie ist durch die Membrana synovialis an die Innenseite der Kapsel angeheftet.
2) Die Membran bildet zwei kleine Einbuchtungen zwischen Kapsel und Sehne, so daß diese durch einen schmalen Steg, dem Mesotenon, mit der Kapsel verbunden ist.
3) Die Sehne verläuft wieder frei durch die Kapsel, ist aber nun vollständig von der Membrana synovialis umschlossen.

Alle drei Verhältnisse werden normalerweise auf dem Weg der Sehne, beginnend am Ursprung, angetroffen. In jedem Falle verläuft die Sehne intrakapsulär, jedoch extrasynovial.

Es ist inzwischen gesichert, daß die lange Bizepssehne eine Bedeutung für die normale Funktion und auch für die Pathologie des Schultergelenkes hat.

Kontrahiert sich der Bizeps, um z. B. eine schwere Last anzuheben, so sind beide Köpfe des Muskels zur Aufrechterhaltung des Flächenkontaktes im Schultergelenk wichtig. Der kurze Kopf mit Ursprung am Korakoid hebt sozusagen den Humerus an und verhindert gemeinsam mit weiteren Muskeln (langer Kopf des M. triceps, M. coracobrachialis, M. deltoideus) eine Luxation des Kopfes nach unten. Gleichzeitig drückt der lange Kopf das Caput humeri in die Pfanne, besonders dann, wenn im Schultergelenk abduziert wird (Abb. 26), da der lange Bizepskopf selbst mit an der Abduktion beteiligt ist. Reißt die Sehne, so ist die absolute Abduktionskraft um 20% vermindert.

Der Spannungszustand der langen Bizepssehne hängt von der Weglänge der Sehne ab, die sie intraartikulär in horizontaler Richtung durchläuft (Abb. 27, Ansicht von kranial). Diese Weglänge ist in Mittelstellung (A) und Außenrotation (B) am größten. Die Wirkung des langen Bizepskopfes ist dementsprechend am besten. Bei Innenrotation (C) hingegen ist der gestreckte intraartikuläre Verlauf sehr kurz und die Wirkung des Muskels somit gering. Es wird verständlich, denkt man die Umbiegung der langen Bizepssehne im Sulcus intertubercularis, daß sie an dieser Stelle – ohne ein eingelagertes Sesambein – einer hohen mechanischen Beanspruchung unterliegt. Dieser Beanspruchung ist die Sehne nur dann gewachsen, wenn ihre Versorgung ausreichend ist. Bei einer altersbedingten Degeneration der Kollagenfibrillen kann die Sehne intrakapsulär schon anläßlich einer nur geringfügigen Anstrengung reißen. Es ergibt sich ein Krankheitsbild, das für die Periarthritis humeroscapularis typisch ist.

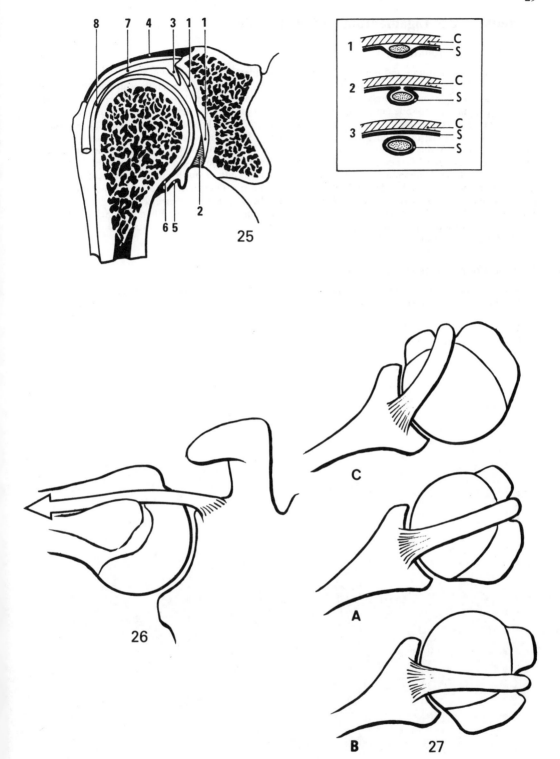

Bedeutung des Ligamentum glenohumerale

Während der Abduktion (Abb. 28)

a) Grundstellung (mittlere und untere Bandanteile schraffiert)
b) Bei der Abduktion werden die mittleren und unteren Bandanteile gespannt, während die oberen Partien und das Ligamentum coracohumerale (beide nicht dargestellt) entspannt werden. Die größtmögliche Anspannung der Bänder macht gemeinsam mit dem größtmöglichen Gelenkflächenkontakt (der Krümmungsradius des Humeruskopfes ist kranial etwas größer als kaudal) aus der Abduktionsstellung die am meisten gesicherte Stellung des Schultergelenks („closed packed", MAC CONAILL).
Begrenzt wird die Abduktion weiterhin dadurch, daß das Tuberculum majus in Kontakt mit der oberen Pfannenregion und der Pfannenlippe gerät. Dieser Kontakt kann durch eine Außenrotation verhindert werden, so daß das Tuberculum majus gegen Ende der Abduktion nach hinten ausgerichtet ist, der Sulcus intertubercularis unter dem Schulterdach liegt und der untere Anteil des Ligamentum glenohumerale leicht entspannt ist. Auf diese Weise ist ein Abduzieren auf 90° erreichbar.
Wird eine Abduktion bei gleichzeitiger Anteversionsstellung von 30° in der Ebene des Schulterblattes ausgeführt, so wird die Anspannung des Ligamentum glenohumerale verzögert. Auf diesem Wege kann die Abduktion im Schultergelenk 110° erreichen.

Während der Rotation (Abb. 29)

a) Bei der Außenrotation werden alle drei Anteile des Ligamentum glenohumerale angespannt.
b) Die Innenrotation entspannt alle Anteile.

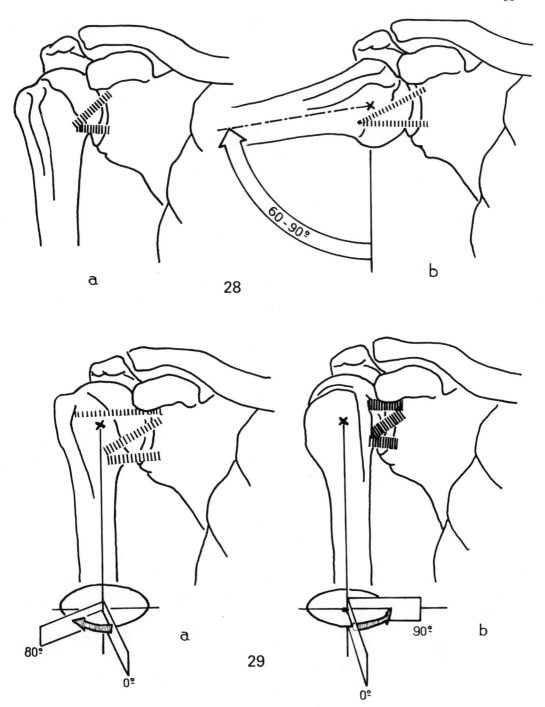

Das Ligamentum coracohumerale während der Ante- und Retroversion

In einer schematischen Darstellung, Ansicht von lateral, erkennt man die unterschiedliche Anspannung der beiden Anteile des Ligamentum coracohumerale.
a) Grundstellung (Neutral-Null-Stellung) mit den beiden Bandzügen zum Tuberculum majus (nach hinten-lateral) und zum Tuberculum minus (nach vorne).
b) Vornehmlich Anspannung des vorderen Bandzügels bei der Retroversion.
c) Anspannung vor allem des hinteren Bandzügels bei der Anteversion.
Eine Innenrotation im Anschluß an eine Anteversion entspannt die Ligg. coracohumerale und glenohumeralia, so daß eine größere Bewegungsamplitude möglich ist.

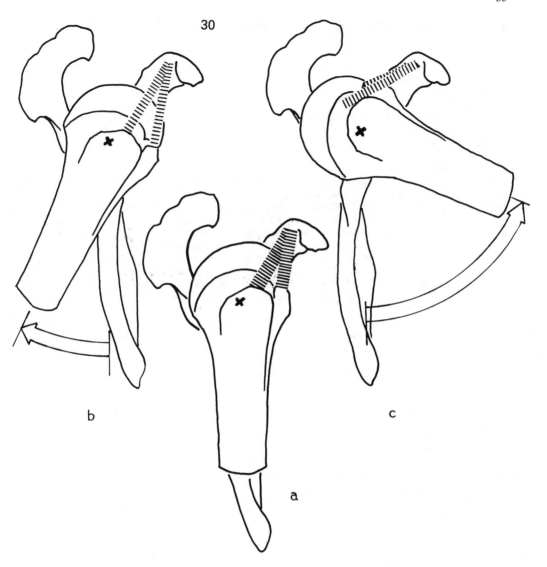

Die muskuläre Sicherung des Schultergelenks

Die Muskeln mit einem zum Gelenk transversalen Verlauf (Abb. 31) wirken wie Gelenkbänder, indem sie den Humeruskopf in die Schulterpfanne pressen und somit den Flächenkontakt sichern.
a) Ansicht von dorsal
b) Ansicht von ventral
c) Ansicht von kranial
In die Schemata sind folgende Muskeln eingezeichnet:
1) M. supraspinatus
2) M. subscapularis
3) M. infraspinatus
4) M. teres minor
5) Sehne des langen Bizepskopfes; kontrahiert sich der Muskel, dann drückt die am Tuberculum supraglenoidale entspringende Sehne den Kopf nach medial.
Die longitudinal verlaufenden Muskeln des Oberarmes und der Schulter (Abb. 32) verhindern durch ihren Tonus ein Luxieren des Humeruskopfes, wenn eine von der Hand ergriffene Last oder auch schon allein das Gewicht des Armes diesen nach unten zieht. Eine derartige Luxatio inferior beobachtet man beim Krankheitsbild des „schwingenden Arms", wenn aus irgendeinem Grunde die Muskulatur der Schulter und des Oberarmes gelähmt ist. Neuere elektromyographische Untersuchungen hingegen haben gezeigt, daß die genannten Muskeln nur dann aktiv sind, wenn sehr schwere Lasten zu tragen sind. Normalerweise fällt die Aufgabe, den Humeruskopf zu stützen, der unteren Partie der Kapsel zu, wie die Untersuchungen von FISCHER et al. gezeigt haben, und nicht, wie bislang angenommen wurde, dem Ligamentum coracohumerale.
Eine denkbare Luxation nach oben durch eine unkontrolliert starke Kontraktion der langen Muskeln wird verhindert oder gebremst durch das vom Akromion und Korakoid gebildete Schulterdach und die Kontraktion des M. supraspinatus. Ist der genannte Muskel verletzt oder zerstört, so wird der Humeruskopf unmittelbar an die Unterseite des Akromion und an das Ligamentum coracoacromiale anstoßen. Es treten Schmerzen auf, wie sie für eine Periarthritis humeroscapularis oder noch eher für eine Ruptur der Rotatorenmanschette typisch sind.
a) Dorsalansicht
b) Ventralansicht
In die Schemata sind eingezeichnet
Caput breve des M. biceps (5')
M. coracobrachialis (6)
Caput longum des M. triceps (7)
Pars acromialis und Pars spinalis des M. deltoideus (8 und 8')
Pars clavicularis des M. pectoralis major (9)
(Der schwarze Pfeil gibt die Zugrichtung nach unten an.)

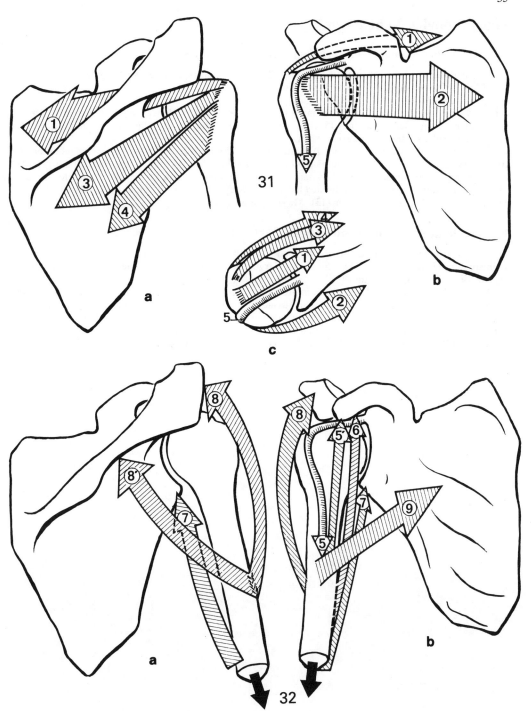

Subakromiales Nebengelenk

Subakromiales Nebengelenk, eröffnet (Abb. 33, nach ROUVIERE)

Der M. deltoideus ist durchtrennt und zurückgeklappt (1), man schaut auf die tiefgelegene „Artikulationsfläche" des Nebengelenks, bestehend aus
- dem proximalen Humerusende (2)
- der Muskelmanschette: M. supraspinatus (3), M. infraspinatus (4), M. teres minor (5). Der M. subscapularis ist auf der Darstellung nicht sichtbar. Gut erkennbar ist die Sehne des langen Bizepskopfes (6), die den Sulcus intertubercularis verläßt.

Zwischen dem M. deltoideus und der Außenfläche des Humerus befindet sich ein Schleimbeutel, die Bursa subdeltoidea (7, eröffnet), die häufig mit der zwischen dem Akromion und der Schultergelenkskapsel gelegenen Bursa subacromialis kommuniziert. Desweiteren sind dargestellt der M. teres major (8), Caput longum (9) und Caput laterale (10) des M. triceps, M. coracobrachialis (11), Caput breve des M. biceps (12), M. pectoralis minor (13), M. pectoralis major (14).

Frontalschnitt durch die Schulterregion (Abb. 34)

a) Der Arm hängt am Körper herab, folgende Strukturen sind zu erkennen: Der Verlauf des M. supraspinatus (1) unterhalb des Akromioklavikulargelenks (2), Ansatz der Sehne am Tuberculum majus (3), M. deltoideus (4), darunter die Bursa subdeltoidea (5).

b) Arm in Abduktion: Das Tuberculum majus (3) ist durch die Wirkung des M. supraspinatus (1) nach oben und medial verlagert, so daß sich eine Aussackung des Schleimbeutels unter das Akromioklavikulargelenk (2) schiebt. Die Innenwand der Bursa gleitet entlang der sich faltenden Außenwand (6) nach medial. Somit kann der Humeruskopf unter das Schulterdach gebracht werden. Die untere Reservefalte (7) der Schultergelenkskapsel verstreicht, die Kapsel spannt sich; Caput longum des M. triceps (8).

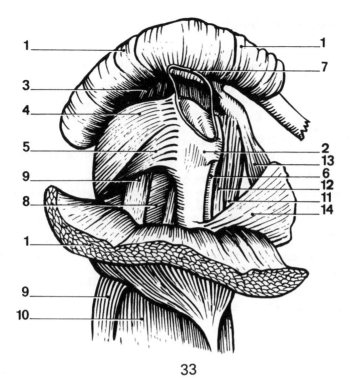

33

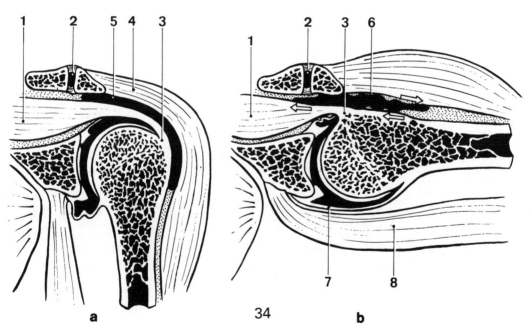

34

Schulterblatt-Thorax-„Gelenk"

Dieses „Gelenk" zwischen Schulterblatt und Thorax wird am besten verständlich auf einem Horizontalschnitt durch den Thorax (Abb. 35). Auf der linken Seite der Abbildung sieht man die beiden Gleitspalten des falschen Gelenks.
1) Gleitspalt zwischen Schulterblatt und M. serratus anterior, seitlich und nach hinten begrenzt durch das vom M. subscapularis bedeckte Schulterblatt (schwarz). Die Begrenzung nach vorne und medial bildet der M. serratus anterior, der an der medialen Kante der Scapula inseriert und am Thorax lateral außen seinen Ursprung hat.
2) Gleitspalt zwischen Thorax und M. serratus anterior, nach innen und nach vorne begrenzt durch die Thoraxwand (Rippen und Interkostalmuskulatur); Begrenzung nach hinten und außen durch den M. serratus anterior.
Die rechte Hälfte der Abb. 35 zeigt die Elemente des knöchernen Schultergürtels.
– Die Scapula ist nicht frontal eingestellt, sondern schräg von medial-hinten nach lateral-vorne. Sie bildet mit der Frontalen einen nach vorne-lateral offenen Winkel von 30°.
– Die Ausrichtung der Clavicula ist schräg nach dorsal-lateral, mit der Ebene des Schulterblatts bildet sie einen offenen Winkel von 60°.
Topografische Lage der Scapula von dorsal (Abb. 36)
In normaler Position reicht das Schulterblatt von der 2. bis zur 7. Rippe. In bezug auf die Reihe der Dornfortsätze (= Medianlinie) liegt der Angulus superior in Höhe des Dornfortsatzes des ersten Brustwirbels, der Angulus inferior in Höhe des Processus spinosus von Th 7 oder Th 8. Das mediale Ende der Spina scapulae steht in Höhe des Dornfortsatzes von Th 3. Die mediale Kante der Scapula hat eine Entfernung von etwa 5–6 cm zur Reihe der Dornfortsätze.

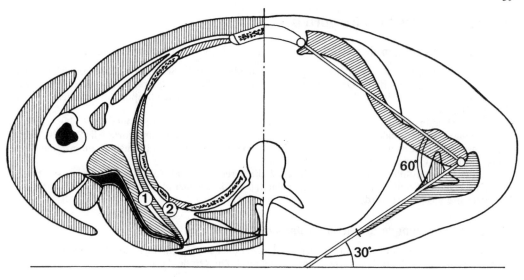

35

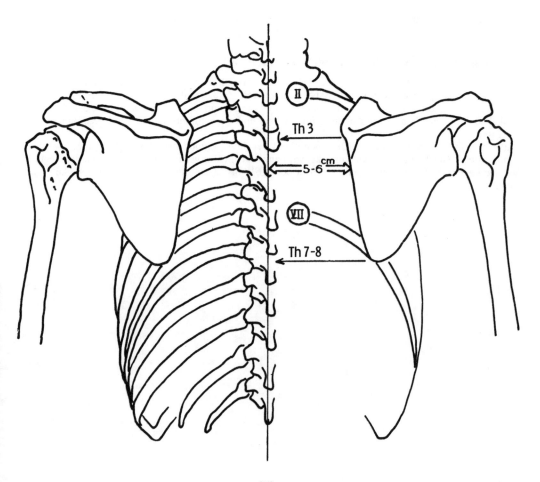

36

Bewegungen des Schultergürtels

Horizontalbewegungen des Schulterblatts (Abb. 37: schematischer Horizontalschnitt)

1) Rechte Abbildungshälfte: Bei der Bewegung nach medial zeigt die Scapula die Tendenz, sich in einer frontalen Ebene auszurichten. Die Schulterpfanne zeigt mehr nach lateral. Das äußere Ende des Schlüsselbeins verlagert sich nach innen und hinten, der Winkel zwischen Scapula und Clavicula öffnet sich zunehmend.

2) Linke Abbildungshälfte: Bei der Bewegung nach lateral bekommt die Scapula mehr eine sagittale Ausrichtung. Das akromiale Ende der Clavicula verlagert sich nach außen und vorne, die Schlüsselbeinlängsachse steht nahezu frontal. In dieser Stellung ist die transversale Schulterdistanz am größten. Der Winkel zwischen Clavicula und Scapula schließt sich.

Die beiden Extremstellungen umfassen einen Winkelbereich von 40–45°. Dieser Bereich stellt den Verkehrsraum der Schulterpfanne in der Horizontalebene dar, wobei die Bewegungen um eine fiktive Vertikalachse ausgeführt werden.

Horizontalbewegungen des Schulterblatts in Dorsalansicht (Abb. 38)

Die rechte Abbildungshälfte zeigt die Bewegung der Scapula nach medial (beachte die leichte Drehung), die linke Hälfte die Schulterblattverlagerung nach lateral. Die Größe der Bewegungsamplitude beträgt etwa 15 cm.

Vertikalbewegungen des Schulterblatts (Abb. 39)

Rechts in der Abbildung Senken der Scapula, links Heben des Schulterblatts (insgesamt etwa 10–12 cm). Die Vertikalverlagerung ist immer von einer gewissen Rotation der Scapula begleitet.

Kippung oder Drehung des Schulterblatts (Abb. 40)

Die Drehung der Scapula erfolgt um eine rechtwinklig zur Schulterblattebene ausgerichtete Achse, die etwas unterhalb der Spina scapulae nahe dem oberen Außenwinkel gelegen ist. In der rechten Abbildungshälfte dreht sich die (rechte) Scapula im Uhrzeigersinn nach innen. Der untere Schulterblattwinkel wandert nach medial, der obere Außenwinkel und die Schulterpfanne richten sich zunehmend nach unten.

Links die Drehung der Scapula nach außen-oben; bei dieser entgegengesetzten Bewegung blickt die Schulterpfanne nach oben, der Außenwinkel wird angehoben. Das gesamte Drehungsvermögen liegt bei 60°, die Lageveränderung des Angulus inferior beträgt 10 bis 12 cm, die des oberen Außenwinkels 5 bis 6 cm.

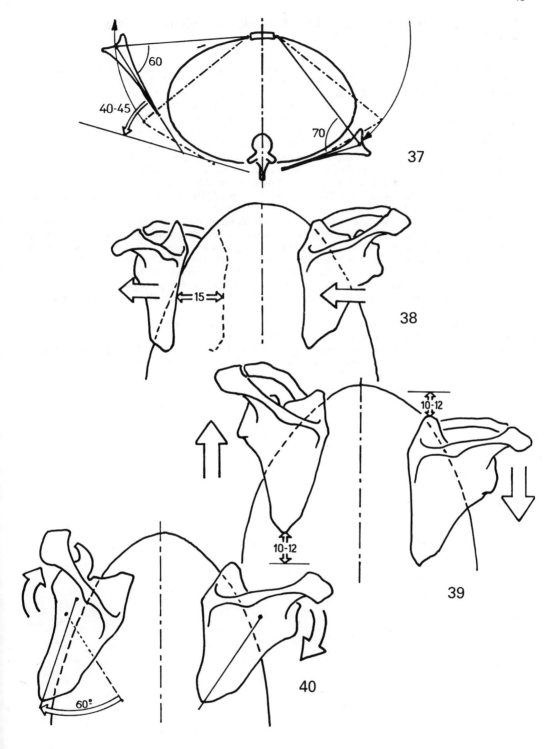

Die natürlichen Bewegungen im „Gelenk" zwischen Schulterblatt und Thorax

Bisher wurden die elementaren, mehr theoretischen Bewegungsformen dieses „Gelenkes" beschrieben. Inzwischen ist bekannt, daß bei der Abduktion oder der Anteversion des Armes diese Elementarbewegungen in unterschiedlicher Kombination simultan ablaufen. Mit Hilfe von Röntgenserienaufnahmen (Abb. 41), hergestellt während der Abduktion, hat J. Y. DE LA CAFFINIERE die Komponenten der Schulterblattbewegung analysiert, indem er diese Aufnahmen mit Röntgenbildern von in unterschiedliche Position gebrachten Scapulapräparaten verglich. Die Lageveränderung des Akromions (Abb. 42) sowie des Korakoids und der Schulterpfanne (Abb. 43) weist darauf hin, daß während der Abduktion das Schulterblatt durch vier Bewegungskomponenten eine Lageveränderung erfährt.
– Eine Anhebung um 8 bis 10 cm, ohne jegliche – bislang postulierte – zusätzliche Vorwärtsbewegung.
– Eine Drehung von 38°, gleichmäßig mitablaufend während der Abduktion des Armes von 0° auf 140°. Mit Erreichen einer Abduktion von 120° beginnt eine gleichförmige und simultane Drehung im Schultergelenk und im „Gelenk" zwischen Scapula und Thorax.
– Eine Kippung der Scapula um eine transversale Achse, die schräg von hinten-medial nach vorne-lateral verläuft. Der Angulus inferior des Schulterblattes wandert nach vorne und oben, während die obere Partie des Knochens nach hinten und unten verlagert wird. Diese Schulterblattbewegung ist ähnlich der eines Mannes, der sich nach hinten beugt, um die Spitze eines Wolkenkratzers zu betrachten. Das Ausmaß der Bewegung liegt bei 23° während einer Abduktion von 0° bis 145°.
– Eine Pendelbewegung um eine vertikale Achse, in typischer Weise zweiphasig ablaufend:
• In einer ersten Phase, bei Abduktion des Armes von 0° bis 90°, bewegt sich die Schulterpfanne paradoxerweise um etwa 10° nach hinten.
• Beginnend mit 90° Abduktion richtet sich die Schulterpfanne wieder nach vorne, und zwar um etwa 6°. Sie kehrt also nicht vollständig in ihre Ausgangsposition zurück.
Die Schulterpfanne zeigt demnach bei der Abduktion des Armes eine Komplexbewegung, sie steigt hoch und nähert sich der Medianen gerade so, daß das Tuberculum majus dem Akromion ausweichen und unter das Ligamentum coracoacromiale gleiten kann.

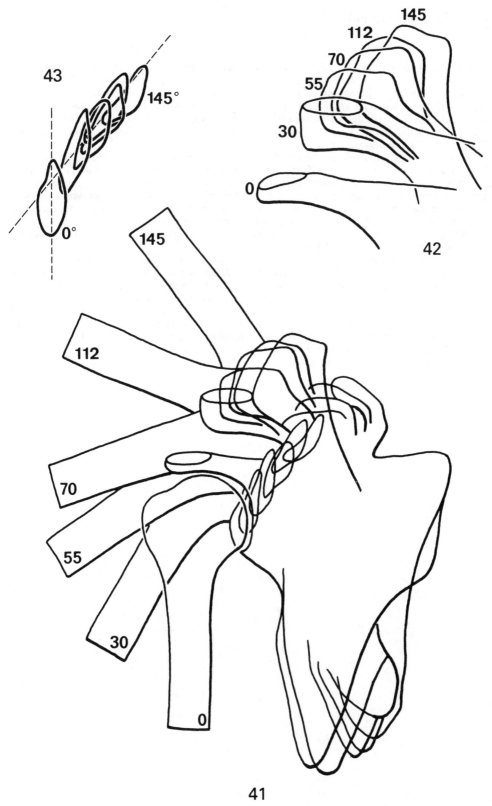

Sternoklavikulargelenk

Gelenkflächen

Die beiden Artikulationsflächen (Abb. 44, in separierter Darstellung) sind sattelförmig (ähnlich dem Sattelgelenk des Daumens). Jede Fläche hat zwei Krümmungen, sie sind reziprok konkav-konvex gestaltet. Der konkaven Krümmung entspricht eine Achse, die – räumlich getrennt – senkrecht zur Achse der Konvexkrümmung ausgerichtet ist. Sie liegen ober- und unterhalb der Sattelfläche. Die kleinere Gelenkfläche (1) findet sich an der Clavicula, die größere (2) am Sternum. Regelmäßig überragt die claviculäre Gelenkfläche (1), die in horizontaler Richtung größer als in vertikaler ist, die sternale Gelenkfläche (2) vorne und vor allem hinten.

Die Gelenkfläche des Schlüsselbeins (Abb. 45) fügt sich der des Sternums kongruent ein, so wie ein Reiter auf dem Sattel seines Pferdes Platz nimmt und der Sattel wiederum dem Rücken des Pferdes angepaßt ist. Die konkave Krümmung der einen Gelenkfläche fällt mit der Konvexkrümmung der anderen zusammen und umgekehrt. Die beiden Achsen jeder der Flächen fallen praktisch paarweise zusammen, so daß dieses System nur zwei räumlich voneinander getrennte, senkrecht zueinander orientierte Achsen besitzt. Sie sind im Schema perspektivisch dargestellt.

– Die Achse 1 entspricht der Konkavkrümmung der claviculären Gelenkfläche; sie erlaubt Bewegungen des Schlüsselbeins in der Horizontalebene.
– Die Achse 2 entspricht der Konkavkrümmung der sternalen Gelenkfläche und erlaubt Schlüsselbeinbewegungen in vertikaler Ebene. Dieses Gelenk besitzt demnach zwei Achsen und zwei Freiheitsgrade. Sein entsprechendes technisches Pendant ist das Kardangelenk, jedoch kommt auch eine axiale Rotation vor (siehe S. 46). Ein von vorne eröffnetes, rechtes Sternoklavikulargelenk zeigt folgende Strukturen (Abb. 46). Das sternale Ende des Schlüsselbeins (1) mit seiner Gelenkfläche (2) ist herausgedreht, nachdem zuvor die Ligg. sternoclaviculare superius (3) und anterius (4) und das starke Ligamentum costoclaviculare (5) durchtrennt wurden. Nur das Ligamentum sternoclaviculare posterius (6) wurde belassen. Die sternale Gelenkfläche (7) mit ihren beiden Krümmungen ist gut erkennbar, konkav in vertikaler und konvex in sagittaler Richtung.

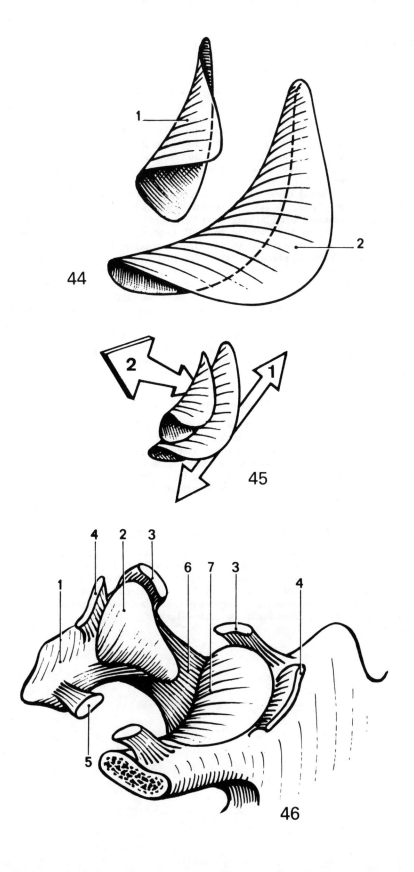

Sternoklavikulargelenk

Bewegungen

In der kombinierten Zeichnung des Sternoklavikulargelenks (Abb. 47, nach ROUVIERE) ist auf der rechten Hälfte ein Frontalschnitt durch die Mitte des Gelenks dargestellt. Man erkennt das Ligamentum costoclaviculare (1), welches von der Oberseite der ersten Rippe nach oben und außen an die Claviculaunterseite zieht. Zwischen den beiden Artikulationsflächen befindet sich zum Ausgleich von Flächeninkongruenzen ein Diskus (3), vergleichbar dem Sattel zwischen Reiter und Pferd. Dieser Discus articularis teilt die Gelenkhöhle vollständig in zwei Kammern, die nur miteinander kommunizieren, wenn der Diskus eine Perforation aufweist. Das Ligamentum sternoclaviculare anterius (4) wird durch das Ligamentum interclaviculare (5) verstärkt.

Die linke Abbildungshälfte (Gelenk in der Ansicht von ventral) zeigt das Ligamentum costoclaviculare (1) und den M. subclavius (2). Die Achse X, horizontal und leicht schräg von vorne nach hinten ausgerichtet, führt die Bewegungen der Clavicula in der Vertikalen: Anhebung um etwa 10 cm, Senken 3 cm. Die in der vertikalen Ebene ausgerichtete Achse Y, leicht nach außen-unten geneigt, verläuft durch die Mittelpartie des Ligamentum costoclaviculare. Um sie erfolgen die Bewegungen des Schlüsselbeins in der Horizontalen: Vorwärtsführen des akromialen Endes bis zu 10 cm, Rückwärtsführen des äußeren Claviculaendes 3 cm. Unter streng mechanischen Gesichtspunkten verläuft die wahre Achse (Y') für diese Bewegungen parallel zur Achse Y, jedoch medial des Gelenkes (vgl. Achse 1, Abb. 45). Darüber hinaus gibt es noch eine weitere Bewegungsmöglichkeit, die axiale Rotation des Schlüsselbeins mit einer Amplitude von 30°. Wenn man auch meint, daß diese Rotation aufgrund der Gelenkmechanik nicht möglich sei, so wird sie doch durch die Schlaffheit des Kapsel-Bandapparates ermöglicht. Wie bei jedem Gelenk mit zwei Freiheitsgraden, so ist es auch für das Sternoklavikulargelenk möglich, in Kombination mit Bewegungen um die beiden Gelenkachsen eine zwangsläufige Rotation auszuführen. Dies wird durch die Beobachtung bekräftigt, daß eine Längsrotation der Clavicula niemals isoliert von den Bewegungen Anhebung-Rückwärtsführen und Senken-Vorwärtsführen auftritt.

Bewegungen der Clavicula in der Horizontalen (Abb. 48, Aufsicht von kranial)

Die dicke Linie kennzeichnet die Mittelstellung der Clavicula. Der Punkt Y' markiert den Durchstoßpunkt der mechanischen Bewegungsachse. Die beiden Kreuze geben die Extremstellungen des Claviculaabschnitts an, an dem das Ligamentum costoclaviculare inseriert. Die Abbildung im Kasten zeigt einen Schnitt in Höhe des Ligamentum costoclaviculare und verdeutlicht dessen Anspannung in den Extremstellungen. Das Vorwärtsführen wird durch den Zug der Ligg. costoclaviculare und sternoclaviculare posterius (2) gebremst. Die Rückführung ist durch die sich anspannenden Ligg. costoclaviculare und sternoclaviculare anterius (1) limitiert.

Bewegungen der Clavicula in der Frontalen (Abb. 49, Ventralansicht)

Das Kreuz entspricht der Achse X; bei einer Aufwärtsbewegung des äußeren Schlüsselbeinendes (dicke Linien) gleitet das sternale Ende nach unten und innen (weißer Pfeil). Begrenzt wird die Bewegung durch Anspannen des Ligamentum costoclaviculare (gestrichelt) und durch den Tonus des M. subclavius (großer, gestreifter Pfeil). Senkt sich die Clavicula, so hebt sich ihr sternales Ende. Die Bewegung wird eingeschränkt durch das sich anspannende Ligamentum sternoclaviculare superius und durch den Kontakt der Clavicula mit der kranialen Fläche der ersten Rippe.

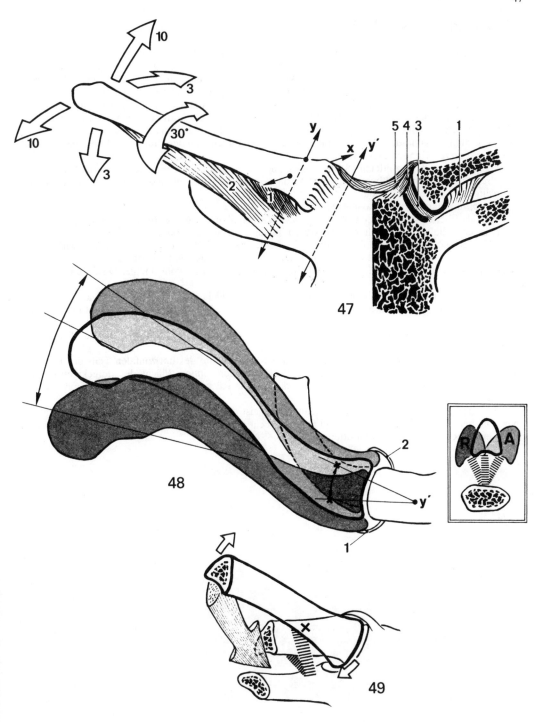

Akromioklavikulargelenk

In einer dorsolateralen Ansicht des Akromioklavikulargelenks (Abb. 50) sind nach präparatorischer Trennung von Clavicula und Scapula folgende Strukturen zu erkennen: Die Spina scapulae (1), die lateral im Akromion (2) ausläuft und am Akromion vorne-innen eine plane oder leicht konvexe Gelenkfläche (3) trägt. Das Akromioklavikulargelenk ist ein planes Gelenk, der Gelenkspalt ist nach vorne, medial und nach kranial gerichtet. Das akromiale Ende der Clavicula (4) verjüngt sich und besitzt auf der Unterseite eine Artikulationsfläche (5), die – plan oder leicht konvex – nach unten, hinten und außen schaut. An der Basis des Processus coracoideus (6) sind zwei kräftige Bandzüge befestigt.
– Das Ligamentum conoideum (7), das am Tuberculum conoideum an der Unterseite des Schlüsselbeins nahe dem hinteren Rand verankert ist.
– Das Ligamentum trapezoideum (8) mit schräg nach oben und außen gerichtetem Verlauf; es ist an einer dreieckigen Rauhigkeit befestigt, die in Verlängerung des Tuberculum conoideum an der äußeren Unterseite der Clavicula zu finden ist.
– Fossa supraspinata (9) und Cavitas glenoidalis (10)
Die vertikale Ebene P schneidet das Akromioklavikulargelenk in der Mitte. In einem derartigen Schnitt (Inset) ist über die bereits erwähnten Strukturen hinaus folgendes zu erkennen:
– Die Kapsel, die kranial durch das kräftige Ligamentum acromioclaviculare (15) verstärkt wird.
– Den in einem Drittel aller Fälle vorhandenen und Gelenkflächeninkongruenzen ausgleichenden faserknorpligen Discus articularis (11). Es ist allerdings selten, daß ein vollständiger Diskus ausgebildet ist.
– Durch die schräge Gelenkspaltenorientierung liegt die Clavicula quasi dem Akromion auf.
Die Ventralansicht eines rechten Processus coracoideus (Abb. 51) zeigt die Anteile des Ligamentum costoclaviculare.
– Das Ligamentum conoideum (C) ist frontal gestellt, es ist an der Umknickstelle des Processus coracoideus befestigt.
– Das Ligamentum trapezoideum (T) inseriert an der Innenkante des horizontalen Teils des Rabenschnabelfortsatzes. Es zeigt nach oben und außen. Die vordere, innere Fläche der viereckigen Bandplatte schaut nach medial, ventral und kranial, während die Rückseite nach hinten, außen und kaudal gerichtet ist.
Der Hinterrand des Ligamentum trapezoideum geht meist unmittelbar in das Ligamentum conoideum über. Die beiden Bandanteile sind in zwei fast senkrecht zueinander stehenden Ebenen orientiert und bilden eine nach vorne und medial offenen Winkel.

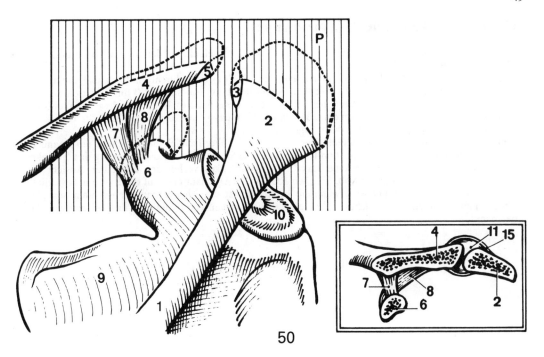

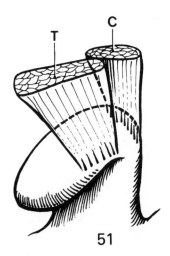

Akromioklavikulargelenk (Fortsetzung)

Betrachten wir die Abbildung eines rechten Akromioklavikulargelenkes in der Ansicht von lateral-oben (Abb. 52, nach ROUVIERE).
Oberflächliche Anteile des Ligamentum coracoacromiale (11) sind durchtrennt, so daß die tiefen, kapselverstärkenden Bandzüge sichtbar werden. Außer den Ligg. conoideum (7) und trapezoideum (8) erkennt man ein nicht immer vorhandenes und variabel ausgebildetes Band zwischen Korakoid und Clavicula (12), sowie das Ligamentum coracoacromiale (13), das – ohne direkte mechanische Funktion – die Sehne des M. supraspinatus überdacht (vgl. Abb. 49).
Nicht abgebildet sind die innig miteinander verwobenen, oberflächlich dem Gelenk aufliegenden, sehnigen Anteile der Mm. deltoideus und trapezius. Diese Struktur ist für die Sicherung des Gelenkes wichtig, indem sie normalerweise eine Luxation des Gelenkes verhindert. Bei einer Ansicht des Gelenkes von ventral und unten (Abb. 53, nach ROUVIERE) schaut man auf die Extremitas sternalis der Clavicula. Neben den bereits erwähnten Strukturen ist das Ligamentum transversum scapulae (superius) zu erkennen (14), welches – ohne eigentliche mechanische Funktion – die Incisura scapulae überspannt.

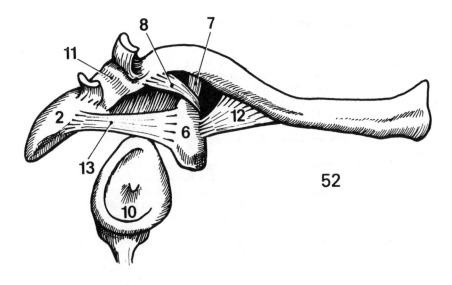

52

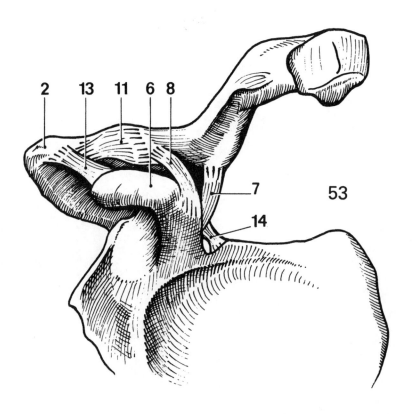

53

Funktion des Ligamentum coracoclaviculare

Eine schematische Aufsicht auf das Akromioklavikulargelenk (Abb. 54) macht die Funktion des Ligamentum conoideum deutlich (Scapula punktiert, Ansicht von kranial; Strichlinie: Clavicula in ihrer Ausgangsposition, durchgezogene Linie: Clavicula in der Endstellung). Die Darstellung zeigt, wie sich beim Öffnen des Winkels zwischen Scapula und Clavicula das Ligamentum conoideum (Strichbänder, zwei aufeinanderfolgende Situationen darstellend) anspannt und die Bewegung limitiert.

Eine verwandte Darstellung (Abb. 55) zeigt das Verhalten des Ligamentum trapezoideum. Das Band spannt sich und wirkt bewegungshemmend bei Verkleinerung des von Scapula und Clavicula gebildeten Winkels. **Die axiale Rotation im Akromioklavikulargelenk** wird in einer Ansicht von ventral-medial deutlich (Abb. 56).

Das Kreuz markiert die Rotationsachse, die durchgezogene Linie stellt die Scapula in ihrer Ausgangsposition dar (untere Hälfte des Schulterblatts reseziert). Die Endstellung der Scapula ist, nachdem sie sich um das Ende der Clavicula gedreht hat, gestrichelt markiert. Deutlich erkennt man die Anspannung des Ligamentum conoideum (Striche) und des Ligamentum trapezoideum (punktiert). Diese Rotationsmöglichkeit von 30° ergänzt sich mit der Drehmöglichkeit von ebenfalls 30° im Sternoklavikulargelenk zu einer Gesamtdrehbarkeit des Schulterblatts von 60°.

FISCHER et al. haben unlängst in einer fotografischen Studie die Vielfältigkeit der Bewegungen in dem recht „lockeren" Akromioklavikulargelenk analysiert. Während der Abduktion wird, bezogen auf die feststehende Scapula, das innere Claviculaende um 10° angehoben, der Winkel zwischen Scapula und Clavicula wächst auf 70°; gleichzeitig macht die Clavicula eine Außendrehung von 45°. Bei der Anteversion sind die Bewegungen prinzipiell die gleichen, nur daß die Öffnung des Winkels zwischen Schulterblatt und Schlüsselbein nicht so ausgiebig ist. Im Zuge der Retroversion verkleinert sich der Winkel bis auf 10°. Eine Innenrotation ist alleine von einer Öffnung des Winkels auf 13° begleitet.

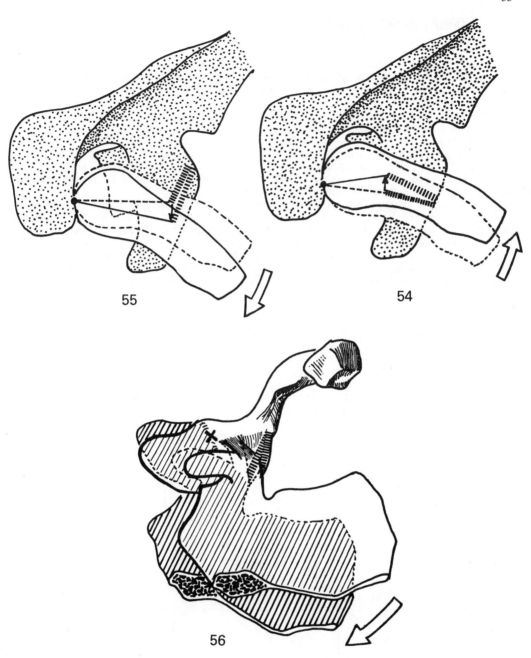

Muskulatur des Schultergürtels

Die rechte Seite des Schemas (Abb. 57) zeigt eine Dorsalansicht des Thorax.
1) M. trapezius, bestehend aus drei funktionell unterschiedlichen Anteilen:
Die Pars descendens (1), die den Schultergürtel anhebt und ein Absinken bei Wirken einer äußeren Last verhindert. Sie extendiert die Halswirbelsäule nach dorsal und dreht den Kopf zur Gegenseite, wenn der Schultergürtel fixiert ist.
Die Pars transversa (1') preßt das Schulterblatt an den Thorax, zieht den Margo medialis scapulae um 2 bis 3 cm an die Dornfortsatzreihe und bewegt den Schultergürtel nach hinten.
Die Pars ascendens (1") bewegt das Schulterblatt nach unten und nach medial.
Die gleichzeitige Kontraktion aller drei Teile bewirkt eine Verlagerung der Scapula nach hinten und nach medial, sowie eine Drehung nach außen-oben um etwa 20°. Der Muskel wirkt mit bei der Abduktion, hat jedoch besonders wichtige Funktion beim Tragen schwerer Lasten. Er verhindert, daß der Arm nach unten gezogen wird und sich die Scapula vom Thorax abhebt.
2) M. rhomboideus, schräg nach oben und innen gerichtet; er zieht den Angulus inferior nach oben und medial und eleviert so die Scapula. Der Muskel dreht das Schulterblatt im Uhrzeigersinn, so daß die Schulterpfanne nach unten gerichtet wird. Der untere Winkel des Schulterblatts wird durch ihn an die Rippen gepreßt; bei seiner Lähmung steht die Scapula vom Thorax ab.
3) M. levator scapulae, schräg nach oben und innen gerichtet; er hebt, ähnlich wie der M. rhomboideus, den Angulus superior um 2–3 cm nach oben und medial („Schulter anheben"). Er ist aktiv beim Tragen einer Last, bei seiner Lähmung sinkt die Schulter herab. Er bewirkt eine leichte Drehung der Schulterpfanne nach unten.
4) M. serratus anterior (s. Abb. 58)
Die linke Abbildungshälfte (Abb. 57) zeigt den Thorax schematisch in ventraler Ansicht.
5) M. pectoralis minor, schräg nach unten, vorne und medial gerichtet. Er zieht den Schultergürtel nach unten, so daß die Schulterpfanne nach unten schaut. Typisch ist diese Muskelaktion beispielsweise für das Barrenturnen. Der Muskel verlagert das Schulterblatt nach lateral und nach vorne, wobei sich der Margo medialis von der Thoraxwand abhebt.
6) M. subclavius, schräg nach unten-vorne und medial gerichtet. Er senkt die Clavicula, somit den gesamten Schultergürtel. Der Muskel sichert das Sternoklavikulargelenk, indem er das sternale Ende des Schlüsselbeins gegen das Manubrium preßt.

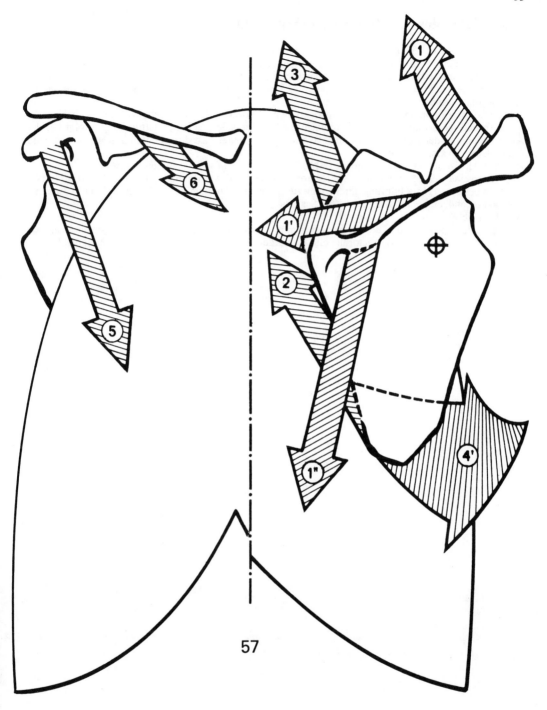

Muskulatur des Schultergürtels (Fortsetzung)

Das Profilschmea des Thorax (Abb. 58) zeigt deutlich die beiden Anteile des M. serratus anterior.
– Die Pars superior, horizontal nach vorne laufend, zieht das Schulterblatt um 12 bis 15 cm nach vorne und außen. Der Muskelteil verhindert die Rückverlagerung der Scapula, wenn ein schwerer Gegenstand nach vorne gedrückt werden soll. Bei Lähmung des Muskels wird sich bei dieser Aktion der Margo medialis der Scapula abheben.
– Die Pars inferior mit einer schrägen Ausrichtung nach vorne und unten, dreht die Scapula nach außen-oben, so daß die Schulterpfanne schräg nach oben schaut. Diese Schulterblattdrehung erfolgt bei der Anteversion und der Abduktion, wenn z. B. beim Tragen einer Last die Abduktion größer als 30° wird (einen Eimer Wasser tragen).
Auf dem Horizontalschnitt des Thorax (Abb. 59) ist dargestellt auf der linken Seite:
Pars transversa des M. trapezius, M. levator scapulae und M. rhomboideus. Die Funktion dieser Muskeln besteht in einer Führung der Scapula zur Medianen. Darüber hinaus heben sie – mit Ausnahme der Pars ascendens des M. trapezius – die Scapula.
Auf der rechten Seite:
Der M. serratus anterior und der M. pectoralis minor bringen die Scapula nach außen, sie entfernen sie von der Medianlinie. Der M. pectoralis minor und der M. subclavius senken den Schultergürtel.

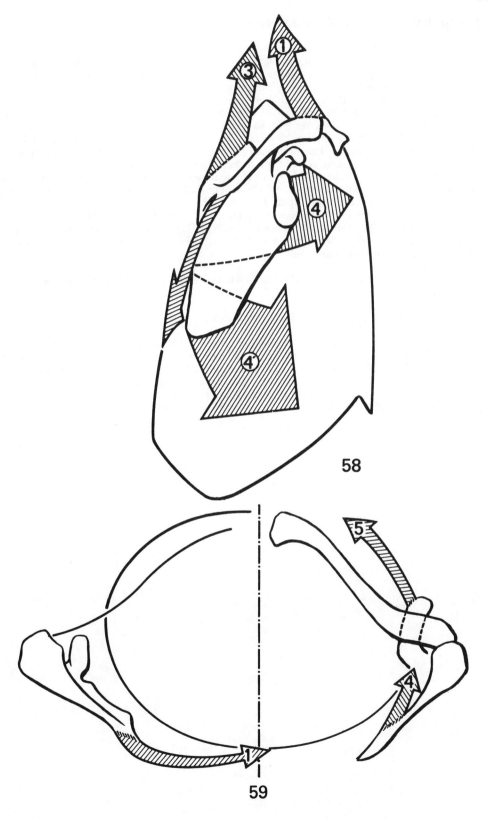

M. supraspinatus und Abduktion

Die Loge des M. supraspinatus (markiert durch Stern), die die Fossa supraspinata mit der subakromialen Region (Abb. 60, Ansicht der Scapula von lateral) verbindet, hat ihrerseits folgende Begrenzungen: Nach hinten durch die Spina scapulae und das Akromion, nach vorne durch den Processus coracoideus; kranial wird sie durch das Ligamentum coracoacromiale abgeschlossen. Akromion, Band und Korakoid bilden ein osteoligamentäres Dach, das Schulterdach.

Die Loge des M. supraspinatus ist gleichsam ein fester und unnachgiebiger Ring. Ist die Sehne aufgrund einer Vernarbung oder Entzündung verdickt, so kann sie in diesem Ring nicht mehr gleiten, sie wird eingeklemmt. Zwängt sich der knotige, verdickte Teil der Sehne hindurch, so kann die Abduktion ruckartig fortgesetzt werden. Es kommt zur Ausbildung des seltenen Phänomens der „springenden Schulter". In Fällen einer Ruptur der Rotatorenmanschette legt sich die gerissene und degenerierte Sehne des M. supraspinatus nicht mehr zwischen Humeruskopf und Schulterdach. Der direkte Kontakt zwischen Caput humeri und Schulterdach im Verlaufe der Abduktion ist nach heutiger Auffassung die Ursache für die Schmerzen bei einer Ruptur der Rotatorenmanschette.

Bei Aufsicht auf das Schulterblatt von vorne-oben (Abb. 62) ist der Verlauf des M. supraspinatus von der Fossa supraspinata zum Tuberculum majus unterhalb des Ligamentum coracoacromiale deutlich zu erkennen. Die vier abduzierenden Muskeln sind schematisch in einer Ansicht der Scapula und des Humerus (Abb. 61) von dorsal dargestellt.

1) M. deltoideus
2) M. supraspinatus; die beiden Muskeln sind funktionell verknüpft als Motoren der Abduktion im Schultergelenk.
3) M. serratus anterior
4) M. trapezius; die beiden Muskeln agieren funktionell gemeinsam, indem sie im „Thorax-Schulterblatt-Gelenk" abduzieren.

Wenngleich in diesem Schema nicht berücksichtigt, so sind nach heutiger Vorstellung die folgenden Muskeln für die Abduktion nicht weniger bedeutsam: Mm. subscapularis, infraspinatus und teres minor. Sie ziehen den Humeruskopf nach unten und nach medial und bilden so mit dem M. deltoideus eine zweite Synergistengruppe für die Abduktionsbewegung im Schultergelenk.

Schließlich hat auch der lange Bizepskopf Bedeutung für die Abduktion. Wie bereits erwähnt, bedeutet der Riß seiner Sehne eine Schwächung der Abduktionskraft um 20%.

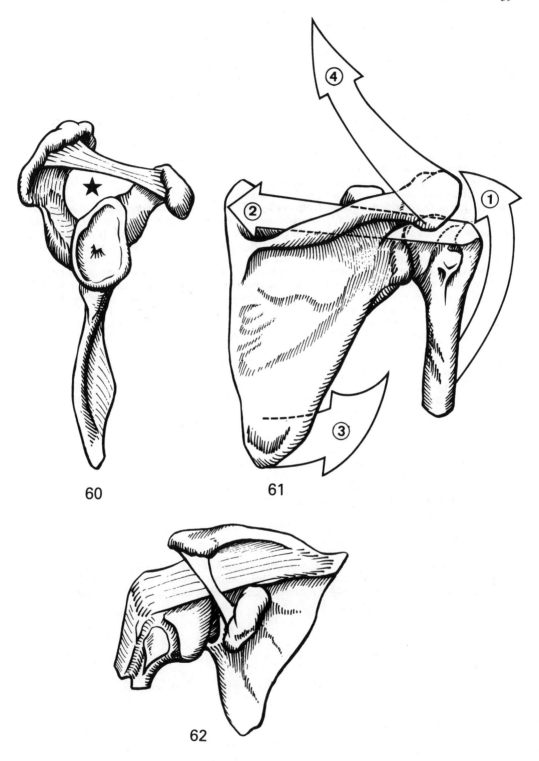

60

61

62

Physiologischer Ablauf der Abduktion

Auf den ersten Blick erscheint die Abduktion als eine einfache Bewegung, bewirkt durch die Aktion zweier Muskeln, des M. deltoideus und des M. supraspinatus. Das exakte Wirken und die gegenseitige Beeinflussung der beiden Muskeln ist noch heute Gegenstand der Diskussion. Elektromyographische Befunde (J.-J. COMTET und Y. AUFFRAY, 1970) scheinen hier weiterführen zu können.

Bedeutung des M. deltoideus

Nach FICK (1911) sind funktionell sieben Anteile des M. deltoideus zu unterscheiden (Abb. 65, schematischer Horizontalschnitt durch die untere Hälfte des Muskels).
- Die vordere Pars clavicularis enthält die Anteile I und II
- Die mittlere Pars acromialis entspricht dem Anteil III
- Die hintere Pars spinalis besteht aus den Anteilen IV bis VII.

Analysiert man die einzelnen Anteile funktionell in Bezug auf die Abduktionsachse AA' (Abb. 63 Ventralansicht, Abb. 64 Dorsalansicht), so ergibt sich, daß einige rein abduzierend wirken, da sie lateral der Achse liegen (die gesamte Pars acromialis III, die äußersten Fasern des Anteils II, der Teil IV der Pars spinalis, Abb. 65). Die übrigen hingegen (I, V, VI, VII) wirken adduktorisch unter der Voraussetzung, daß die obere Extremität am Körper herabhängt. Diese zweite Gruppe von Deltoideusanteilen stellt die Antagonisten zur ersten. Werden sie aber während der Abduktionsbewegung nach lateral über die Abduktionsachse hinaus verlagert, so wirken sie abduzierend. Ihre Funktion kehrt sich in Abhängigkeit von der Ausgangsposition der Bewegung um. Einige Anteile des Muskels allerdings bleiben – unabhängig vom Ausmaß der Abduktion – stets adduktorisch wirksam (VI und VII).

STRASSER (1917) schließt sich prinzipiell diesem Konzept an. Er hebt jedoch hervor, daß bei einer Abduktion in der Ebene des Schulterblatts, d. h. bei 30° Anteversion, um die rechtwinklig zur Scapula verlaufende Achse BB' (Abb. 65), die gesamte Pars clavicularis abduziert.

Nach elektromyographischen Befunden werden die unterschiedlichen Muskelanteile sukzessive in der Form aktiviert, daß die in der Ausgangsposition adduzierenden Portionen als letzte mit für die Abduktion eingesetzt werden. Somit wirken sie den ausschließlich abduzierenden Muskelanteilen nicht entgegen. Es handelt sich hier um ein Beispiel für eine reziproke Innervation (SHERRINGTON).

Während der reinen Abduktion ist die Abfolge des Aktivitätsbeginns folgende:
- Pars acromialis III
- Anteil IV und gleich darauf Anteil V
- dann, nach weiteren 20–30°, der Anteil II

Während der Abduktion kombiniert mit einer Anteversion von 30°:
- Die Anteile III und II sind zu gleicher Zeit aktiv
- Die Anteile IV und V treten später hinzu, schließlich der Teil I.

Während der Abduktion kombiniert mit einer Außenrotation:
- Der Teil II ist gleich zu Beginn aktiv
- Die Anteile IV und V bleiben bis zum Abschluß der Bewegung unbeteiligt.

Während der Abduktion, kombiniert mit einer Innenrotation, ist die Abfolge des Aktivitätseinsatzes umgekehrt.

Faßt man zusammen, so ist der M. deltoideus gleich mit Beginn der Abduktionsbewegung aktiv. Er kann die Abduktion vollständig und alleine ausführen. Sein Aktivitätsmaximum erreicht er bei etwa 90° Abduktion. Seine Kraft ist nach INMAN sozusagen dem 8,2fachen Gewicht des Armes gleichzusetzen.

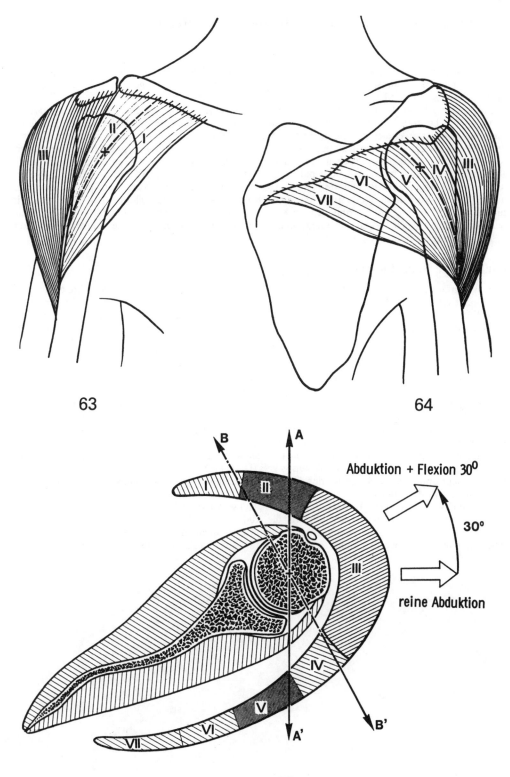

Physiologischer Ablauf der Abduktion (Fortsetzung)

Die funktionelle Bedeutung der Rotatoren

Die wichtige Funktion der Rotatoren für die Abduktion erschöpft sich nicht allein im Synergismus der Mm. deltoideus und supraspinatus, sondern betrifft darüber hinaus alle übrigen Muskeln der Rotatorenmanschette (INMAN; Abb. 66).
Bei Abduktion kann die Kraft D des M. deltoideus in eine horizontale Dt und eine longitudinale Komponente Dr zerlegt werden, die – nach Abzug des durch das Gewicht P des Armes gegebenen longitudinalen Kraftvektors Pr – als Kraft R auf das Zentrum des Humeruskopfes wirkt. Die Kraft R ihrerseits ist zerlegbar in eine Komponente Rc, die den Kopf in die Pfanne preßt, und eine größere Komponente Ri, die den Kopf nach außen und nach oben zu luxieren trachtet. Kontrahieren sich nun die Rotatoren (M. infraspinatus, M. subscapularis und M. teres minor), so wirkt ihre Gesamtkraft Rm der luxierenden Komponente Ri unmittelbar entgegen, so daß der Humeruskopf nicht nach außen-oben luxiert (Inset). Auf diese Weise führt die Kraft Rm, die – alleine betrachtet – den Arm senkt, in funktioneller Kopplung mit der anhebenden Kraft Dt des M. deltoideus die Abduktion aus. Die Kraft der Rotatoren ist bei 60° Abduktion am größten. Für den M. infraspinatus ist dieses Aktivitätsmaximum elektromyographisch nachgewiesen (INMAN).

Funktionelle Bedeutung des M. supraspinatus

Bislang wurde der M. supraspinatus als „Starter" der Abduktionsbewegung angesehen. Die experimentelle Inaktivierung des Muskels durch Blockade des N. suprascapularis (B. van LINGE und J. D. MULDER) hat jedoch gezeigt, daß er weder für die Abduktion generell, noch spezifisch für deren Anfangsphase nötig ist. Der M. deltoideus allein vermag eine vollständige Abduktion durchzuführen. Andererseits jedoch ist der M. supraspinatus in der Lage, genau wie der M. deltoideus eine vollständige Abduktion zu bewerkstelligen (im Experiment durch faradische Reizung des Muskels durch DUCHENNE DE BOULOGNE und durch klinische Beobachtungen bei isolierter Lähmung des M. deltoideus belegt). Elektromyographisch ist seine Aktivität während des gesamten Abduktionsvorganges nachweisbar. Sein Aktivitätsmaximum liegt wie für den M. deltoideus bei 90° Abduktion.
Bei Abduktionsbeginn (Abb. 67) ist die tangentiale Kraftkomponente Et des M. supraspinatus größer als die des M. deltoideus Dt, sie besitzt aber einen kleineren Hebelarm. Der Vektor Er preßt den Humeruskopf effektvoll in die Pfanne und hilft auf diese Weise mit zu verhindern, daß der Kopf unter der Wirkung des Vektors Dr des M. deltoideus nach oben luxiert. Er verstärkt somit die gelenksichernde Wirkung der übrigen Rotatoren. Indem er die kraniale Kapselpartie anspannt, wirkt er einer nach unten gerichteten Luxation des Humeruskopfes entgegen (DAUTRY und GOSSET).
Der M. supraspinatus ist Synergist der übrigen Muskeln der Rotatorenmanschette; er unterstützt kraftvoll den M. deltoideus, der bei alleiniger Aktion schnell ermüdet.
Zusammenfassend kann gesagt werden, daß der Muskel spezifisch gelenksichernd wirkt und durch seine Ausdauer und Kraft quantitativ wesentlich für die Abduktion ist. Seine relativ einfache Funktionsweise steht der komplexen des M. deltoideus entgegen. Obwohl er nicht länger als der eigentliche „Starter" der Abduktion angesehen werden kann, so ist er doch für die erste Abduktionsphase von Nutzen.

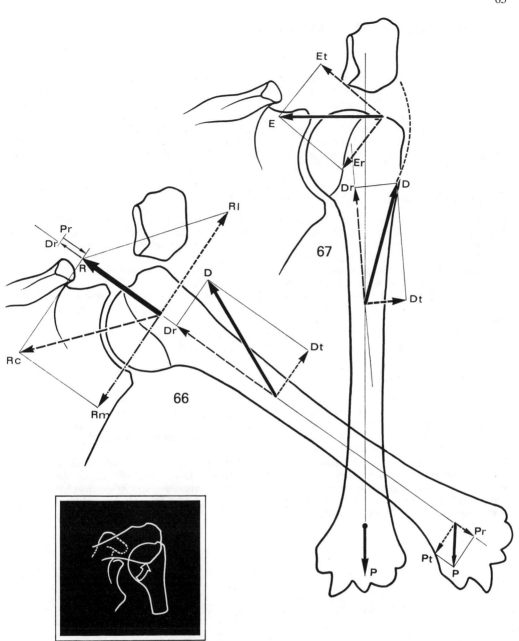

Die drei Phasen der Abduktion

Erste Abduktionsphase (Abb. 68) von 0° bis 90°

Die an der ersten Phase wesentlich beteiligten Muskeln sind der M. deltoideus (1) und der M. supraspinatus (2). Sie bilden die funktionelle Gruppe für die Abduktion im Schultergelenk, in dem die Abduktionsbewegung als erstes beginnt. Die erste Phase der Abduktion ist bei etwa 90° beendet, wenn das Schultergelenk durch Anschlagen des Tuberculum majus an den Oberrand der Pfanne blockiert wird. Eine das Tuberculum majus nach hinten verlagernde Außenrotation verzögert die mechanische Blockade, ebenso eine leichte Anteversion. Mit STEINDLER kann angenommen werden, daß die Abduktion bei gleichzeitiger Anteversion von 30°, also in der Ebene des Schulterblatts, die eigentlich physiologische ist.

Zweite Abduktionsphase (Abb. 69) von 90° bis 150°

Da das Schultergelenk blockiert ist, kann die weitere Abduktion nur unter Einsatz des Schultergürtels fortgeführt werden. Durch Translation mit gleichzeitiger Drehung des Schulterblatts gegen den Uhrzeigersinn (rechtes Schulterblatt betrachtet) wird die Gelenkpfanne angehoben und nach oben gerichtet. Das Maximum dieser Drehung liegt bei 60°.
Durch axiale Rotation in den mechanisch gekoppelten Gelenken der Clavicula (Art. sternoclavicularis und Art. acromioclavicularis) von je etwa 30°.
Die an der zweiten Abduktionsphase beteiligten Muskeln sind der M. trapezius (3 und 4) und der M. serratus anterior (5). Sie bilden die funktionelle Gruppe für die Abduktion im „Schulterblatt-Thorax-Gelenk".
Die Bewegung wird bei etwa 150° (90° + 60° Schulterblattbewegung) durch passiven Widerstand der adduzierend wirkenden Mm. pectorales major und minor gebremst.

Dritte Abduktionsphase (Abb. 70) von 150° bis 180°

Um die Vertikale zu erreichen, ist die Mitbeteiligung der Wirbelsäule erforderlich. Für die Abduktion eines Armes ist eine durch die Rückenmuskulatur der Gegenseite (6) hervorgerufene Lateralflexion ausreichend. Eine Parallelstellung beider Arme in Abduktion ist nur bei gleichzeitiger maximaler Anteversion möglich. Sollen sie die Vertikale erreichen, so gelingt dies nur bei Hyperlordosierung der lumbalen Wirbelsäule, bewirkt durch die Rückenmuskulatur.
Eine derartige Einteilung der Abduktion in drei Phasen hat schematischen Charakter. Die Muskelaktionen gehen physiologisch ineinander über, sie überschneiden sich. Es ist leicht festzustellen, daß sich das Schulterblatt bereits dreht, lange bevor der Arm eine Abduktionsstellung von 90° erreicht hat. Ebenso beginnt die Lateralflexion der Wirbelsäule früher als erst bei 150° Abduktion. Bei erreichter maximaler Abduktion sind alle abduzierenden Muskeln kontrahiert.

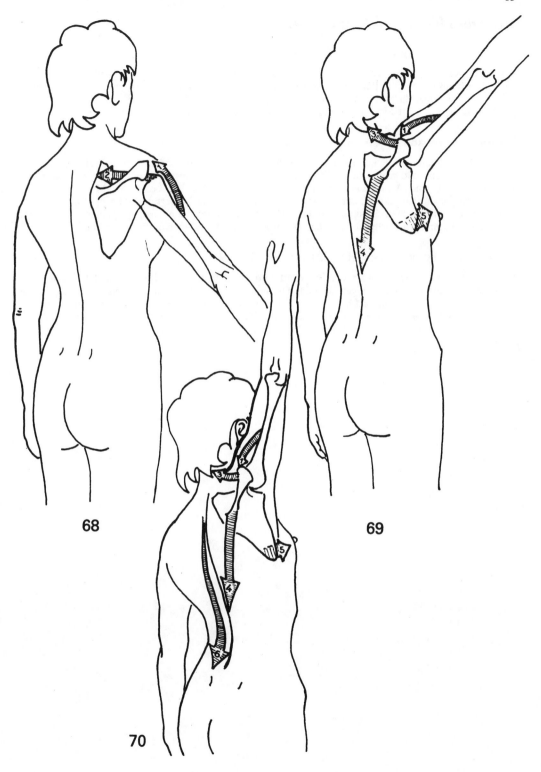

Die drei Phasen der Anteversion

Erste Anteversionsphase (Abb. 71) von 0° bis 50–60°

Die an der ersten Phase beteiligten Muskeln sind die Pars clavicularis des M. deltoideus (1), der M. coracobrachialis (2) und die Pars clavicularis des M. pectoralis major (3). Die Anteversion im Schultergelenk wird begrenzt durch die Anspannung des Lig. coracohumerale (s. Abb. 30, c), sowie durch den passiven Widerstand der Mm. teres minor, teres major und infraspinatus.

Zweite Anteversionsphase (Abb. 72) von 60° bis 120°

Unter Mitbeteiligung des Schultergürtels wird die Scapula verlagert und um 60° gedreht, so daß die Pfanne nach vorne und nach oben schaut. Desweiteren erfolgt eine gleichzeitige axiale Rotation im Sternoklavikular- und Akromioklavikulargelenk von je etwa 30°. Die beteiligten Muskeln sind die gleichen wie für die Abduktion, der M. trapezius (4 + 5) und der M. serratus anterior (6).
Die Anteversion zwischen Schulterblatt und Thorax wird durch den passiven Widerstand des M. latissimus dorsi und der Partes abdominalis et sternocostalis des M. pectoralis major limitiert.

Dritte Anteversionsphase (Abb. 73) von 120° bis 180°

Da die Anteversionsbewegung im Schultergelenk und im „Schulterblatt-Thorax-Gelenk" blockiert ist, muß die Wirbelsäule miteinbezogen werden. Die unilaterale Anteversion kann bis zum Ende in die maximale Abduktionsstellung geführt werden bei anschließender lateraler Flexion der Wirbelsäule.
Bei Anteversion beider Arme gleicht die Endstellung derjenigen der beidseitigen maximalen Abduktion mit Hyperlordosierung durch die lumbalen Rückenmuskelanteile (7).

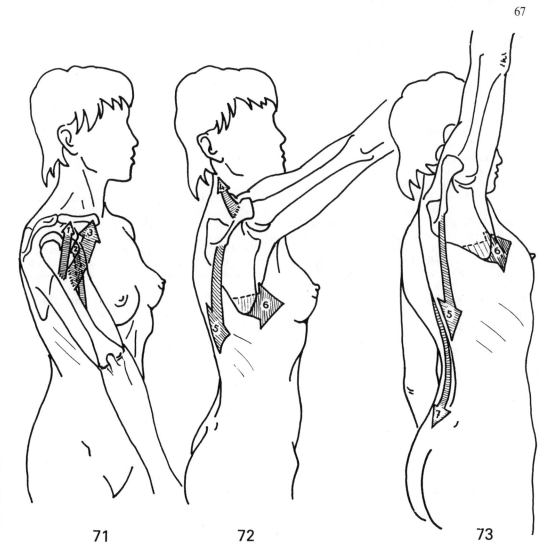

71 72 73

Rotatoren des Schultergelenks

In der schematischen Kranialansicht des Schultergelenks (Abb. 74a) sind die Rotatoren eingezeichnet.
Innenrotatoren, schematisch (b)
1) M. latissimus dorsi
2) M. teres major
3) M. subscapularis
4) M. pectoralis major
Außenrotatoren, schematisch (c)
5) M. infraspinatus
6) M. teres minor

Im Vergleich zur Anzahl und zur Kraft der einwärtsdrehenden Muskeln sind die Außenrotatoren schwach. Für den Gebrauch des Armes sind sie jedoch unverzichtbar, da nur sie die Hand von der Ventralseite des Rumpfes nach vorn und außen bringen können. Die Bewegung der rechten Hand von medial nach lateral ist z. B. Voraussetzung für das Schreiben. Hervorzuheben ist, daß die beiden Muskeln von je einem eigenen peripheren Nerv versorgt werden (der M. infraspinatus durch den N. suprascapularis und der M. teres minor durch den *N. axillaris*). Die beiden Nerven entstammen vorwiegend dem gleichen Rückenmarkssegment (C5), so daß sie beide gelähmt sein können, wenn beispielsweise der Plexus brachialis durch Sturz auf die Schulter (Motorradunfall) übermäßig gedehnt wird und Anteile ausreißen.

Das Ausmaß der Rotation im Schultergelenk entspricht nicht der Gesamtdrehbarkeit des Armes. Hinzu tritt noch die Lageveränderung des Schulterblatts mit der Schulterpfanne, d. h. die Translationsbewegung der Scapula nach lateral (vgl. Abb. 37). Durch die Scapulabewegung von 40° bis 45° nimmt die Kreiselfähigkeit des Armes zu. Die Bewegung der Scapula nach medial wird durch die Mm. rhomboideus und trapezius, eine Bewegung nach lateral durch die Mm. serratus anterior und pectoralis minor bewirkt.

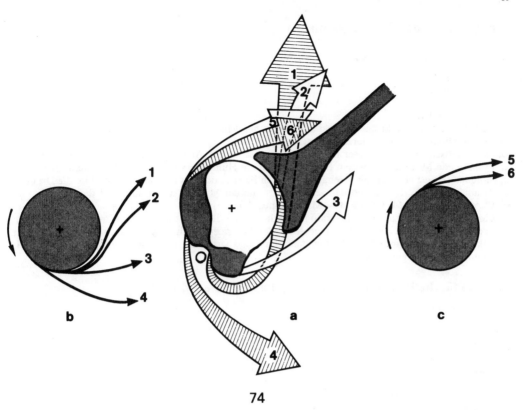

74

Adduktion und Retroversion

Muskeln für die Adduktion (Abb. 75 Ventralansicht, Abb. 76 dorsolaterale Ansicht)

1) M. teres major
2) M. latissimus dorsi
3) M. pectoralis major
4) M. rhomboideus

Inset: Schemata zur Funktion von zwei adduktorischen Muskelpaaren
a) M. rhomboideus (1) – M. teres major (2)
Die synergetische Wirkung dieser beiden Muskeln ist für die Adduktion unentbehrlich. Hat der sich kontrahierende M. teres major sein Punctum fixum am Humerus, so dreht sich das Schulterblatt nach oben-außen (Kreuz markiert die Drehachse). Durch Kontraktion des M. rhomboideus wird die Drehung der Scapula verhindert, er fixiert das Schulterblatt und der M. teres major adduziert den Arm.
b) Caput longum des M. triceps (4) – M. latissimus dorsi (3)
Der M. latissimus dorsi als ein sehr kräftiger Adduktor hat die Tendenz, den Humeruskopf nach unten zu luxieren (schwarzer Pfeil). Der lange Kopf des M. triceps kontrahiert sich als relativ schwacher Adduktor gleichzeitig mit dem M. latissimus dorsi und wirkt der luxierenden Komponente des M. latissimus dorsi entgegen (weißer Pfeil).

Muskeln für die Retroversion (Abb. 77, dorsolaterale Ansicht)

Retroversion im Schultergelenk
– M. teres major (1)
– M. teres minor (5)
– Pars spinalis des M. deltoideus (6)
– M. latissimus dorsi (2)

Retroversion im „Schulterblatt-Thorax-Gelenk" durch Adduktion der Scapula
– M. rhomboideus (4)
– M. latissimus dorsi (2)
– pars transversa des M. trapezius (7)

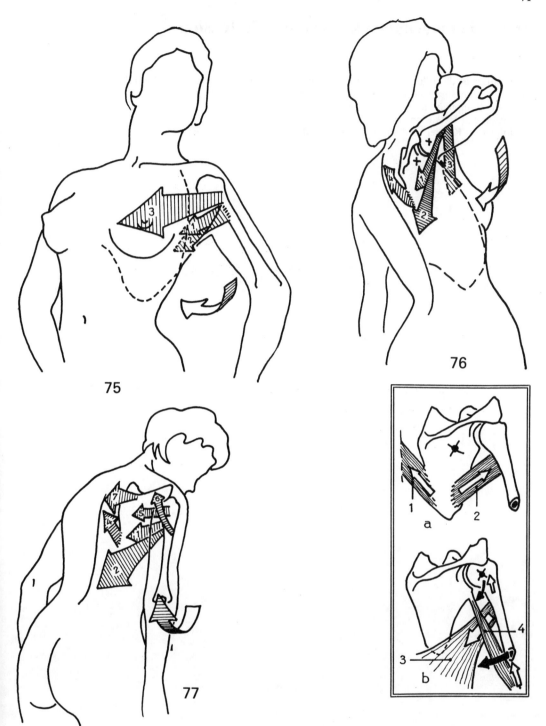

75

76

77

Das Ellenbogengelenk: Flexion – Extension

Anatomisch ist das Ellenbogengelenk ein Gelenk mit nur einer Gelenkhöhle. Funktionell hingegen sind zwei Bewegungsmechanismen zu unterscheiden.
– Pro- und Supination im proximalen Radioulnargelenk
– Flexion und Extension im Humeroulnar- und Humeroradialgelenk
Im folgenden Kapitel wird auf die Flexion und Extension eingegangen.

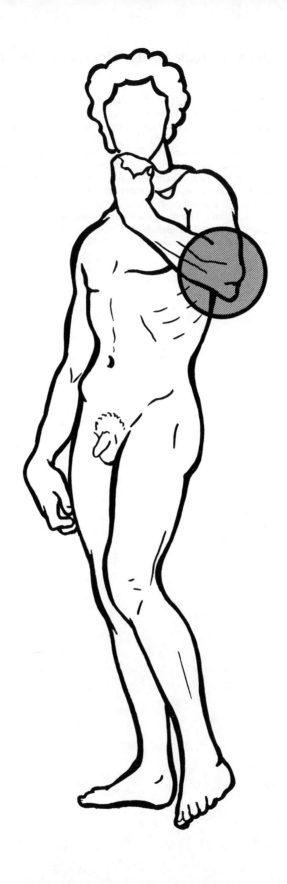

Das Ellenbogengelenk: Gelenk für das Heran- und Wegführen der Hand

Das Ellenbogengelenk ist das mittlere Gelenk der oberen Extremität. Es verbindet den Oberarm gelenkig mit dem Unterarm. Der Unterarm kann mit Hilfe des Schultergelenks die aktive Hand in allen drei Ebenen des Raumes vom Körper weg oder an ihn heranführen. Durch Beugen des Ellenbogengelenks kann der Mensch die Nahrung zum Mund führen. Die in Extension und Pronation ergriffene Nahrung (Abb. 1) wird durch eine kombinierte Flexions- und Supinationsbewegung an den Mund herangebracht. Unter diesem Aspekt ist der M. biceps brachii der für die Ernährung zuständige Muskel. Oberarm und Unterarm bilden mit dem Ellenbogen sozusagen einen Zirkel (Abb. 2a), so daß der Handgelenksbereich P fast den Schulterbereich berührt. Die Hand erreicht mühelos die Schulter und den Mund. Die Betrachtung der Teleskopkonstruktion (Abb. 2b) verdeutlicht, daß die Hand auf diese Weise den Mund nicht erreichen kann. Die maximale Verkürzungsmöglichkeit der Konstruktion ergibt sich aus der Länge L eines der Segmente zusätzlich der Strecke e (mechanische Verbindung der beiden Segmente). Das Ellenbogengelenk als „Zirkelkonstruktion" ist logischer und günstiger als eine „Teleskopkonstruktion".

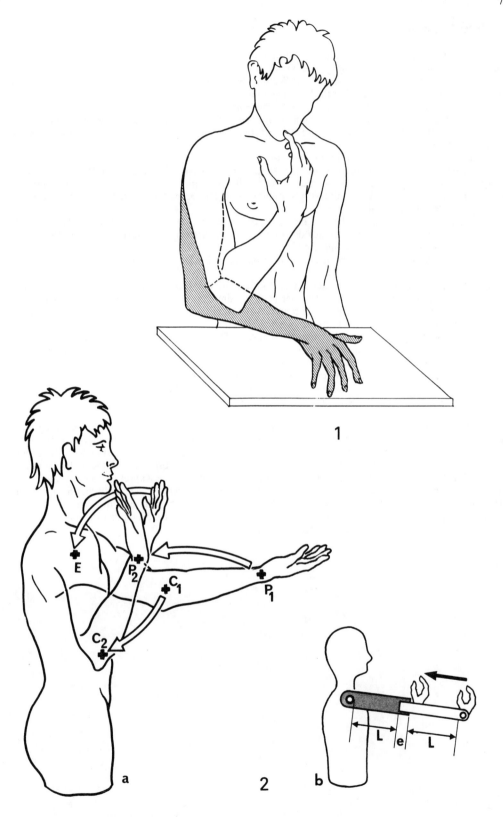

Gelenkflächen

(in allen Abbildungen verweisen gleiche Ziffern auf gleiche Strukturen)
Das distale Humerusende trägt zwei Gelenkflächen (Abb. 3, nach ROUVIERE).
– Die Trochlea humeri (2), geformt wie eine Winde oder Spule (Abb. 3a) mit einer Rille (1), die sagittal steht und von zwei konvexen Seitenflächen eingefaßt ist (2).
– Das Capitulum humeri (3) liegt als kugelige Fläche lateral von der Trochlea.
Capitulum und Trochlea können gemeinsam als Spule und Kugel, zentriert auf eine gemeinsame Achse, angesehen werden (Abb. 4). Diese Achse ist in grober Annäherung die Flexions-Extensionsachse des Ellenbogengelenks.
Zwei Bemerkungen müssen allerdings gemacht werden.
– Das Capitulum stellt keine ganze Kugel dar, sondern ist eher eine Halbkugel, und zwar eine vordere Kugelhälfte, die sich auf der Vorderseite der distalen Humerusepiphyse befindet. Folglich existiert – im Gegensatz zur Trochlea – keine hintere Capitulumhälfte. Die Kugelfläche bricht abrupt am distalen freien Rand des Humerus ab.
– Zwischen Capitulum und Trochlea (Abb. 4) liegt eine Rinne, der Sulcus capitulotrochlearis (4). In Form eines Konusabschnittes fügt er sich der radialen Außenseite der Trochlea an. Auf die Bedeutung dieses Sulcus werden wir zurückkommen.
Die beiden Unterarmknochen tragen an ihrem proximalen Ende zwei korrespondierende Gelenkflächen.
– Die Incisura trochlearis (Abb. 3b) der Ulna artikuliert mit der Trochlea des Humerus. Sie trägt einen leicht erhabenen longitudinalen First (10), der nach proximal bis zum Olekranon (11) und nach distalvorne bis zum Processus coronoideus (12) reicht. Auf beiden Seiten des Firstes, der mit der Trochleariene korrespondiert, liegt je eine konkave Fläche (13), entsprechend den Konvexflächen der Trochlea. Die prinzipielle Gestalt dieser Artikulationsfläche (Abb. 4b) entspricht einem aus einer Erhebung (10) und zwei Vertiefungen (11) bestehendem Abschnitt (weißer Pfeil) eines gebogenen Wellblechs.
– Die Fovea articularis radii (Abb. 3) als proximale Fläche des Radiuskopfes besitzt eine mit dem Capitulum humeri (3) korrespondierende konkave Flächenkrümmung (14). Die Fovea geht in einen Randwulst über (15; vgl. S. 82), der im Sulcus capitulotrochlearis artikuliert.
Die beiden Gelenkflächen werden durch das Ringband des Radius (16) zu einer Einheit zusammengefaßt.
Die Abbildungen 5 und 6 zeigen die miteinander artikulierenden Gelenkflächen. In Abbildung 5 die Ventralansicht eines rechten Ellenbogengelenks mit der Fossa coronoidea (5) oberhalb der Trochlea, der Fossa radialis (6), den Epicondyli medialis (7) und lateralis (8). Abbildung 6 zeigt in dorsaler Ansicht ein linkes Gelenk mit der Fossa olecrani (17), die das Olekranon selbst (20) aufnimmt. Ein frontaler Schnitt durch das Gelenk (Abb. 7, nach TESTUT) verdeutlicht, wie die Kapsel (17) eine gemeinsame Höhle für die beiden funktionell unterschiedlichen Gelenke bildet (Abb. 8, schematischer Schnitt). Die Art. humeroulnaris (19) für die Beugung und Streckung (längsgestrichelt) und die Art. radioulnaris proximalis (quergestrichelt) für die Pro- und Supination. Weiterhin ist die Spitze des Olekranon zu erkennen (11), die in Streckstellung in der Fossa olecrani liegt.

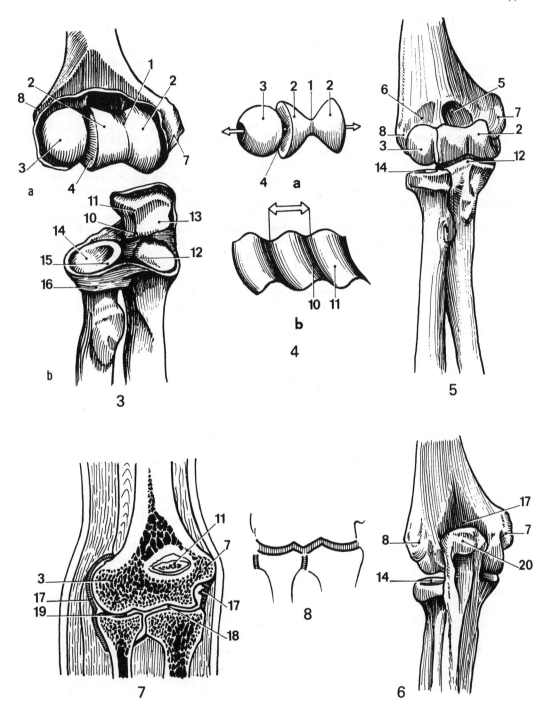

Distales Humerusende

Das distale Humerusende hat die Form einer Malerpalette (Abb. 12 ventrale Ansicht, Abb. 13 dorsale Ansicht). Es ist dorsoventral abgeplattet und trägt am freien Ende die überknorpelte Trochlea und das Capitulum. Für das funktionelle Verständnis des Ellenbogengelenks sind Form und Aufbau des distalen Humerusendes von Bedeutung.

1) Das distale Humerusende hat die Gestalt einer Gabel, die beiden Zinken der Gabel fassen die Achse der beiden Gelenkkörper (Abb. 14), in etwa vergleichbar mit einer Fahrradgabel. Zentral weist das distale Humerusende zwei Höhlungen auf. Ventral liegt die Fossa coronoidea, die in Beugestellung (Abb. 11) den Processus coronoideus aufnimmt. Dorsal liegt die Fossa olecrani, in der die Spitze des Olekranon in Streckstellung gelegen ist (Abb. 9). Die beiden Fossae ermöglichen eine große Flexions-Extensionsamplitude, indem es durch sie nicht zu einem frühzeitigen Anschlagen des Olekranon oder des Proc. coronoideus an das distale Humerusende kommt. Wären sie nicht vorhanden, so wäre die Bewegungsmöglichkeit der Incisura trochlearis, die normalerweise 180° beträgt, auf geringe Bewegungen im Bereich der Mittelstellung (Abb. 10) eingeschränkt. Nicht selten sind die beiden Fossae so tief, daß die dünne Knochenlamelle perforiert ist und auf diese Weise die Gruben miteinander verbunden sind. Die kompakten, festen Partien des distalen Humerusendes liegen seitlich der beiden Fossae, zwei divergierende Pfeiler bildend (Abb. 13) und in die Epicondyli medialis und lateralis auslaufend. Die Epicondylen bilden den Rahmen für Trochlea und Capitulum humeri. Die Gabelstruktur erklärt die Probleme, die sich bei der Reposition und Fixierung von Brüchen des distalen Humerusendes stellen können.

2) Das distale Humerusende ist im ganzen nach ventral abgewinkelt (Abb. 15a). Seine Ebene bildet mit der Diaphysenachse einen Winkel von ungefähr 45°. Hieraus ergibt sich, daß die Trochlea vollständig ventral der Diaphysenachse liegt. In gleicher Weise liegt die Incisura trochlearis, um 45° gegenüber der Horizontalen nach vorne und nach oben geneigt (a), ganz vor der Diaphysenachse der Ulna (schematisch in b). Die ventrale Lage und die 45°-Stellung der Gelenkflächen begünstigt die Beugung in zweierlei Hinsicht (e).

1) Der Processus coronoideus findet auch dann noch Platz, wenn Ober- und Unterarmknochen praktisch parallel stehen (theoretisch mögliche Beugung von 180°).

2) Selbst bei maximaler Beugung bleibt eine Distanz zwischen den Knochen (Doppelpfeil), so daß Platz für die Muskelmassen verbleibt.

Wären diese Bedingungen nicht gegeben (f), so ist leicht einzusehen, daß die Flexion bei 90° durch das Anschlagen des Proc. coronoideus (g) beendet wäre. Selbst unter der Voraussetzung, daß ein solches Anschlagen beispielsweise bei Vorhandensein einer weitgreifenden Perforation des distalen Humerusendes nicht stattfände, so würden Ober- und Unterarmknochen in unmittelbaren Kontakt kommen und keinen Platz für die Muskeln lassen (h).

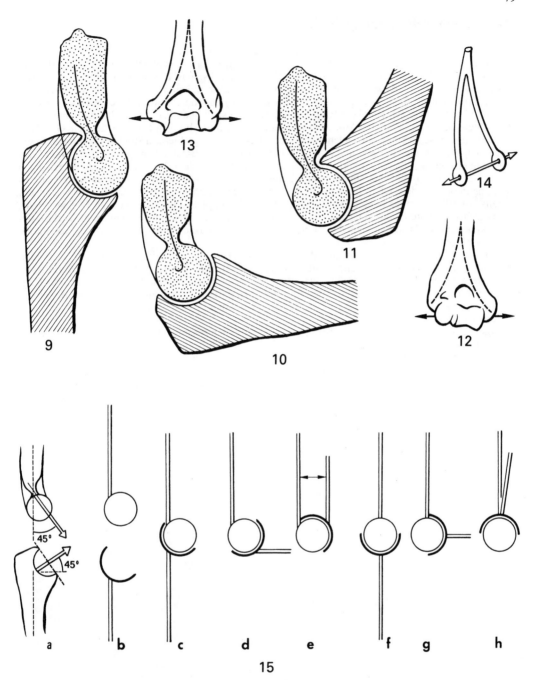

Bänder des Ellenbogengelenks

(in allen Abbildungen verweisen gleiche Ziffern auf gleiche Strukturen)
Die Bänder des Ellenbogengelenks haben die Aufgabe, den Gelenkflächenkontakt aufrecht zu erhalten. Es sind regelrechte Gurtsysteme an den Seiten des Gelenks, das Ligamentum collaterale ulnare (Abb. 16, nach ROUVIERE) und das Ligamentum collaterale radiale (Abb. 17, nach ROUVIERE). Die fächerförmigen Bänder sind proximal an den Epikondylen fixiert, etwa in Höhe der Beugestreckachse XX' (Abb. 18, nach ROUVIERE). Distal inserieren sie an den Kanten der Incisura trochlearis. Betrachten wir ein mechanisches Modell des Ellenbogengelenks (Abb. 19). Proximal liegt die Gabel des distalen Humerusendes mit der Gelenkwinde, distal ein Halbring (Incisura trochlearis), der mit dem Ulnaschaft verbunden ist und in die Winde hineinpaßt. Das Bandsystem wird durch zwei Zügel repräsentiert, die am Ulnaschaft und an den beiden Enden der Windenachse befestigt sind. Zu erkennen ist, daß die beiden Bandzügel eine doppelte Funktion erfüllen (Abb. 20a). Zum einen halten sie den Halbring in der Winde (Gelenkflächenkontakt), zum anderen verhindern sie jegliche Seitbewegungen. Bereits bei Riß einer der beiden Bandzügel (Abb. 20b), beispielsweise des medialen (weißer Pfeil), ergibt sich eine Lateralbewegung zur anderen Seite (schwarzer Pfeil). Es kommt zum Verlust des Gelenkflächenkontaktes. Die Ulna disloziert, wobei als initiale Ursache eine Ruptur des Lig. collaterale ulnare vorliegt.

Das ulnare Kollateralband besteht aus drei Teilzügen (Abb. 16). Anteriore Faserzüge (1) strahlen teilweise in das Ringband (2) ein und verstärken es (Abb. 17). Die mittlere Portion (3) ist die kräftigste; der hintere Anteil (4), das BARDINETsche Band, wird durch transversale Fasern (5) verstärkt (Lig. COOPERI). Desweiteren erkennt man den Epicondylus ulnaris (6), von dem das ulnare Kollateralband fächerförmig ausstrahlt, das Olekranon (7), die Chorda obliqua (8) und die Bizepssehne (9), die an der Tuberositas radii inseriert.

Das radiale Kollateralband setzt sich ebenfalls aus drei Anteilen zusammen (Abb. 17). Ein vorderer Teil (10) zieht zum Ringband und strahlt ventral in dieses ein. Ein Mittelteil (11) verstärkt das Ringband rückseitig, schließlich ein hinterer Anteil (12); Epicondylus radialis (13).

Die Kapsel wird ventral durch longitudinale (14) und schräge (15) Faserzüge verstärkt. In die Kapselrückwand sind in Höhe des Humerus transversale Fasern eingewoben sowie longitudinale Fasern, die vom Humerus zur Ulna ziehen.

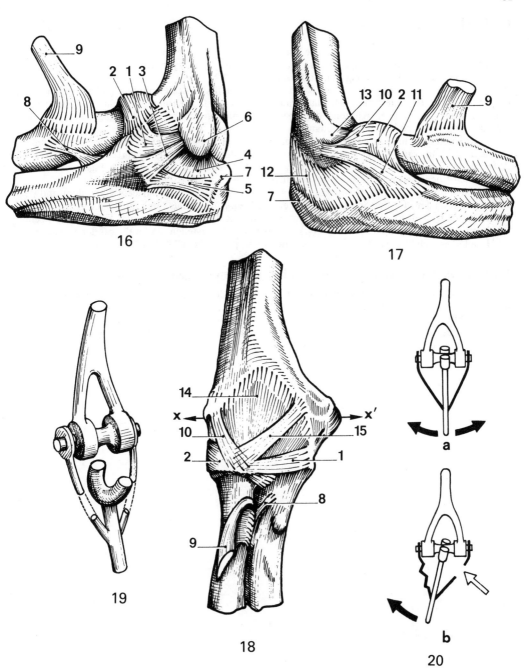

Radiuskopf

Die Gestalt des Radiuskopfes ist eindeutig durch seine Funktionen geprägt.
– Für die axiale Rotation (s. Kap. III: Pro- und Supination); er ist zylindrisch geformt.
– Für die Beugung und Streckung um die Kondylenachse XX'.
Der Radius mit seinem Kopf (Abb. 21) fügt sich der Kugelfläche des Capitulum (A) an, indem seine proximale Fläche (B), die Fovea articularis radii, konkav ist. Der Krümmungsradius ist identisch mit dem der Kugelkalotte (C). Während der Pro- und Supination dreht sich der Radiuskopf auf dem Capitulum humeri unabhängig von Beugung und Streckung im Ellenbogengelenk.
– An das Capitulum humeri (Abb. 22) schließt sich medial mit konischer Fläche der Sulcus capitulotrochlearis (A) an. Eine Kongruenz des Radiuskopfes während der Beugung und Streckung macht die „Wegnahme" eines Teils seiner Zirkumferenz nötig (C). In einer zur konischen Fläche des Sulcus tangentialen Ebene (B) ist eine Ecke des Radiuskopfes sozusagen weggeschnitten.
– Schließlich bewegt sich der Radiuskopf nicht nur um die Achse XX' auf dem Capitulum und dem Sulcus; während der Pro- und Supination führt er gleichzeitig eine axiale Drehung um die Achse YY' aus (B). Hieran angepaßt ist über einen bestimmten Abschnitt der Zirkumferenz des Kopfes eine leichte, sichelförmige Abschrägung zu erkennen (C). Man sollte sich vorstellen, daß während der Rotation (B) ein Hobelmesser einen Span von der Randpartie des Kopfes abhebt (Abb. 23).

Artikulation der Fovea articularis radii in Extremstellungen (Abb. 24)

Bei maximaler Streckung des Ellenbogens hat nur die vordere Hälfte der Fovea mit dem Capitulum humeri Kontakt. Der Gelenkknorpel des Capitulums reicht nur bis zur distalen Humerusspitze, die Rückseite bleibt unbedeckt. Bei maximaler Beugung überragt der Rand des Radiuskopfes die Artikulationsfläche des Capitulums. Er gleitet in die Fossa radialis (vgl. Abb. 5), die weit weniger tief als die Fossae coronoidea und olecrani ist.

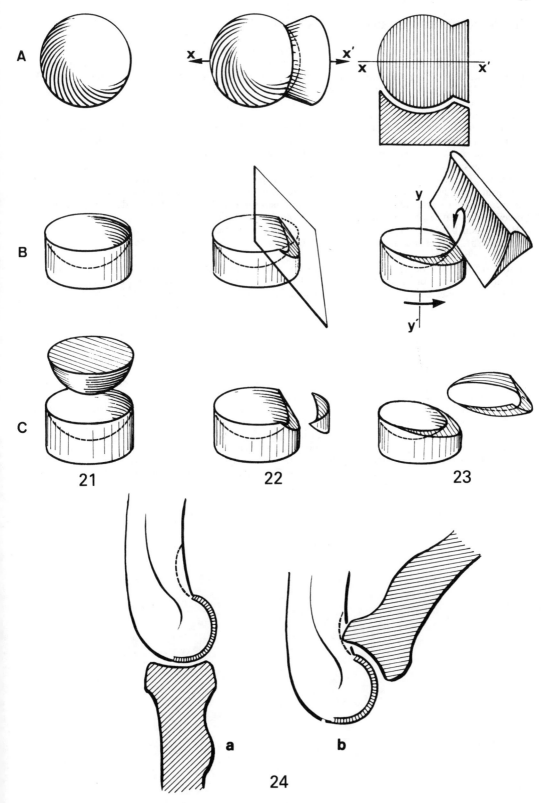

Trochlea humeri (anatomische Varianten)

In einer ersten groben Annäherung wurde gesagt (S. 76), daß die Rinne der Trochlea in einer sagittalen Ebene steht. Bei genauerer Analyse sind die Verhältnisse etwas komplizierter. Die Trochlearinne ist grundsätzlich eher schräg als vertikal ausgerichtet, wobei das Maß der schrägen Orientierung individuell schwankt. Die folgende Zusammenstellung (Abb. 25) gibt einen Überblick über die Varianten und deren funktionellen Bedeutung.

1) Häufigster Typ (obere Reihe)
Auf der Ventralseite (a) verläuft die Rinne vertikal, auf der Rückseite (b, dorsale Ansicht) liegt sie schräg nach unten und außen gerichtet. Insgesamt (c) läuft die Rinne der Trochlea spiralähnlich um die eingezeichnete Achse, was folgende funktionelle Konsequenzen hat.
– Die Extension (d, Schema nach ROUD) bringt den dorsalen Rinnenabschnitt in Kontakt mit der Ulnazange. Durch die Schrägheit dieses Abschnitts ist die Achsenrichtung des Unterarms festgelegt. Der Unterarm weist leicht schräg nach unten-außen, seine Achse bildet keine direkte Fortsetzung der Oberarmachse. Es resultiert ein stumpfer, nach außen offener Winkel, der besonders ausgeprägt bei Frauen vorkommt. Es handelt sich um die physiologische Valgität (Abb. 26).
– Bei Flexion bestimmt der ventrale Teil der Rinne die Ausrichtung des Unterarms. Da dieser Teil vertikal steht, bewegt sich der beugende Unterarm genau auf den Oberarm zu (e).

2) Weniger häufiger Typ (mittlere Reihe)
Ventral (a) ist die Trochlearinne schräg nach oben-außen gerichtet, der dorsale Abschnitt (b) schräg nach unten-außen. Vorderer und hinterer Teil laufen in einer echten Spirale um die Achse (c). Bei Streckung (d) zeigt der Unterarm nach unten-außen, es liegt, wie im ersten Fall, ein physiologischer Cubitus valgus vor. Bei der Beugung hingegen (e) bewegt sich, bedingt durch die Schräge des vorderen Rinnenabschnitts, der Unterarm leicht schräg nach lateral geneigt auf den Oberarm zu.

3) Seltener Typ (untere Reihe)
Der ventrale Rinnenabschnitt ist schräg nach oben-innen (a), der rückwärtige Teil schräg nach oben-außen (b) orientiert, so daß die Rinne insgesamt (c) einen Kreis beschreibt, der nach unten-außen geneigt ist, oder auch eine sehr enge Spirale, die nach medial ausläuft. Dies hat zur Folge, daß bei Extension (d) eine physiologische Valgusstellung resultiert, während bei Flexion (e) der Unterarm leicht nach innen geneigt auf den Oberarm zugeführt wird.

Weiterhin resultiert aus der Spiralform der Rinne, daß nicht nur eine Trochleaachse existiert, sondern eine Serie von Momentanachsen zwischen zwei Extrempositionen (Abb. 27). Die Achse der Beugeendstellung (durchgezogene Linie) verläuft rechtwinklig zur Achse des gebeugten Unterarms (dargestellt ist der häufigste Typ 1). Die Achse der extremen Streckstellung (gestrichelte Linie) ist rechtwinklig zur Achse des gestreckten Unterarms gelegen. Die Achse für Beuge- und Streckbewegungen verändert ihre Lage ständig zwischen den beiden beschriebenen Extremen, die in Abbildung 28 in ihrer Lage zum distalen Humerusende dargestellt sind.

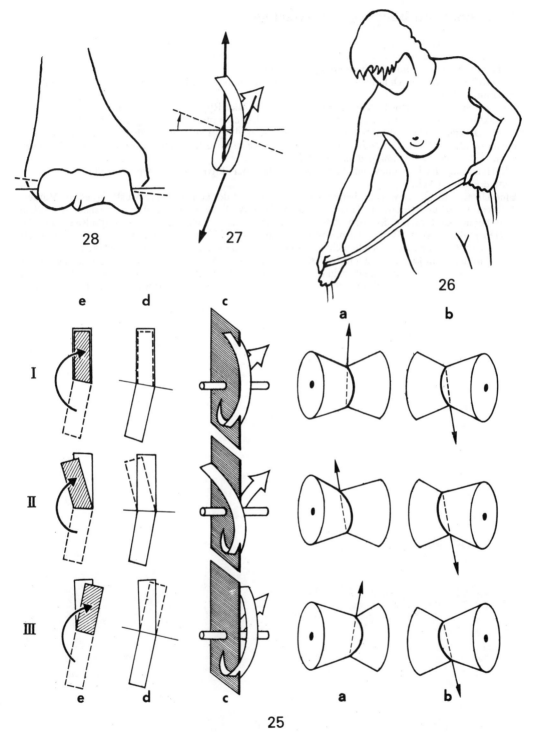

Hemmung von Beugung und Streckung

Die Streckung wird durch drei Faktoren bremsend beeinflußt (Abb. 29).
1) Durch Anschlagen der Olekranonspitze in der Fossa olecrani.
2) Durch die Anspannung der vorderen Kapselwand.
3) Durch den passiven Dehnungswiderstand der Beugermuskeln (M. biceps brachii, M. brachialis, M. brachioradialis).
Bei extrem weit geführter Extension droht die Fraktur oder Ruptur einzelner Strukturen.
– Fraktur des Olekranon (1), gefolgt von einer möglichen Ruptur (2) der Kapsel (Abb. 30).
– Das Olekranon (1) bleibt intakt (Abb. 31), aber Kapsel (2) und Bänder reißen, so daß eine Luxatio posterior (3) resultiert. Die Muskeln bleiben in der Regel unverletzt. Die Arteria brachialis hingegen kann reißen oder übermäßig gedehnt werden.
Die Hemmung der Beugebewegung ist unterschiedlich bei aktiver und passiver Beugung.
Aktive Flexion (Abb. 32)
Eine Ursache für die Bewegungshemmung ist der Kontakt der kontrahierten Muskeln auf der Vorderseite von Ober- und Unterarm. Hierdurch kann die aktive Beugung kaum über 145° hinaus, vor allem nicht bei muskelstarken Individuen. Andere Faktoren, so das Anschlagen (2) oder Kapselspannung (3), spielen praktisch keine Rolle. Bei passiver Beugung (Abb. 33) durch eine von außen wirkende Kraft (schwarzer Pfeil) sind die Muskeln nicht kontrahiert (1) und platten sich derart ab, daß die Beugung 145° überschreitet. Nun kommen andere bremsende Faktoren zur Wirkung. Der Radiuskopf schlägt in der Fossa radialis, der Proc. coronoideus in der Fossa coronoidea an (2); die hintere Kapselwand (3) spannt sich und der M. triceps brachii (4) leistet passiven Widerstand. Die passive Beugung kann 160° erreichen.

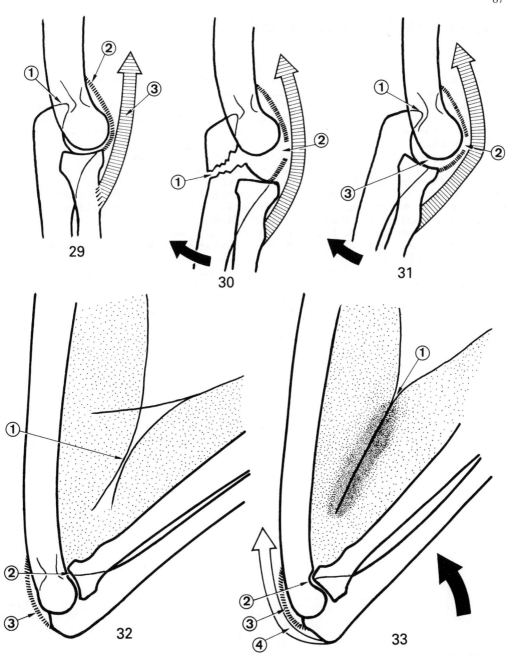

Beugermuskeln des Ellenbogengelenks

Es gibt drei für die Beugung im Ellenbogengelenk wesentliche Muskeln.
– Der M. brachialis (1), der seinen Ursprung an der Vorderseite des Humerus hat und an der Tuberositas ulnae inseriert (Abb. 34). Als eingelenkiger Muskel ist er ausschließlich Beuger im Ellenbogengelenk. Er ist einer der wenigen Muskeln mit nur einer Funktion.
– Der M. brachioradialis (2) mit Ursprung an der radialen Außenseite des Humerus und Ansatz am Griffelfortsatz des Radius (Abb. 34). Seine wesentliche Aufgabe ist die Beugung. Sehr gering unterstützt er die Supination aus der extremen Pronation heraus. Er wirkt zudem pronierend aus extremer Supinationsstellung.
– Der M. biceps brachii (3) ist der Hauptbeugemuskel (Abb. 35). Sein Ansatz konzentriert sich an der Tuberositas radii. Er ist ein zweigelenkiger Muskel, seine Ursprünge liegen nicht am Humerus, sondern an zwei Punkten des Schulterblatts. Das Caput longum (3') entspringt am Tuberculum supraglenoidale, um dann durch das Gelenk zu ziehen (s. Kap. I, Schultergelenk). Das Caput breve (3") entspringt am Proc. coracoideus. Aufgrund seiner beiden Ursprünge ist der M. biceps brachii gleichzeitig ein das Schultergelenk sichernder und abduktorisch wirksamer Muskel.

Seine wesentliche Funktion ist die Beugung im Ellenbogengelenk, von Bedeutung ist jedoch auch seine supinierende Wirkung (s. Kap. III, Pro- und Supination), die am effektivsten bei einer 90°-Beugung des Ellenbogengelenks ist. Bei gebeugtem Ellenbogengelenk hat der Muskel eine theoretische luxierende Wirkung auf den Radius (s. S. 92). Die Beugemuskeln haben die größte Kraft, wenn der Ellenbogen auf 90° gebeugt ist. Bei gestrecktem Arm hingegen (Abb. 36) ist die Richtung der Muskelkraft nahezu parallel (weißer Pfeil) zum Hebelarm. Die zentripetale Komponente C, die durch das Drehzentrum des Gelenkes verläuft, ist groß, aber mechanisch wenig wirksam. Die tangentiale Komponente T als beugende Kraft ist äußerst schwach. Bei einer mittleren Beugestellung hingegen (Abb. 37) ist die Muskelkraft rechtwinklig zum Hebelarm ausgerichtet (weißer Pfeil = M. biceps brachii, schwarzer Pfeil = M. brachioradialis), der zentripetale Vektor geht gegen Null. Die tangentiale Kraftkomponente hingegen ist gleich der Muskelgesamtkraft, die somit vollständig für die Beugung eingesetzt wird. Für den M. biceps brachii liegt unter diesem Aspekt der günstigste Beugewinkel bei 80° bis 90°, für den M. brachioradialis erst bei 100° bis 110°. Die Wirkung der Beugermuskeln am Hebel ist derart, daß sie vorzugsweise auf eine große Amplitude und Schnelligkeit der Bewegung ausgelegt ist. Zusätzliche, weniger wirksame Beugermuskeln sind der M. extensor carpi radialis longus (R1), unter dem M. brachioradialis gelegen (Abb. 37) und der M. pronator teres (seine narbige Schrumpfung bei einer ischämischen Volkmannschen Kontraktur macht eine vollständige Streckung unmöglich).

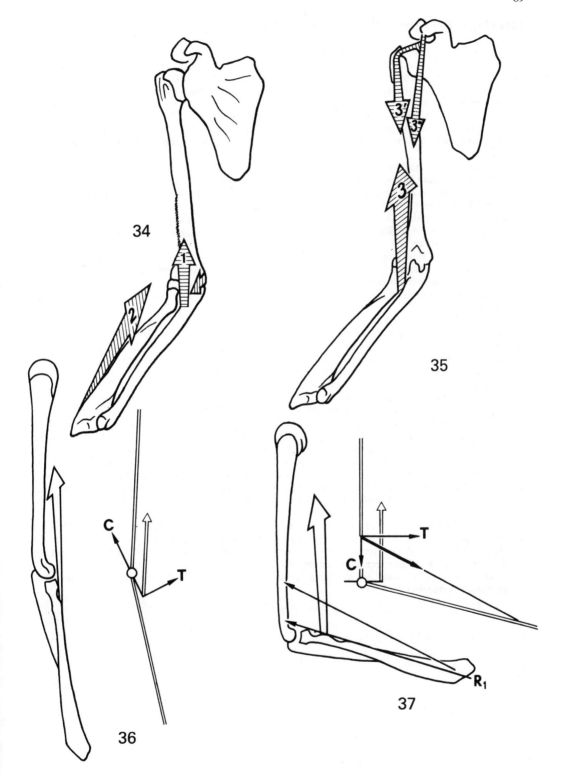

Streckmuskeln des Ellenbogengelenks

Die Streckung des Ellenbogengelenks wird nur durch einen Muskel, den M. triceps brachii (Abb. 38), ausgeführt. Obwohl von DUCHENNE DE BOULOGNE besonders erwähnt, ist der M. anconeus (A) aufgrund seines geringen Streckmomentes funktionell wenig bedeutsam.
Der M. triceps brachii besteht aus drei Muskelbäuchen, die mittels einer gemeinsamen Sehne am Olekranon inserieren.
Die drei Bäuche des Muskels haben unterschiedliche Ursprünge.
– Das Caput mediale (1) entspringt auf der Rückseite des Humerus unterhalb des Sulcus nervi radialis.
– Das Caput laterale (2) entspringt an der Diaphysenaußenseite gleich oberhalb des Sulcus nervi radialis.
Beide Bäuche sind eingelenkig.
– Das Caput longum (3), das nicht am Humerus, sondern in Höhe des Tuberculum infraglenoidale der Scapula entspringt, ist zweigelenkig. Die Wirkung des M. triceps brachii ist abhängig von der Beugestellung des Ellenbogengelenks.
– In Streckstellung (Abb. 39) ist die Muskelkraft in Einzelvektoren zerlegbar. Der zentrifugale Vektor C hat das Bestreben, den Ellenbogen nach dorsal zu luxieren; der tangentiale Vektor T als streckende Komponente ist größer.
– Bei einer leichten Beugung von 20° bis 30° (Abb. 40) geht der zentrifugale Vektor gegen Null und die Streckwirkung des Muskels ist gleich der gesamten Muskelkraft. Bei leichter Beugung entwickelt der Muskel seine größte Effektivität.
– Mit zunehmender Beugung (Abb. 41) verringert sich die wirksame Komponente T um den Betrag des zentripetalen Vektors C.
– Bei maximaler Beugung (Abb. 42) wird der theoretische Verlust an Effektivität dadurch kompensiert, daß die Trizepssehne um das Olekranon geführt wird wie über ein Hypomochlion. Darüber hinaus sind die Muskelfasern weitestmöglich vorgedehnt, so daß die Kontraktionskraft des Muskels maximal ist.
Die Wirksamkeit des langen Trizepskopfes wie auch des gesamten M. triceps hängt von der Stellung des Schultergelenks ab. Hier kommt die Zweigelenkigkeit des Muskels zum Ausdruck (Abb. 43).
Es ist leicht festzustellen, daß der Abstand zwischen Ursprung und Ansatz des langen Trizepskopfes bei einer Beugung von 90° am größten ist. Der Oberarm steht vertikal, das Ellenbogengelenk verbleibt in gleicher Beugestellung. Die Kreissektoren mit den Zentren Humeruskopf (1) und Ursprung des langen Trizepskopfes (2) decken sich nicht, sondern divergieren. Bliebe die Länge des Trizepskopfes unverändert, so würde der Ansatzpunkt bei O' liegen; das Olekranon jedoch befindet sich bei O 2. Demzufolge wird der Muskel passiv um den Betrag O' O2 gedehnt. Die Kraft des M. triceps ist also größer bei Anteversion im Schultergelenk; der lange Kopf „überträgt" förmlich einen Teil der Kraft der im Schultergelenk antevertierenden Muskeln (klavikuläre Anteile der Mm. pectoralis minor und deltoideus) auf die Streckung des Ellenbogengelenks. Sehr kraftvoll wirkt der Muskel bei gleichzeitiger Streckung in Schulter- und Ellenbogengelenk (aus jeweils 90° Anteversion bzw. Flexion), so z. B. bei einem Beilschlag.
Die Kraft des M. triceps brachii ist hingegen klein bei gestrecktem Ellenbogengelenk und Anteversion im Schultergelenk, beispielsweise bei einem nach vorn gerichteten Fausthieb. Vom Muskel wird zur gleichen Zeit Gegensätzliches verlangt. Er soll der Dehnung bei der Anteversion nachgeben, und sich für die Streckung des Ellenbogengelenks kontrahieren.
Erinnert sei schließlich daran, daß der lange Trizepskopf mit dem M. latissimus dorsi gemeinsam im Schultergelenk adduziert (s. S. 70).

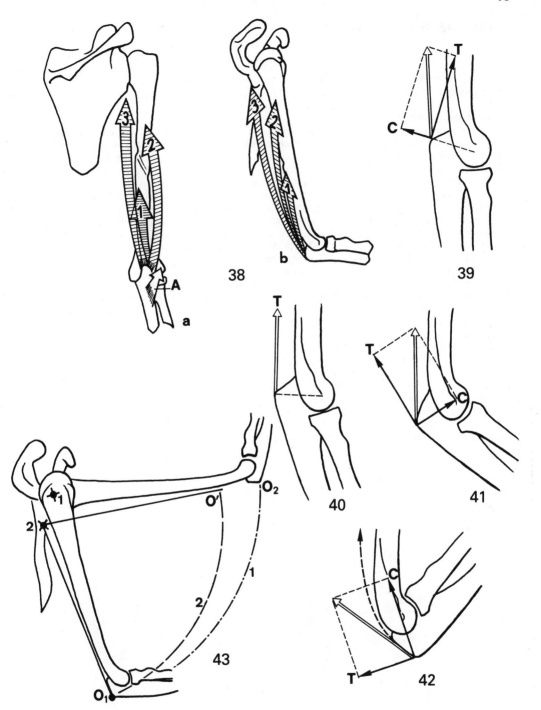

Sicherung des Gelenks

Eine Sicherung in Längsrichtung des Gelenks verhindert die Aufhebung des Gelenkkontaktes in Streckstellung, sei es bei einer gegebenen, distalwärts gerichteten Kraft (Abb. 44, radiale Ansicht; Abb. 45, ulnare Ansicht), wie beispielsweise beim Tragen eines Eimer Wassers, oder sei es, daß eine proximalwärts gerichtete Kraft einwirkt (Abb. 47 + 48, Fall auf die Hand bei gestrecktem Ellenbogengelenk).

1) Widerstand gegen Längszug

Da die Incisura trochlearis einen Kreisausschnitt von weit weniger als 180° darstellt, kann sie allein – ohne benachbarte Weichteile – die Trochlea humeri nicht vollständig umfassen. Der Gelenkflächenkontakt wird einmal durch die Ligg. collateralia ulnare (1) und radiale (2) gesichert. Zum anderen sind es Muskeln des Oberarms [Mm. triceps (3), biceps (4), brachialis (5) und des Unterarms: M. brachioradialis (6), Muskeln mit Ursprung am radialen (7) und ulnaren (8) Epikondylus].

Bei vollständiger Streckung liegt die Spitze des Olekranon oberhalb der Trochlea in der Fossa olecrani, wodurch die Art. humeroulnaris eine gewisse mechanische Festigkeit in Längsrichtung bekommt. Im Gegensatz hierzu ist die Art. humeroradialis nur wenig widerstandsfähig gegenüber Zugkräften. Der Radiuskopf luxiert nach distal aus dem Ringband, ein Vorgang, der zur sog. schmerzhaften Armlähmung bei Kleinkindern führt. Nur die Membrana interossea verhindert als anatomische Struktur eine Längsverschiebung des Radius gegenüber der Ulna.

2) Widerstand gegen in Längsrichtung wirkende Druckkräfte

Lediglich die knöchernen Elemente sind beteiligt. Bezüglich des Radius überträgt sein Kopf Druckkräfte, was seine gelegentliche Fraktur erklärt (Abb. 47). Bezüglich der Ulna ist es der Proc. coronoideus, der Druckkräfte überträgt (HENLE bezeichnet ihn treffend als Apophysenkonsole). Bei seiner Fraktur kommt es zu einer Luxation des Ellenbogens nach hinten, eine Luxationsform, die nicht reponierbar ist (Abb. 48).

Gelenksicherung bei Beugung (Abb. 46)

Bei einer Flexion von 90° ist das Ellenbogengelenk bestmöglich stabilisiert (a), da die Incisura trochlearis durch die beiden kräftigen Muskelinsertionen des M. triceps brachii (3) und des M. brachialis (5) gleichsam eingegurtet ist. Sie gewährleisten den Gelenkflächenkontakt.

Der Radius hingegen zeigt aufgrund der Zugwirkung des M. biceps brachii (4) eine Luxationstendenz nach oben (b). Nur das Ringband verhindert die Luxation. Bei Riß des Ringbandes stellt sich eine Luxation des Radius nach oben und vorne ein, sobald eine Beugung des Ellenbogens stattfindet (Kontraktion des M. biceps brachii).

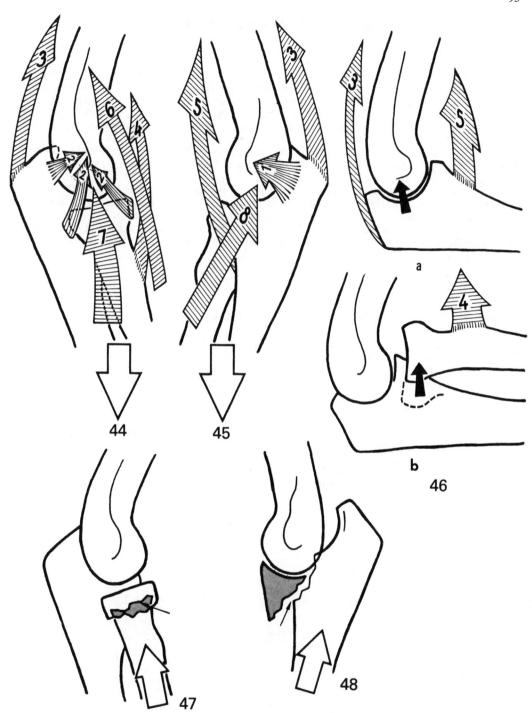

Normmaße der Bewegungen im Ellenbogengelenk

In der Ausgangsposition (Abb. 49) bildet die Unterarmachse die geradlinige Fortsetzung der Oberarmachse.

Die Extension bringt den Unterarm nach hinten. Der Ausgangsstellung entspricht die vollständige Streckung (Abb. 49), definitionsgemäß gibt es keine eigentliche Extension im Ellenbogengelenk, ausgenommen bei Frauen und Kindern mit einer besonderen Nachgiebigkeit des Bandapparates. In solchen Fällen kann das Ellenbogengelenk um 5° bis 10° hyperextendiert (z, Abb. 50) werden. Im Gegensatz dazu ist eine relative Streckung aus jeder Beugestellung des Ellenbogengelenks heraus möglich.

Bleibt die Streckung unvollständig, so gibt man ihr einen negativen Wert. Zum Beispiel entspricht eine Extension von −40° einer Streckreserve von 40°, d. h., das Ellenbogengelenk bleibt in Relation zur Ausgangsstellung um 40° gebeugt.

Im Schema (Abb. 50) ist die Streckreserve = − Y, der Betrag der Beugung = + X (Df ist die Beugereserve); X − Y schließlich stellt das in diesem Beispiel genutzte Beuge-Streckmaß dar. Die Flexion ist die Bewegung, die den Unterarm nach vorne bringt. Die Ventralseite des Unterarms bewegt sich auf die ventrale Seite des Oberarms zu. Das Ausmaß der aktiven Beugung beträgt 145° (Abb. 51). Die passive Beugung erreicht 160° (zwischen Schulter und Handgelenk bleibt ein Raum von Faustgröße, d. h., die Handgelenksregion erreicht nicht die Schulter).

Klinische Bezugspunkte am Ellenbogengelenk

Die drei sicht- und tastbaren Bezugspunkte des Ellenbogengelenks sind das Olekranon (2) in der Medianen, der Epicondylus ulnaris (1) und der Epicondylus radialis (3). In Streckstellung liegen die drei Punkte auf einer horizontalen Linie. Zwischen Olekranon und ulnarem Epikondylus befindet sich der Sulcus nervi ulnaris, in dem der Nervus ulnaris vertikal verläuft (punktierter Pfeil). Ein Stoß auf diese Stelle ruft eine dem elektrischen Schock ähnliche Schmerzempfindung hervor, die in das Versorgungsgebiet des N. ulnaris ausstrahlt (Ellenseite der Hand). Auf der Außenseite ist unterhalb des radialen Epikondylus der sich bei Pro- und Supination drehende Radiuskopf fühlbar.

In Beugestellung (Abb. 53) bilden die drei Bezugspunkte ein gleichseitiges Dreieck (b), das in einer Frontalebene der dorsalen Seite des Oberarms aufliegt (a).

Bei Luxationen des Ellenbogengelenks sind die Verhältnisse gestört. Während der Streckung wandert das Olekranon über die Epikondylenlinie nach proximal hinaus (posteriore Luxation). Bei Beugung drängt sich das Olekranon über die frontale Ebene nach dorsal vor (posteriore Luxation).

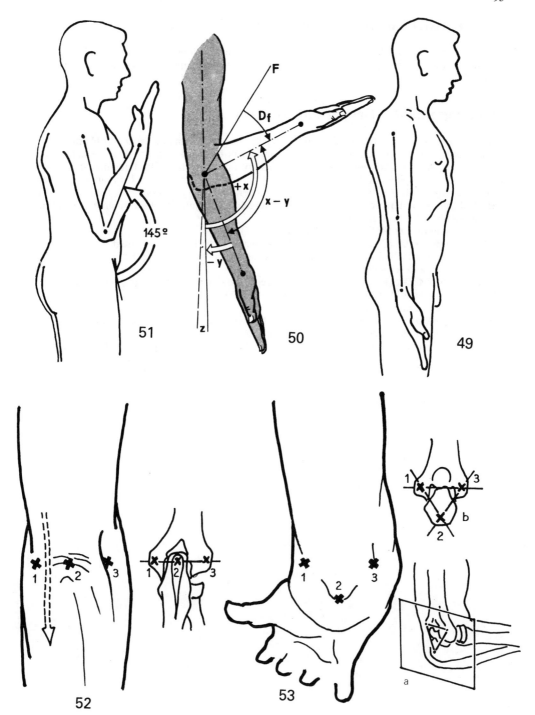

Funktionsstellung und Ruhigstellung

Funktions- und Ruhigstellung des Ellenbogengelenks sind gleich definiert (Abb. 54): Das Ellenbogengelenk ist auf 90° gebeugt, Neutral-Nullstellung für Pro- und Supination (die Hand steht senkrecht, s. Kap. III).

Wirkungsgrad der Beuger und Strecker

Insgesamt überwiegen die Beuger die Strecker leicht; hängt der Arm in entspannter Haltung am Körper herab, so ist der Ellenbogen leicht gebeugt, besonders bei muskelstarken Personen. Die Kraft der Beuger ist in Abhängigkeit von Pro- und Supination unterschiedlich. Die Beugung ist kraftvoller bei Pronation als bei Supination. Der M. biceps brachii wird durch Pronation des Unterarms vorgedehnt und somit effektiver. Das Kräfteverhältnis ist etwa 5:3 (Pronation:Supination). Schließlich wird die Kraft der Muskelgruppen durch die Stellung des Schultergelenks beeinflußt, was zusammenfassend in einem Schema (Abb. 55) dargestellt ist.
1) Arm in senkrechter Stellung über der Schulter (H)
– Die Extensionskraft (Pfeil 1) – wie beim Hochstemmen von Hanteln – beträgt 43 kg
– Die Flexionskraft (Pfeil 2) – der Körper soll hochgezogen werden – liegt bei 83 kg
2) Arm um 90° antevertiert (AV)
– Die Extensionskraft (Pfeil 3) – ein schwerer Gegenstand wird weggeschoben – ist 37 kg
– Die Flexionskraft (Pfeil 4) – wie beim Rudern – beträgt 66 kg
3) Arm parallel zum Körper (B)
– Die Flexionskraft (Pfeil 5) – Anheben eines schweren Gegenstandes – liegt bei 52 kg
– Die Extensionskraft (Pfeil 6) – wie beim Abstützen am Barren – beträgt 51 kg
Es existieren demnach bestimmte Stellungen mit einem hohen Wirkungsgrad der Muskelgruppen, so für die Streckung der nach unten gerichtete (Pfeil 6), und für die Beugung der erhobene Arm (Pfeil 2). Die Muskulatur der oberen Extremitäten ist demzufolge an das Klettern angepaßt (Abb. 56).

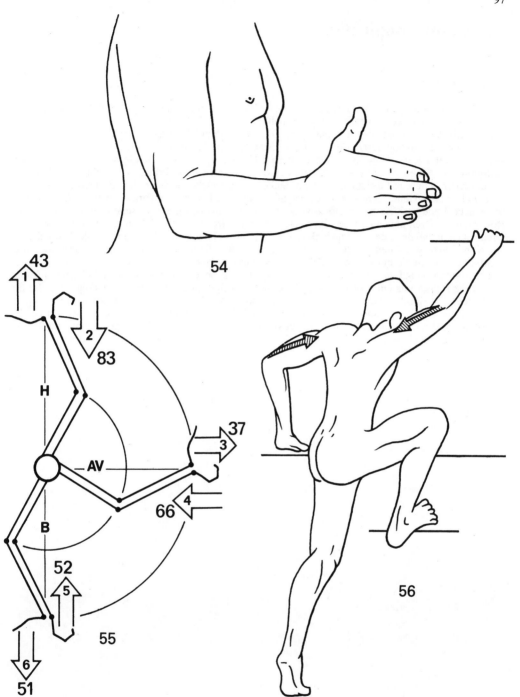

Pronation – Supination

Bedeutung

Pro- und Supination sind Drehbewegungen des Unterarms um seine Längsachse. Die Bewegungen erfordern das Spiel zweier mechanisch gekoppelter Gelenke (Abb. 1).
– Die Articulatio radioulnaris proximalis, die anatomisch dem Ellenbogengelenk angehört.
– Die Articulatio radioulnaris distalis, die eigenständig vom Radiokarpalgelenk ist.
Die Längsdrehung des Unterarms vermittelt dem Gelenkkomplex des Handgelenks den dritten Freiheitsgrad. Die Hand als tätiges Werkzeug der oberen Extremität vermag in beliebiger Stellung ein Objekt zu ergreifen und festzuhalten. Man denke daran, welche mechanischen Probleme entstünden, wenn in Höhe des Handgelenks ein Kugelgelenk mit drei Freiheitsgraden vorhanden wäre. Es müßte das bewegliche Ende, der Karpus beispielsweise, mit Knochenvorsprüngen versehen werden, um so den Rotatoren ein Drehmoment zu verleihen. Desweiteren wäre es mechanisch für die Sehnen der Unterarmmuskeln unmöglich, das Handgelenk zu überqueren, wenn dieses sich um eine axiale Achse drehte. Die Konsequenz wäre, den größten Teil der Unterarmmuskulatur auf die Hand zu verlagern, was einen Kraftverlust bedeuten und zu einer schweren, voluminösen Hand führen würde.
Die Längsrotation auf dem Niveau des Unterarms ist die gleichermaßen logische und elegante Lösung. Sie hat die Einführung eines zweiten Knochens in das Skelett dieses Abschnitts zur Folge. Der Radius trägt alleine die Hand und dreht sich mit dieser um den ersten Knochen, die Ulna, wobei die Bewegung in den beiden Radioulnargelenken erfolgt. Dieser Bauplan des Unterarms entwickelte sich vor ca. 400 Mill. Jahren, als bestimmte Fische das Wasser verließen und indem sie – vierfüßigen Amphibien ähnlich – das Land besiedelten.

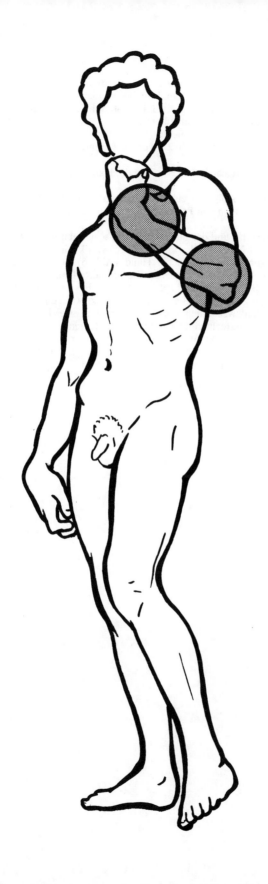

Definition

Eine exakte Analyse der Umwendbewegungen ist nur möglich, wenn der auf 90° gebeugte Unterarm dem Körper anliegt. Denn bei gestrecktem Ellenbogengelenk bildet der Unterarm die geradlinige Fortsetzung des Oberarms, und somit kann zur Längsrotation des Unterarms die des Oberarms (Innen- und Außenrotation im Schultergelenk) hinzukommen.
Bei rechtwinklig gebeugtem Ellenbogengelenk
– ist die Supinationsstellung erreicht (Abb. 2), wenn die Handinnenfläche nach oben und der Daumen nach außen zeigt.
– ist die Pronationsstellung erreicht (Abb. 3), wenn die Handinnenfläche nach unten und der Daumen nach innen zeigt.
– In der Neutralnullstellung (Abb. 4) weist der Daumen nach oben und die Handinnenfläche nach medial. Die Bewegungsamplituden von Pro- und Supination werden ausgehend von der Neutralnullstellung gemessen.
Bei Betrachtung des Unterarms und der Hand von vorn, sozusagen in Verlängerung der longitudinalen Achse, steht die Hand in der Neutralnullstellung (Abb. 5) vertikal in einer sagittalen Ebene, parallel zur Symmetrieachse des Körpers. Die supinierte Hand (Abb. 6) befindet sich in Horizontallage, die Amplitude der Supinationsbewegung beträgt 90°. Die pronierte Hand (Abb. 7) erreicht nicht ganz eine horizontale Stellung. Das Bewegungsmaß liegt bei 85°, eine Erklärung hierfür wird folgen.
Kommen die Drehbewegungen im Schultergelenk hinzu, so wird das Ausmaß der Bewegungen bei gestrecktem Ellenbogengelenk wesentlich größer. Die Drehung erreicht 360°, wenn der Arm am Körper herabhängt oder der Arm rechtwinklig abduziert ist. Bei einer Ante- oder Retroversion des Arms um 90° werden 270° Drehung erreicht. Wird die obere Extremität auf 180° abduziert, so daß sie vertikal steht, dann geht die Drehung nicht über 180°. Dies bestätigt, daß bei maximaler Abduktion die Rotationsmöglichkeit des Schultergelenks praktisch Null ist.

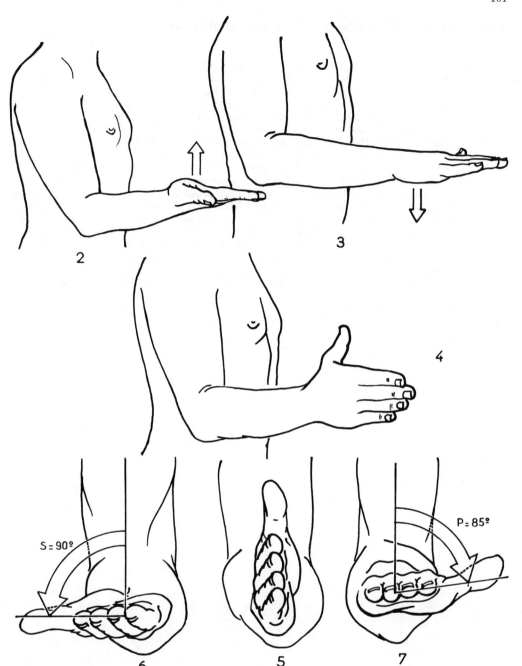

Funktionelle Bedeutung von Pro- und Supination

Von den sieben Freiheitsgraden, die die Gelenkkette der oberen Extremität von der Schulter bis zur Hand besitzt, ist der der Pro- und Supination der wichtigste. Für die Kontrolle der Raumorientierung der Hand ist er unverzichtbar. Diese Kontrolle erlaubt die adäquate Einstellung der Hand, um einen Gegenstand zu ergreifen, der sich innerhalb eines im Schultergelenk zentrierten, sphärischen Raumsektors befindet. Sie erlaubt das Zu-Munde-Führen des Gegenstandes (Ernährungsfunktion); die Hand erreicht jede Stelle des Körpers, um ihn zu schützen oder zu reinigen (Reinigungsfunktion). Desweiteren hat die Pro- und Supination eine zentrale Bedeutung für alle Tätigkeiten insbesondere der arbeitenden Hand. Die Hand kann mit Hilfe der Pro- und Supination eine Platte oder einen Gegenstand tragen (Abb. 8), oder sich auf einen Gegenstand legen und ihn gegen eine Unterlage pressen. Ein in der Hand zentriert liegender Gegenstand kann in Drehung versetzt werden, so z. B. ein Schraubenzieher (Abb. 9), dessen Längsachse mit der Pro- und Supinationsachse zusammenfällt. Wird ein Griff von der ganzen Hand schräg gefaßt (Abb. 10), so verändert die Pro- und Supination die Lage des Werkzeugs. Der schräg gefaßte Hammergriff wandert auf einem Abschnitt des Raumkegels, dessen Achse die Verlängerung der Pro- und Supinationsachse ist. Auf diese Weise kann der Hammer den Nagel gezielt und kontrolliert treffen. Dies ist ein Beispiel für die funktionelle Koppelung von Pro- und Supination mit Bewegungen im Handgelenk. Auch die ulnare und radiale Abduktion der Hand ist mit der Pro- und Supination korreliert. Normalerweise ist die Hand bei Pronations- oder Neutralnullstellung ulnarabduziert, so daß die von Daumen, Zeige- und Mittelfinger gebildete „Pinzette" die Verlängerung der Pro- und Supinationsachse bildet. Die supinierte Hand hingegen ist in der Regel radialabduziert, sie kann so beim Tragen von Gegenständen besser unterstützen.

Diese Kopplung läßt das distale Radioulnargelenk mit dem Handgelenk funktionell zusammenarbeiten, obwohl das erstere mechanisch an das proximale Radioulnargelenk gebunden ist.

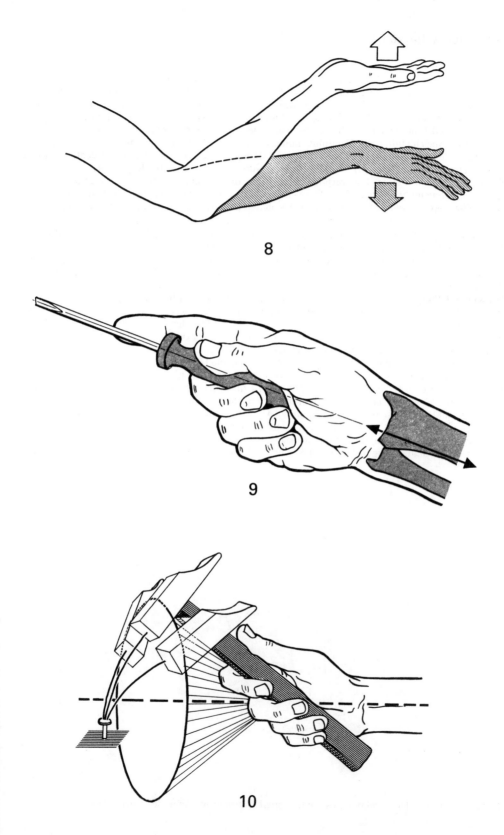

Allgemeine Übersicht

In Supinationsstellung (Abb. 11–13 und Schemata a + b der Abb. 17) liegen Radius und Ulna nebeneinander, der Radius lateral und die Ulna medial; ihre Längsachsen verlaufen parallel zueinander (a, Abb. 17). Darüber hinaus zeigt die ventrale Ansicht (Abb. 11) die Membrana interossea mit ihren schrägen, vom Radius nach distal an die Ulna ziehenden Fasermassen (1) und den weiter distalen Fasern (2) mit entgegengesetzter Verlaufsrichtung. Die Membranfasern stabilisieren die Unterarmknochen in longitudinaler und transversaler Richtung. Sie verhindern eine Verschiebung des Radius nach distal, proximal ist die Speiche durch das Capitulum humeri arretiert. Selbst nach Durchtrennung von Kapseln und Bändern der radioulnaren Gelenke hält die Membran die Gelenkführung aufrecht. Proximal verbindet die Chorda obliqua (3), distal verbinden verstärkte Anteile der Kapsel (4)* des distalen Radioulnargelenks die beiden Unterarmknochen. Diese drei genannten Strukturen spannen sich bei Supination zunehmend und hemmen sie. Desweiteren sind dargestellt das Ringband (5), verstärkt durch anteriore Züge des radialen (6) und ulnaren (7) Kollateralbandes und im Schnitt der Discus articularis (8).

Die Dorsalansicht (Abb. 12) zeigt die Membrana interossea (1), verstärkte Kapselanteile des distalen Radioulnargelenks (2)* sowie das Ringband (3), verstärkt durch den mittleren Zug des radialen Kollateralbandes (4). In Lateralansicht (Abb. 13) verdeckt der Radius die Ulna teilweise; man erkennt die leichte, ventrale Konkavkrümmung des Radius, schematisch in der Darstellung b der Abb. 17 wiedergegeben.

In Pronationsstellung (Abb. 14–16 und Schemata c + d der Abb. 17) befinden sich Radius und Ulna nicht parallel zueinander, sondern sie sind überkreuzt. Dies geht aus der ventralen (Abb. 14) und dorsalen (Abb. 15) Ansicht hervor und ist schematisch in Abb. 17 wiedergegeben. In Pronationsstellung (Abb. 17, d) befindet sich der proximale Radiusabschnitt lateral, der distale Abschnitt medial der Ulna. In der Profilansicht (Abb. 16) erkennt man, wie der pronierte Radius vor der Ulna liegt. Seine nun nach hinten gerichtete Konkavität erlaubt ihm die Schwenkung um die Ulna (vgl. Schema c der Abb. 17). Nun wird auch verständlich, daß – aufgrund dieser Krümmung des Radius in der sagittalen Ebene – die Pronation nicht ganz 90° erreichen kann. Desweiteren ist zu berücksichtigen, daß die Beugermuskulatur, die in Supinationsstellung ventral des Unterarmskeletts liegt (Abb. 18, a), während der Pronation zwischen die beiden Knochen zu liegen kommt (Abb. 18, b), und in der Pronationsendstellung ein muskulöses Polster (Abb. 18, c) zwischen Radius und Ulna bildet. Die Membrana interossea legt sich um die Ulna und drängt – gemeinsam mit den Muskelmassen – diese hinter die Ebene des Radius. In der Schlußphase der Pronation begünstigt dieser Mechanismus die Subluxation des Ulnakopfes nach dorsal.

---

* Ein eigenständiges volares und dorsales Band existiert jedoch nicht. Anm. des Übersetzers.

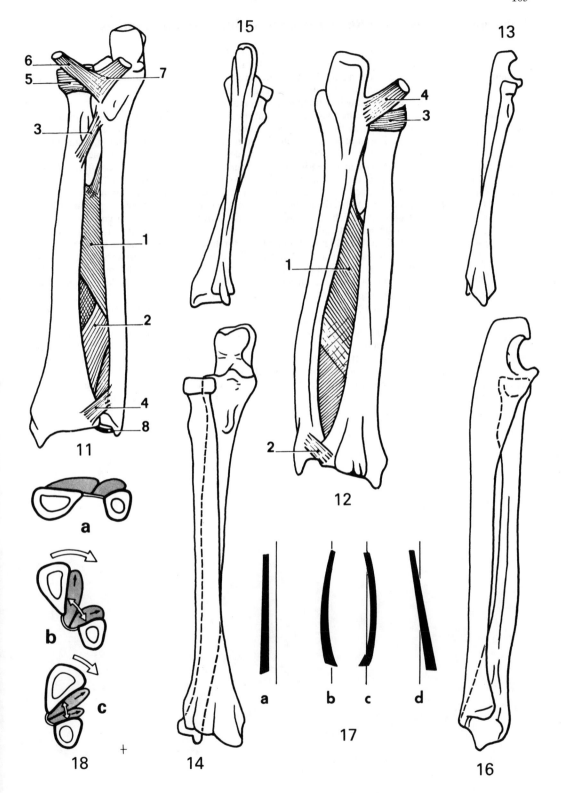

Funktionelle Anatomie der Articulatio radioulnaris proximalis

(In allen Abbildungen verweisen gleiche Ziffern auf gleiche Strukturen)
Das proximale Radioulnargelenk ist ein Zapfengelenk mit zylindrischen Gelenkflächen und einem Freiheitsgrad. Es erfolgt eine Drehung um die Achse der ineinander gefügten Zylinder. Unter mechanischen Gesichtspunkten ist das Gelenk mit einem Kugellager vergleichbar (Abb. 20). Das Gelenk besteht aus zwei zylindrische Artikulationsflächen tragenden Elementen.

– Der Radiuskopf (Abb. 21) hat eine zylindrische, knorpelbedeckte Zirkumferenz, die ventral und medial breiter als lateral und dorsal ist. Sie entspricht dem zentralen Element (1) des Kugellagers. Desweiteren ist die konkave Fovea articularis radii (2) dargestellt, die mit dem Capitulum humeri (9, Abb. 25, Sagittalschnitt) artikuliert. Mit dem Capitulum, dessen Gelenkknorpel sich nicht bis nach dorsal hin erstreckt, hat die Fovea in Extensionsstellung nur mit ihrer vorderen Gelenkflächenhälfte Kontakt. Erkennbar ist außerdem die abgeschrägte Kante (3) des Radiuskopfes (s. S. 82).

Der osteofibröse Ring (Abb. 19, nach TESTUT) umschließt den Radiuskopf, er entspricht dem äußeren Element (5 + 6) des Kugellagers (Abb. 20). Er besteht einmal aus der kleinen überknorpelten Incisura radialis ulnae (6). Die sagittal ausgerichtete Gelenkfläche ist konvex (Abb. 21) und von der Incisura trochlearis (8) durch einen schmalen Grad (7) abgetrennt. Zum anderen besteht der Ring aus dem Ligamentum annulare radii (5, in Abb. 19 intakt, in Abb. 21 durchtrennt). Das Band ist an der vorderen und hinteren Grenze der Incisura radialis ulnae befestigt. Seine Innenseite als Fortsetzung der Inzisur hat knorpelähnliche Struktur. Das Ligament ist gleichzeitig Halteeinrichtung und Gelenkoberfläche. Es umgreift den Radiuskopf und preßt ihn in die Incisura radialis ulnae; es artikuliert mit der Zirkumferenz des Radiuskopfes und ist – im Gegensatz zur Inzisur – verformbar.

Als eine zweite Halteeinrichtung ist das Ligamentum quadratum (4) zu nennen (Abb. 21 durchtrennt, Abb. 22 intakt: das Ringband ist durchtrennt und der Radius herausgedreht, nach TESTUT). Es ist ein Band, das unterhalb der Incisura radialis ulnae und medial an der Basis der Circumferentia articularis radii befestigt ist (Abb. 24, Frontalschnitt). Die Seitenränder des Bandes (Abb. 21 + Abb. 22) werden durch Faserzüge verstärkt, die dem Oberrand des Ringbandes entspringen. Seine medial gelegene Insertion erfährt eine Verstärkung durch sich vom Ringbandunterrand abspaltende Fasern. Das Ligamentum quadratum bildet gleichzeitig eine Verstärkung der distalen Kapselanteile. Die übrigen Kapselabschnitte (10) bilden mit ihm eine gemeinsame Gelenkhöhle für das Ellenbogengelenk.

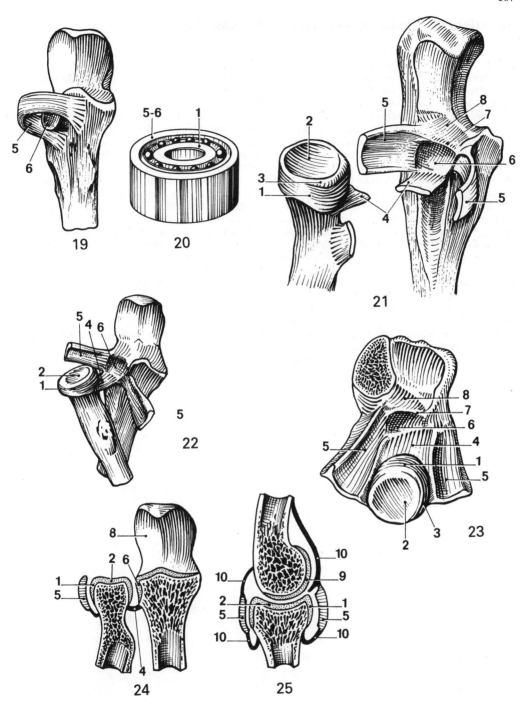

Funktionelle Anatomie der Articulatio radioulnaris distalis

(Bau und mechanische Merkmale des distalen Ulnaendes)
Genau wie das proximale Radioulnargelenk besteht auch das distale Radioulnargelenk aus zwei Zylinderoberflächen. Als Radgelenk (Art. trochoidea) besitzt es nur einen Freiheitsgrad der Bewegung. Es findet eine Rotation um die für beide Zylinderkörper maßgebliche Achse statt. Das Caput ulnae (Abb. 26) trägt eine der beiden Zylinderflächen. Das distale Ulnaende kann in seiner Form als ein diaphysärer Zylinder (1) betrachtet werden, der in einen epiphysären Kegel (2) übergeht. Zu bemerken ist jedoch, daß die Kegelachse gegenüber der Achse des Zylinders nach außen geneigt ist. Von diesem zusammengesetzten geometrischen Körper (b) trennt ein Horizontalschnitt (3) die Basis (c) des Kegels ab, es entsteht sozusagen die distale Fläche des Ulnakopfes (4). Wird nun durch einen zweiten hohlen Zylinder (d5) ein halbmondförmiges Element (6) abgetrennt, so wird die zylindrische Artikulationsfläche (7) des Ulnakopfes ausgeformt. Der Hohlzylinder (5) allerdings ist weder mit dem diaphysären Zylinder (1) noch mit dem epiphysären Kegel (2) zentriert. Er ist leicht nach außen gekippt. So erklärt sich die Form der zylindrischen Gelenkfläche. Sie gleicht einem einer Zylinderfläche aufgelegten Halbmond mit einer vorderen und einer hinteren Spitze; die beiden Spitzen umfassen den der distalen Epiphyse dorsal-medial aufsitzenden Griffelfortsatz (e 8) der Ulna. Bei genauerer Betrachtung erweist sich die Gelenkfläche als nicht völlig zylindrisch (Abb. 27), da sie leicht konvex ist und somit tonnenähnliche Form bekommt. Weiterhin ist sie leicht nach distal und medial geneigt, so daß sie sich auf die Oberfläche eines Kegels projiziert. Die Spitze dieses Kegels weist nach distal, die Kegelachse ist parallel der Schaftachse der Ulna (d). Die Gelenkfläche des Ulnakopfes (A: Profilansicht, B: Aufsicht) ist palmar und radial am höchsten (h).
Die distale Fläche (D) des Ulnakopfes ist ebenfalls halbmondförmig. Ihr größter Durchmesser fällt mit dem höchsten Abschnitt (h) der peripheren Fläche zusammen. Somit liegen der Insertionspunkt des Ligamentum collaterale ulnare (Quadrat am Griffelfortsatz), der Hauptbefestigungspunkt der Diskusspitze (Stern), der Krümmungsmittelpunkt der peripheren Gelenkfläche (Kreuz) und die höchste Stelle der Gelenkfläche sämtlich auf der Symmetrieachse (Pfeil).

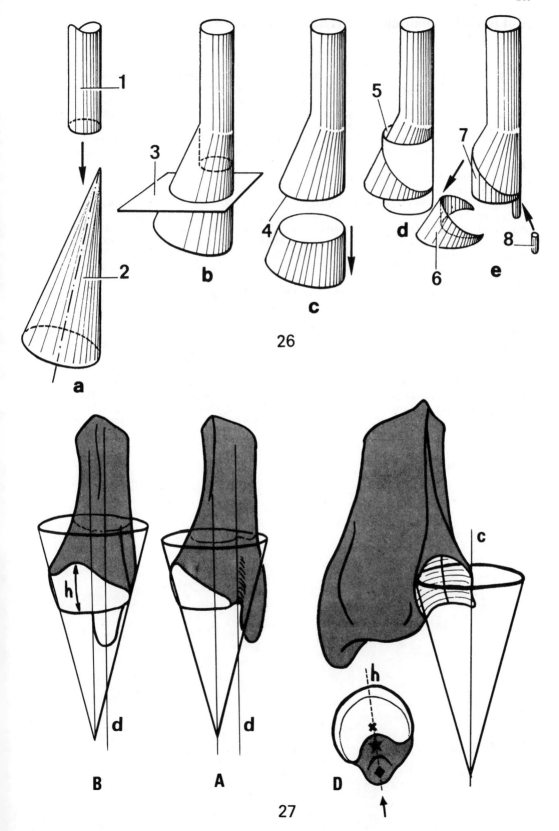

Funktionelle Anatomie der Articulatio radioulnaris distalis

(Fortsetzung; in den folgenden Abbildungen verweisen gleiche Ziffern auf gleiche Strukturen)
Die zweite Artikulationsfläche, die Incisura ulnaris radii, befindet sich an der distalen Epiphyse des Radius (Abb. 28 + 29), wo sie von den beiden Ausläufern des Margo interosseus (2) umschlossen wird. Die Gelenkfläche (3) schaut nach medial (Abb. 29), sie ist in sagittaler Richtung konkav. In proximodistaler Richtung ist sie plan oder schwach konkav, sie ist ein Flächenabschnitt einer Kegelbasis (Abb. 27, c). Die größte Breite liegt in dem mittleren Flächenabschnitt; sie artikuliert mit der zylindrischen Gelenkfläche (4) des Ulnakopfes. An ihrem distalen Rand inseriert der horizontale Discus articularis (5). Die Spitze des Diskus ist an drei Stellen befestigt (Abb. 30, Frontalschnitt):
– In einer kleinen Vertiefung zwischen dem Griffelfortsatz (1) und der distalen Gelenkfläche des Ulnakopfes.
– An der radialen Seite des Griffelfortsatzes (2).
– An der radialen Innenseite des Ligamentum collaterale ulnare (3).
Der Diskus füllt den Spalt zwischen Ulnakopf und Os triquetrum; er bildet ein elastisches Polster, welches bei ulnarer Abduktion der Hand komprimiert wird. Palmar- und Dorsalrand der Scheibe sind verdickt, so daß der Diskus im Schnitt bikonkav ist (Abb. 29, Ansicht von palmar, proximal und ulnar). Seine proximale Fläche artikuliert mit der distalen Fläche (7) des Ulnakopfes (Abb. 28). Seine distale Fläche bildet ulnarseits Kapselwand für das Radiokarpalgelenk. Zugleich artikuliert der Diskus mit Handwurzelknochen (Abb. 30). Auf der radialen Seite wird die Gelenkhöhle durch den Griffelfortsatz des Radius (1) begrenzt.
Der Discus articularis ist gleichzeitig ein Ligament für das distale Radioulnargelenk und eine Gelenkfläche für den Ulnakopf und für einen Teil der proximalen Reihe der Handwurzelknochen. Der Ulnakopf artikuliert nicht unmittelbar mit der Handwurzel. Die Gelenkscheibe trennt das distale Radioulnargelenk vollständig vom Radiokarpalgelenk ab (Abb. 30), die somit als anatomisch eigenständige Gelenke anzusehen sind. Dies ist nicht der Fall, wenn der Diskus ausgeprägt bikonkav und in seinem Zentrum perforiert ist, oder an seinem radialen Fixpunkt (Abb. 28 + 29) einen schlitzförmigen Einriß (6) hat. Derartige Diskontinuitäten treten im Alter gehäuft auf, sie sind degenerativer Natur. Gemeinsam mit der Incisura ulnaris radii bildet der Diskus eine Gelenkpfanne für den Ulnakopf, die teilweise nicht starr ist. Die Gelenkscheibe zwischen dem distalen Radioulnargelenk und dem proximalen Handgelenk erfährt eine komplexe Belastung (Abb. 31). Auf ihn wirken Zugkräfte (horizontaler Pfeil), Druckkräfte (vertikale Pfeile) sowie Scherkräfte (horizontale Pfeile) ein, wobei diese Kräfte oft kombiniert auftreten.

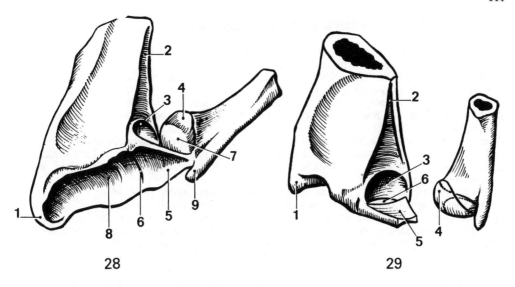
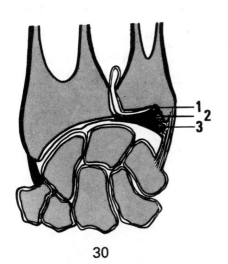
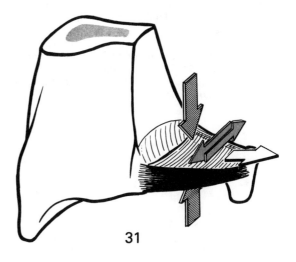

Kinematik des proximalen Radioulnargelenks

(Die obere Reihe (a) der Abb. 32–35 zeigt die Supinations-, die untere (b) die Pronationsstellung. Gleiche Ziffern bezeichnen gleiche Strukturen)

Die Hauptbewegung (Abb. 32) ist eine Rotation des Radiuskopfes um die Achse X X' innerhalb des von Ringband und Incisura radialis ulnae gebildeten osteofibrösen Ringes. Die Bewegung wird durch das sich anspannende und somit bremsend wirkende Lig. quadratum (3, Abb. 33) limitiert. Eine genauere Analyse zeigt, daß der Radiuskopf nicht exakt zylindrisch ist, sondern leicht oval. Sein größter Durchmesser (a, Abb. 34), schräg von ventral nach dorsal verlaufend, beträgt 28 mm, der kleine Durchmesser nur 24 mm. Dies erklärt die Unzweckmäßigkeit eines den Radiuskopf umfassenden starren und knöchernen Ringes. Da das Lig. annulare radii den Kopf zu drei Viertel umfaßt, kann sich der Ring gut verformen und so das Caput radii stets eng umschließen. Neben der Hauptbewegung sind vier Nebenbewegungen möglich.

1) Die Fovea articularis radii (1) dreht sich auf dem Capitulum humeri (Abb. 36).
2) Die abgeschrägte Kopfkante (2) gleitet im Sulcus capitulotrochlearis (Abb. 36).
3) Die Achse des Radiuskopfes verlagert sich bei der Pronation nach radial (Abb. 35), bedingt durch die ovale Form des Kopfes. In Pronationsstellung (b) liegt der lange Durchmesser transversal, die Achse X X' wandert um einen Betrag von 2 mm nach radial. Dieser Betrag entspricht der Hälfte der Differenz zwischen langem und kurzem Durchmesser des Radiuskopfes. Die Verlagerung der Achse ist mechanisch bedeutsam. Sie entfernt den Radius in dem Moment, in dem die Tuberositas radii in den Knochenzwischenraum gedreht wird (der M. supinator inseriert in der Nähe der Tuberositas). Der weiße Pfeil (Abb. 32, b) verdeutlicht die Lageveränderung der Tuberositas radii zwischen Radius und Ulna.
4) Die proximale Radiuskopfebene kippt während der Pronation leicht nach radial-distal (Abb. 37). Bedingt ist dies durch die Schwenkbewegung des Radius um die Ulna während der Pronation.
– Bei Bewegungsbeginn in der Supination (a) ist die Radiusachse vertikal und parallel zur Ulnaachse.
– Bei Bewegungsabschluß in der Pronation (b) verläuft die Achse des Radius schräg nach distal und außen-vorne, so daß sie ein Winkel mit der Horizontalebene bildet (Winkel Y). Während dieser Bewegung durchläuft die Längsachse des Radius ein Segment eines Kegels, dessen Achse (fein gestrichelt) gleichzeitig die für die beiden Radioulnargelenke gemeinsame ist.

Feststellbar ist, daß der in Supination (c) deutlich sichtbare Cubitus valgus (vgl. auch Abb. 26, S. 85) in der Pronation (d) durch die zunehmende Schrägstellung der Radiuslängsachse zu verschwinden scheint. In der Pronation bildet die Unterarmachse die geradlinige Fortsetzung der Oberarmachse.

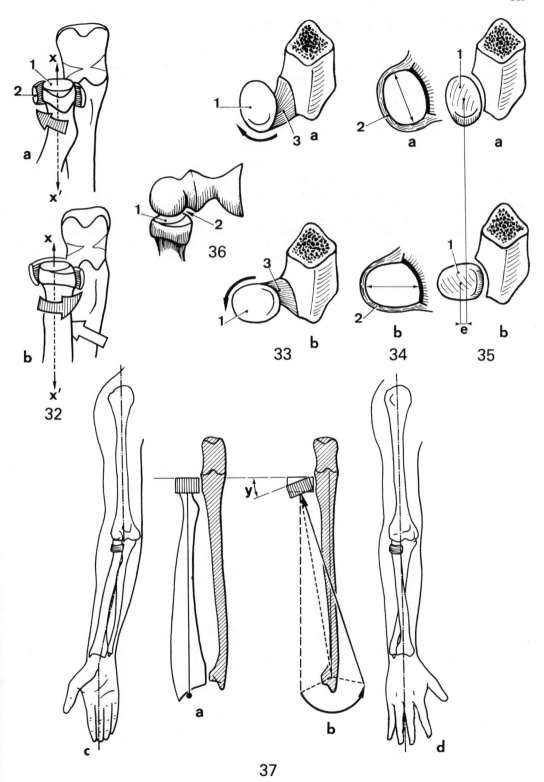

Kinematik des distalen Radioulnargelenks

Wir wollen vorläufig annehmen, daß die Ulna unbeweglich und nur der Radius beweglich ist. In diesem Fall (Abb. 38) verläuft die Umwendachse durch die ulnare Handkante und durch den Kleinfinger (Achse durch schwarzes Kreuz markiert). Diese Bedingungen sind erfüllt, wenn der auf einem Tisch abgestützte Unterarm pro- oder supiniert wird.

Die Hauptbewegung (Abb. 39) ist das Schwenken des unteren Radiusendes um die Ulna. In der Darstellung schaut man von distal auf den Radius und die Ulna, nachdem der Karpus und der Diskus entfernt wurden. Die Supination beträgt 90°, die Pronation 85°.

Diese Schwenkbewegung ist leicht verständlich, wenn der Radius mit einer Kurbel (Abb. 40 + 41) verglichen wird. Die Bewegung des mobilen Kurbelendes ist ein Drehgleiten. Es ist eine Lageveränderung auf einem Kreis (gestreifter Pfeil, Abb. 40; Kurbel in Supination) um einen Zylinder, der dem Caput ulnae entspricht. Gleichzeitig erfolgt eine axiale Drehung, verdeutlicht durch die Richtungsänderung des weißen Pfeils (Abb. 41). Der Griffelfortsatz des Radius schaut nach radial in der Supination und nach ulnar in der Pronation.

Während der Radius von der Supination in die Pronation um die Ulna schwenkt, ist der Gelenkflächenkontakt unterschiedlich. Zum einen ist dies dadurch bedingt, daß die Gelenkflächen nicht exakt geometrischen Körpern entsprechen. Ihr Krümmungsradius schwankt, am kleinsten ist er für die zentralen Flächenanteile. Zum anderen ist der Krümmungsradius der radialen Inzisur etwas größer als der des Radiuskopfes.

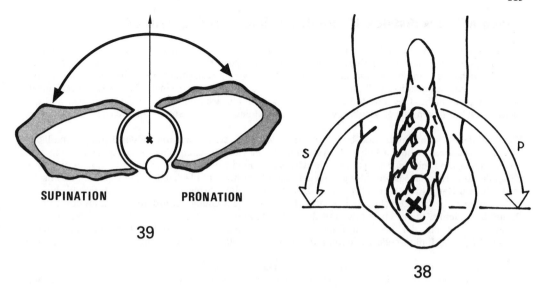

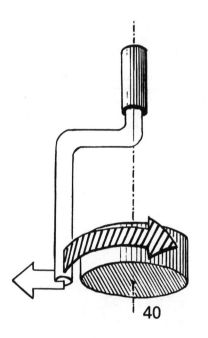

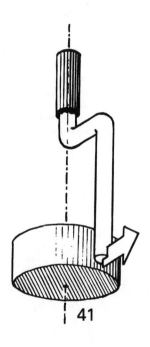

Kinematik des distalen Radioulnargelenkes (Fortsetzung)

Es treten stellungsabhängige Gelenkflächeninkongruenzen auf (Abb. 42). In Supinationsstellung (B) hat der Ulnakopf nur einen sehr geringen Kontakt mit der Inzisur des Radius und die Krümmungsradien sind ungleich. Auch in der maximalen Pronation (C) ist wenig Kongruenz, der Ulnakopf gerät in eine gewisse dorsale Subluxationsstellung. Die größtmögliche Kongruenz wird in der Mittelstellung (Neutralnullstellung) erreicht. Die jeweils höchsten Gelenkflächenbezirke der ulnaren Zirkumferenz und der radialen Inzisur liegen sich gegenüber, gleichzeitig artikulieren Flächenanteile mit gleichen Krümmungsradien.

Während der Pro- und Supinationsbewegungen gleitet der Discus articularis auf der distalen Ulnafläche wie ein „Scheibenwischer" (Abb. 43). Aufgrund seiner exzentrischen ulnaren Befestigung kann sein Spannungszustand sehr unterschiedlich sein. Die Spannung ist in Supination und Pronation gering (B + C); in der kongruenten Mittelstellung hingegen, in der der höchste Flächenanteil der ulnaren Zirkumferenz mit dem Radius Kontakt hat, muß der Diskus eine weitere Strecke von seiner Insertion bis hin zur Zirkumferenz überbrücken (D). Es handelt sich hier um die Stellung der größten Stabilität des distalen Radioulnargelenks, identisch in etwa mit der Mittelstellung des Gelenkes. Die bestmögliche Flächenkongruenz fällt mit der höchsten Bandspannung zusammen („close-packed position" nach MAC CONAILL). Die funktionelle Bedeutung des Discus articularis und der Membrana interossea ist wie folgt:

– In vollständiger Pronation und Supination ist der Diskus entspannt, während die Membrana interossea gespannt ist. Zu erwähnen ist, daß die relativ schwachen dorsalen und ventralen Kapselverstärkungen des distalen radioulnaren Gelenks weder eine Bedeutung für den Gelenkschluß noch für die Bewegungseingrenzung besitzen.

– In der Stellung größter Gelenkstabilität (etwa in Mittelstellung) ist der Diskus gespannt und die Membran entspannt, mit Ausnahme der ihr durch Muskelzug verliehenen Spannung.

Zusammenfassend kann festgestellt werden, daß der Gelenkschluß durch zwei anatomische Strukturen garantiert wird, denen aber oftmals bei der Behandlung traumatischer Läsionen dieser Region zu wenig Aufmerksamkeit entgegengebracht wird. Es ist einmal die sehr wichtige Membrana interossea, zum anderen der Discus articularis.

Die Pronation wird theoretisch durch das Anschlagen des Radius an die Ulna begrenzt. Die leichte, nach ventral gerichtete Konkavkrümmung des Radius ist es, die einen direkten Kontakt verzögert.

Die Supination wird durch den Kontakt des Hinterrandes der radialen Inzisur mit dem Processus styloideus ulnae und der zwischengelagerten Sehne des M. extensor carpi ulnaris begrenzt. Diese Bewegung wird durch keinerlei Band gehemmt, allenfalls wirkt der Tonus der pronierenden Muskeln einschränkend.

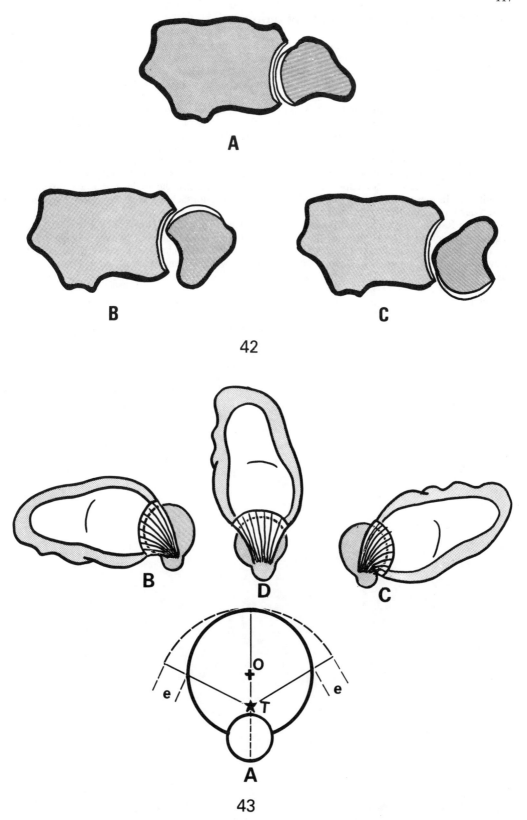

42

43

Die Achse für die Pro- und Supination

Bis jetzt haben wir allein die Funktion des distalen Radioulnargelenks klar zu machen versucht. Es ist aber leicht verständlich, daß zwischen distalem und proximalem Radioulnargelenk eine funktionelle Kopplung besteht. Die beiden Gelenke sind mechanisch verknüpft, indem das eine nicht ohne das andere funktionieren kann. Diese funktionelle Bindung baut auf zwei Faktoren auf: gemeinsame Gelenkachse und koinzidierende Gelenkkongruenz.

Die beiden Radioulnargelenke sind koaxial. Ihre normale Funktion setzt voraus, daß sich die Achse des einen Gelenks in die des zweiten Gelenks fortsetzt (X X'). Es ergibt sich die „Scharnierachse" der Pro- und Supination, durch den Kopf des Radius und den der Ulna verlaufend (Abb. 44). Während seiner Bewegung um die Ulna um diese Achse beschreibt der Radius die Fläche eines Kegelmantelsegments, das nach dorsal hin offen ist. Die Basis des Kegels liegt distal, die Spitze befindet sich in Höhe des Humeroradialgelenks. Unter der Voraussetzung, daß der Ulnakopf feststeht, verläuft die Rotation des distalen Radiusendes um die Achse des distalen Radioulnargelenks, die zugleich die des proximalen Gelenks ist. In diesem speziellen Fall ist die Pro- und Supinationsachse identisch mit der „Scharnierachse" der Umwendbewegungen.

Die beiden Radioulnargelenke sind koaxial wie die beiden Angeln einer Tür (Abb. 45). Beide Achsen liegen auf derselben Seite, so daß sich die Tür leicht öffnen läßt (A). Sind die beiden Gelenke infolge einer schlecht reponierten Fraktur einer oder beider der Unterarmknochen nicht mehr koaxial, so ist die Umwendbewegung unmittelbar gestört. Nun existieren zwei „Scharnierachsen" für ein bewegliches Element. Die Angeln der Tür sind nicht mehr ausgerichtet, für ein vollständiges Öffnen muß die Tür in zwei Teile zerlegt werden (B).

Erfolgt die Pro- und Supination um eine durch den Daumenstrahl ziehende Achse, so schwenkt der Radius um den radialen Griffelfortsatz (Abb. 46). Die Achse, um die diese Bewegung erfolgt, ist nicht identisch mit der „Scharnierachse" der Pro- und Supination. Das distale Ulnaende erfährt eine Lageveränderung längs eines Halbkreises, und zwar zuerst nach unten und außen und dann nach oben und außen. Die vertikale Komponente der Bewegung kann durch eine Streckung und Beugung im Humeroulnargelenk erklärt werden. Die laterale Komponente der Bewegung kann aufgrund ihrer großen Amplitude nur wenig überzeugend – wie bisher geschehen – als Seitbewegung im Humeroulnargelenk als recht starrem Scharniergelenk gedeutet werden. M. C. DBJAY hat unlängst eine mechanisch plausiblere und einleuchtendere Erklärung vorgeschlagen. Es ist ursächlich eine Außendrehung des Humerus um seine Längsachse (Abb. 47), die eine Lateralbewegung des Ulnakopfes induziert (A), während der Radius sich um seine Längsachse dreht (B).

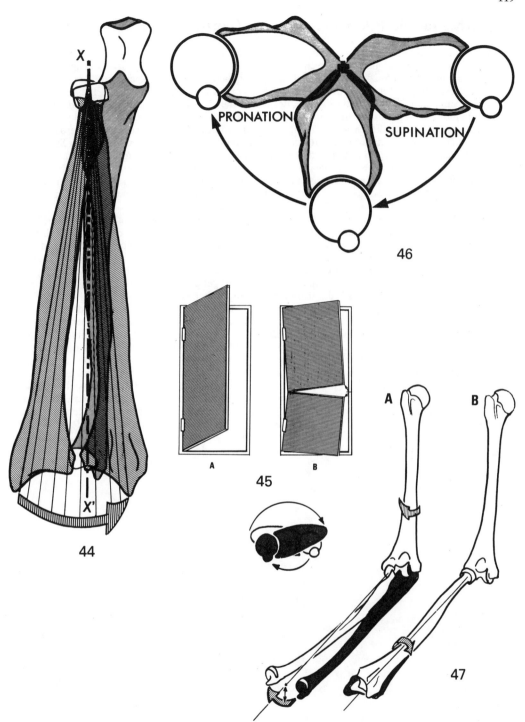

Die Achse für die Pro- und Supination (Fortsetzung)

Für die Bestätigung dieser Hypothese sind exakte Röntgenstudien und elektromyographische Untersuchungen an den Außenrotatoren notwendig. Nur auf diese Weise ist die Außendrehung mit einem postulierten Ausmaß von 5–20° objektivierbar. Ließe sich diese Hypothese experimentell bestätigen, so hätte sie allerdings nur für die Pro- und Supination bei rechtwinklig gebeugtem Ellenbogengelenk Gültigkeit (Supination 90°, Pronation 80–85°). Bei gestrecktem Ellenbogen ist die Elle durch die Position des Olekranon in der Fossa olecrani immobilisiert. Fixiert man den Ellenbogen, so bemerkt man, daß die Pronationsfähigkeit praktisch aufgehoben, die Supinationsfähigkeit aber vollkommen erhalten ist. Der Verlust der Pronation erklärt sich durch eine Innenrotation des Humerus. Im Verlauf der Streckung des Ellenbogengelenks wird eine Phase durchlaufen, während der keine zwangsläufige Drehung des Humerus stattfindet. Bei maximaler Beugung des Ellenbogens ist die Pronation auf 45° eingeschränkt. In dieser Situation scheint der Humerus nicht in der Lage zu sein, sich zu drehen, so daß die Lateralbewegung des Ulnakopfes als Ausdruck einer Seitbewegung der Ulnazange im Humeroulnargelenk aufgefaßt werden kann.

Im Gegensatz zu den beiden Extremfällen, bei denen die Pro- und Supinationsachse durch die ulnare oder radiale Kante der Hand verläuft, ist die normale, gewöhnliche Umwendbewegung im Mittelfinger zentriert (Abb. 48). Sie wird um eine Achse ausgeführt, die die distale Radiusepiphyse nahe der Inzisur durchstößt (Abb. 49). Der Radius dreht sich um sich selbst um fast 180°, während die Ulna sich ohne jegliche Rotation auf einem Kreisbogen bewegt, der das gleiche Zentrum besitzt. Die Bewegung der Ulna setzt sich aus einer Extensions- (E) und einer radialwärts gerichteten Seitbewegung (L) zusammen. Die Pro- und Supinationsachse Z Z', die sich nicht auf vorgegebene Strukturen beziehen läßt, ist nicht identisch mit der „Scharnierachse" der Pro- und Supination (Abb. 50). Diese durchwandert ein nach palmar konkaves Kegelmantelsegment innerhalb der Grenzen X X' und Y Y'. Zusammenfassend ist hervorzuheben, daß es nicht nur eine, sondern mehrere Formen der Pro- und Supination gibt, wobei die geläufigste Form um eine Achse ausgeführt wird, die durch den Radius verläuft. Um diese Achse bewegen sich die beiden Unterarmknochen. Diese Umwendachse, die grundsätzlich von der „Scharnierachse" der Pro- und Supination verschieden ist, ist nicht strukturgebunden und veränderlich.

Obgleich diese Umwendachse weder materialisierbar noch starr ist, so bedeutet dies keinesfalls, daß sie nicht existiert. Ausgehend von der Tatsache, daß die Pro- und Supination eine Rotationsbewegung ist, kann mit Sicherheit geschlossen werden, daß eine Achse für die Umwendbewegung vorhanden ist. Sie ist nicht durch anatomische Strukturen festgelegt, und nur selten mit der „Scharnierachse" der Pro- und Supination identisch. Ihre Lage zu den Sklettelementen hängt von der Art und der jeweiligen Bewegungsphase der Pro- und Supination ab.

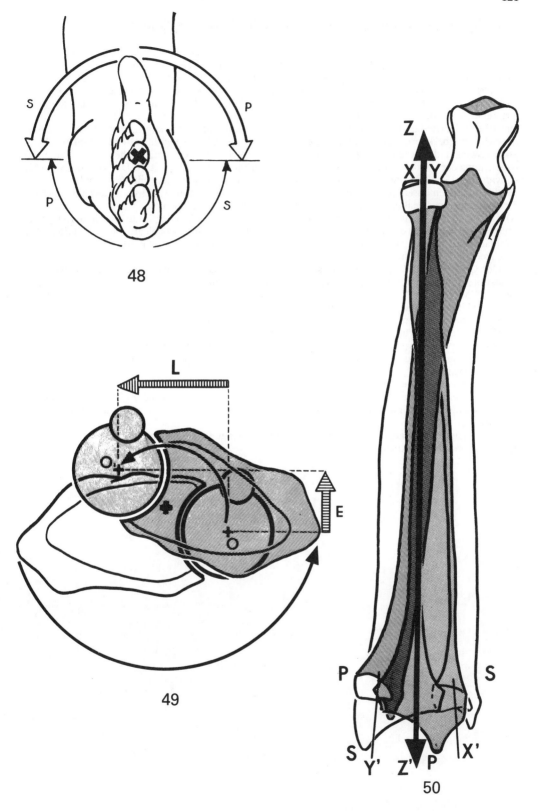

48

49

50

Gleichphasige Kongruenz der beiden Radioulnargelenke

Die funktionelle Kopplung der Radioulnargelenke kommt durch die gleichzeitige Kongruenz der Gelenke deutlich zum Ausdruck. Die Stellung mit maximaler Stabilität von proximalem und distalem Gelenk wird für beide gleichzeitig bei einem bestimmten Grad der Umwendbewegung erreicht (Abb. 51). Wenn der höchste Gelenkflächenanteil (h) des Ulnakopfes mit der Incisura ulnaris radii artikuliert, dann befindet sich auch der höchste Anteil der Zirkumferenz des Radiuskopfes (i) in Artikulation mit der Inzisur der Ulna.

Die Ebene der Radiusinzisur (S) bildet mit der des Radiuskopfes (T; festgelegt durch den höchsten Bereich der überknorpelten Zirkumferenz) einen nach medial und ventral offenen Winkel. Dieser Torsionswinkel des Radius entspricht dem der Ulna, wobei letzterer in gleicher Weise durch die Ausrichtung der proximalen Inzisur und der distalen Zirkumferenz festgelegt ist. Der Torsionswinkel ist individuellen Schwankungen unterworfen (Abb. 52), wie die Aufsichten auf das distale Ulnaende deutlich erkennen lassen. Analysiert man die Lage von Griffelfortsatz und höchstem Flächenbereich der Zirkumferenz am Ulnakopf zueinander, so lassen sich drei Typen feststellen.

A) Der Griffelfortsatz liegt genau dorsal. Die Symmetrieebene des Ulnakopfes (S) ist mit der sagittalen Ebene F, in der auch der leicht erhabene Knorpelfirst der Incisura trochlearis liegt, identisch. Das Ausmaß der Pronation wird weder vergrößert noch eingeschränkt, die stabilste Gelenkstellung ist gleichzeitig die Neutralnullstellung.

B) Der Griffelfortsatz liegt dorsal und ist dabei leicht nach medial geneigt. Die Symmetrieebene des Ulnakopfes (S) bildet mit der Sagittalebene (F) einen nach palmar-radial offenen Winkel von beispielsweise 20°. Man gibt −20° an und spricht von einer „Pronationsverzögerung" von 20°. Die Stellung größter Gelenkstabilität fällt nicht mit der Neutralnullstellung zusammen. Sie wird bei 20° Supination erreicht, das Gesamtmaß der Pronation ist geringer als im vorigen Fall.

C) Der Griffelfortsatz liegt dorsal und ist dabei leicht nach lateral geneigt. In diesem Fall resultiert ein die Pronation erweiternder Winkel von beispielsweise 15°. Man gibt ihn mit +15° an, die stabilste Gelenkstellung wird mit einer Pronation von 15° erreicht. Die Pronationsamplitude ist größer als in den beiden vorigen Fällen.

Für jeden der drei Fälle existiert je ein individueller ulnarer Torsionswinkel, der um so größer ist, je mehr die Pronation erweitert wird. In allen Fällen aber ist der Torsionswinkel der Ulna (c) genau so groß wie der Radiustorsionswinkel (r), so daß die gleichzeitige Kongruenz in den beiden Radioulnargelenken gewährleistet ist.

Eine größer angelegte statistische Untersuchung würde zu einer exakteren Kenntnis der Variationsbreite des Torsionswinkels beitragen.

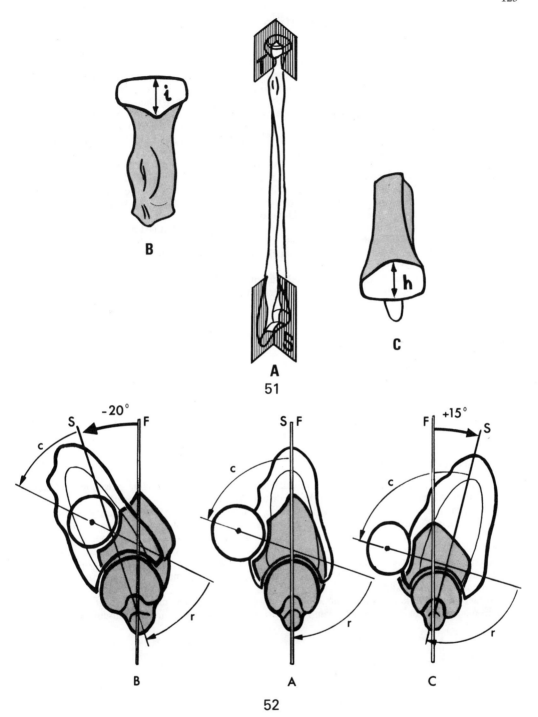

Muskeln für die Pro- und Supination

Um die Funktionsweise der Muskeln zu verstehen, bedarf es einer Formanalyse des Radius unter mechanischen Gesichtspunkten (Abb. 53). Der Knochen besteht aus drei Segmenten, die hintereinander geschaltet grob der Form einer Kurbel entsprechen. Der Hals (proximales, schräg nach unten-medial gerichtetes Segment) bildet mit dem mittleren Segment (proximale Diaphysenhälfte, schräg nach unten-außen geneigt) einen stumpfen, nach radial offenen Winkel. An der Winkelspitze (Pfeil 1) liegt die Tuberositas radii als Ansatzpunkt der Sehne des M. biceps brachii. Die beiden Segmente bilden die „Supinationskrümmung" des Radius. Das mittlere Segment formt mit dem distalen, dritten Segment einen nach ulnar offenen, stumpfen Winkel. An der Winkelspitze (Pfeil 2) inseriert der M. pronator teres, die beiden Segmente bilden die „Pronationskrümmung" des Radius. Hervorzuheben ist, daß die „Radiuskurbel" in bezug auf ihre Achse gekippt ist (kleine Schemazeichnung). Die Achse X X' als die Achse für die Pro- und Supination verläuft durch die freien Enden der Kurbel und nicht durch die Kurbelarme selber. Die Knickpunkte der beiden Krümmungen liegen dies- und jenseits der Achse. Die Achse X X' ist die für beide Radioulnargelenke maßgebliche, nur auf diese Weise sind unter der Voraussetzung, daß weder einer oder beide Unterarmknochen frakturiert sind, Pro- und Supination möglich. Für eine Bewegung der Kurbel ergeben sich zwei Möglichkeiten (Abb. 54). Einmal kann ein um die Kurbel herumgewickeltes Seil abgerollt werden (Pfeil 1). Zum anderen kann an einer der Knickstellen gezogen werden (Pfeil 2). Grundsätzlich arbeiten die Pro- und Supinationsmuskeln nach diesen beiden Prinzipien.

Die insgesamt vier Pro- und Supinationsmuskeln arbeiten paarweise zusammen. Je ein kurzer, platter Muskel als Abroller (vgl. Pfeil 1) und ein an einer der Knickstellen inserierender langer Zugmuskel (vgl. Pfeil 2) ergänzen sich funktionell.

Supinationsmuskeln (Abb. 55 + 56, rechte Extremität, Schnittskizzen in Ansicht von distal)

1) Der M. supinator (1) ist um den Hals des Radius gewunden (Abb. 56a); er supiniert durch Abrollung.
2) Der M. biceps brachii (2) inseriert an der Knickstelle der „Supinationskrümmung", an der Tuberositas radii (Abb. 56b). Er wirkt durch Zug, seine Effektivität ist bei rechtwinklig gebeugtem Ellenbogen am größten. Der M. biceps brachii ist der kräftigste der Umwendmuskeln; hieraus erklärt sich, daß man normalerweise supinierend mit gebeugtem Ellenbogengelenk schraubt.

Pronationsmuskeln (Abb. 57 + 58)

1) Der M. pronator quadratus (1) als ein um den distalen Abschnitt der Ulna gewundener Muskel proniert durch Abrollen von der Ulna (Abb. 58, distale Aufsicht, rechte Extremität).
2) Der M. pronator teres (2) hat seinen Ansatz an der Knickstelle der „Pronationskrümmung"; er wirkt durch Zug, seine Wirkung ist allerdings schwach bei gestrecktem Ellenbogengelenk.

Die pronierenden Muskeln sind schwächer als die supinierenden. Für das Lösen einer festsitzenden Schraube wird die Pronation durch Abduktion im Schultergelenk unterstützt. Der M. brachioradialis ist kein eigentlicher Supinator, sondern ein Beuger des Ellenbogengelenks. Er supiniert bis zur Mittelstellung nur aus der maximalen Pronation heraus, wohingegen er aus maximaler Supinationsstellung bis zur Mittelstellung pronieren kann.

Die pronierenden Muskeln werden nur durch einen Nerv, den N. medianus, versorgt, während die supinierenden Muskeln durch zwei Nerven innerviert werden (N. radialis und N. musculocutaneus).

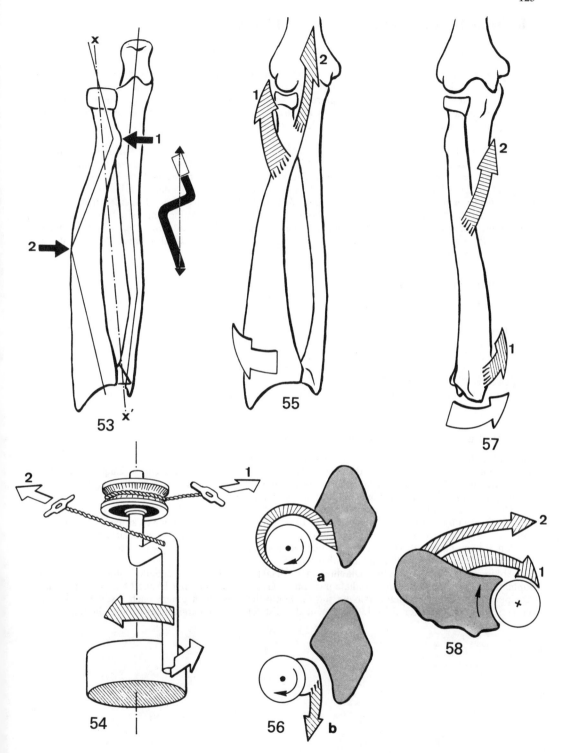

Mechanische Störungen von Pro- und Supination

Fraktur beider Unterarmknochen (Abb. 59 + 60, nach MERLE D'AUBIGNE)

Die Dislokation der Fragmente ist abhängig von der Lage der Fraktur und der Einwirkung von Muskeln.
1) Liegt die Fraktur im proximalen Drittel des Radius (Abb. 59), so werden die Fragmente durch Muskeln gleicher Funktion voneinander getrennt. Am proximalen Fragment greifen Supinatoren, am distalen Fragment Pronatoren an. In diesem Fall ist die Dislokation der Fragmente beträchtlich; sich gegeneinander verdrehend, gerät das proximale Fragment in extreme Supination, das distale in extreme Pronation.
2) Liegt die Fraktur des Radius im mittleren Diaphysenbereich (Abb. 60), so ist die Dislokation weniger ausgeprägt. Das distale Fragment wird nur durch den M. pronator quadratus disloziert, der Supination des proximalen Fragments steht die Wirkung des M. pronator teres entgegen. Eine Reposition sollte nicht nur die Dislokation der Fragmente beheben, sondern darüber hinaus den natürlichen Krümmungen der beiden Unterarmknochen, insbesondere denen des Radius, Rechnung tragen. Der Radius ist einmal in der sagittalen Ebene ventralwärts konkav gekrümmt. Eine Aufhebung oder Umkehrung der Krümmung hat eine verringerte Pronationsfähigkeit zur Folge. Zum anderen ist er in der frontalen Ebene gekrümmt; wird diese Krümmung verändert, so verringert sich die Pronationsfähigkeit durch Insuffizienz des M. pronator teres.

Luxation der Radioulnargelenke

1) Eine Luxation des distalen Radioulnargelenks kann isoliert oder zusammen mit einer Radiusschaftfraktur auftreten. Die Behandlung ist schwierig, wobei entweder der Ulnakopf reseziert (Operation nach DARRACH) oder reponiert wird. Wird er reponiert und durch eine Schraube fixiert, so muß durch proximale Resektion eines Ulnasegmentes eine Pseudarthrose geschaffen werden (Abb. 61; Operation nach KAPANDJI und SAUVE).
2) Die Luxation des Radiuskopfes (Abb. 62) tritt sehr häufig als Folge einer durch direkte Schlageinwirkung (weißer Pfeil) bedingten Fraktur der Ulna auf (MONTEGGIA-Fraktur). Der sich kontrahierende M. biceps brachii (gestreifter Pfeil) luxiert den Radiuskopf nach kranial (schwarzer Pfeil). Der luxierenden Wirkung des Muskels wird entgegengewirkt, indem operativ ein Ringband rekonstruiert wird.

Frakturen des distalen Radiusendes

Die bei Frakturen des distalen Radius (Abb. 63) auftretende Abkippung des Fragments nach radial (A) führt zu einer Inkongruenz im distalen Radioulnargelenk und zu einer vermehrten Zugbelastung des Discus articularis. Erfolgt keine exakte Reposition und führt die knöcherne Konsolidierung der Fraktur zu abnormer Kallusbildung, so können Pro- und Supination ernsthaft gestört sein.
Führt ein Trauma zum – im Röntgenbild nicht feststellbaren – Riß des Discus articularis, so sind die Umwendbewegungen ebenfalls beeinträchtigt. In manchen Fällen (B) kommt es zu einem Abriß des ulnaren Griffelfortsatzes (Fraktur nach GERARD-MARCHANT); dies führt einmal zur Dislokation im distalen Radioulnargelenk (Diastase), die nur durch die Membrana interossea gebremst wird. Zum anderen wird das ulnare Kollateralband überdehnt.
Ein Abkippen des distalen Radiusfragmentes nach dorsal (Abb. 64) beeinträchtigt ebenfalls die Pro- und Supination. Normalerweise liegen radiale und ulnare Gelenkfläche in einer Ebene (A); durch dorsales Abkippen des Radiusfragmentes stehen die Gelenkflächenebenen in einem nach distal und dorsal offenen Winkel zueinander (B), die Kongruenz des distalen Radioulnargelenkes ist aufgehoben.

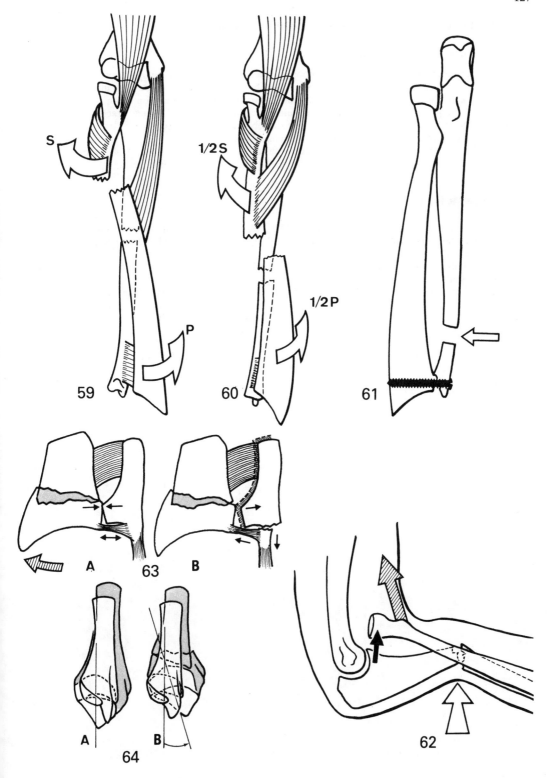

Funktionsstellung und Kompensationsbewegungen

Supination des Unterarms (Abb. 65)

Bei am Körper herabhängendem und im Ellenbogen gebeugtem Arm wird die Supination ausschließlich in den beiden Radioulnargelenken ausgeführt, so z. B. beim Aufschließen eines Türschlosses. Da das Schultergelenk bei der Supination unbeteiligt bleibt, ist der Ausfall der Supination kaum zu kompensieren. Ein vollständiger Ausfall der Supination ist allerdings selten, da der M. biceps brachii eine andere Innervation (N. musculocutaneus) als der M. supinator (N. radialis) aufweist.
Pronation mit Unterstützung durch das Schultergelenk (Abb. 66)
Bei der Pronation hingegen ist eine Unterstützung der unmittelbar pronierenden Muskeln leicht durch Abduktion im Schultergelenk möglich, so z. B. beim Ausgießen eines Topfinhaltes.

Funktionsstellung

Die Funktionsstellung liegt zwischen der Neutralstellung (Abb. 67), die beispielsweise beim Halten eines Hammers eingenommen wird, und einer mittleren Pronationsstellung (Abb. 68 + 69: Halten eines Löffels, Schreiben).
In Funktionsstellung befinden sich die antagonistischen Muskelgruppen im Gleichgewicht, sie befinden sich im Ruhetonus.
Die Umwendbewegungen sind für das Heranbringen von Nahrung an den Mund unverzichtbar. Wird eine auf einer horizontalen Fläche (Tisch oder auch Fußboden) liegende Nahrung ergriffen, so tut die Hand dies in Pronationsstellung und der Ellenbogen streckt sich. Das Führen zum Mund erfordert gleichzeitig die Flexion im Ellenbogengelenk und die Supination.
Zwei Bemerkungen:
– Die Supination „erspart" Beugung im Ellenbogengelenk; führt man ein Objekt in Pronationsstellung zum Mund, so erfordert dies ein größeres Maß an Beugung im Ellenbogen.
– Der M. biceps brachii ist der für die „Ernährungsbewegung" am meisten geeignete Muskel, da er gleichzeitig Beuger und Supinator ist.

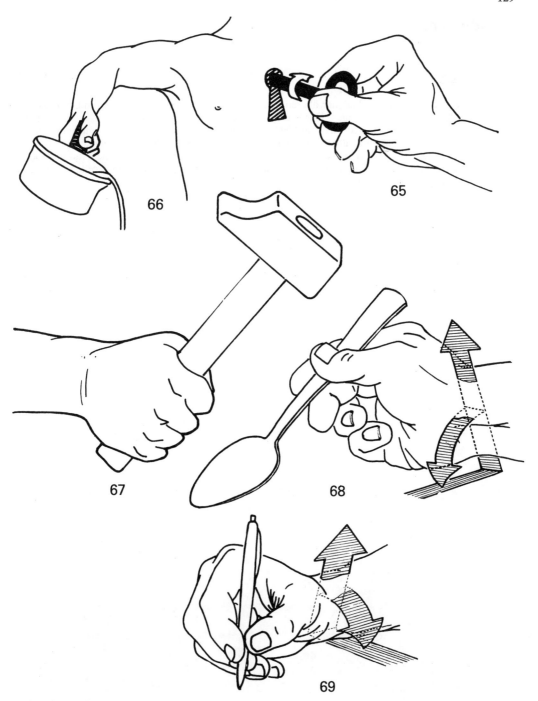

Handgelenk

Bedeutung

Das Handgelenk als distales Gelenk der oberen Extremität ermöglicht dem ausführenden Organ Hand, optimale Griffstellungen einzunehmen. Das Handgelenk besitzt zwei Freiheitsgrade. Zusammen mit den Umwendbewegungen, der axialen Drehung des Unterarms, kann die Hand unter jeglichem Winkel einen Gegenstand ergreifen und halten. Das Handgelenk setzt sich aus zwei Einzelgelenken zusammen, dem Radiokarpalgelenk (Articulatio radiocarpea) und dem Mediokarpalgelenk (Articulatio mediocarpea). Im Ersteren artikulieren Unterarmgelenkpfanne und karpaler Gelenkkopf, im Zweiten die beiden Reihen der Handwurzelknochen miteinander.

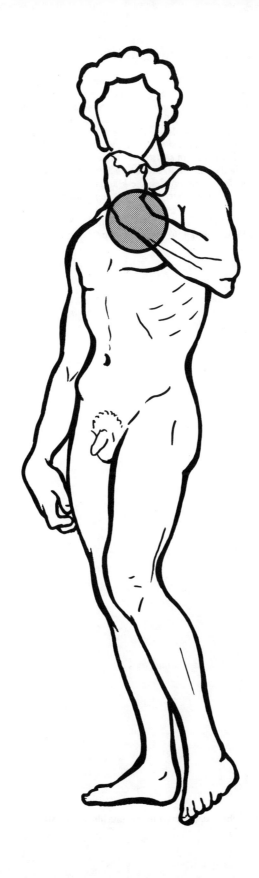

Definition der Handgelenksbewegungen

Die Bewegungen des Handgelenks (Abb. 1) erfolgen um zwei Achsen, die Hand befindet sich in endständiger Supination. Eine Achse A A' verläuft transversal in frontaler Ebene (längsgestrichelt). Um diese Achse erfolgen die Flexions- und Extensionsbewegungen in sagittaler Ebene (quergestrichelt).
– Bei der Flexion (Pfeil 1) nähert sich die Palmarseite der Hand der Ventralseite des Unterarms.
– Die Extension (Pfeil 2) führt die Dorsalseite der Hand in Richtung Dorsalseite des Unterarms (von der Verwendung der Begriffe „Dorsalflexion" und „Ventralflexion" sollte abgesehen werden). Eine zweite Achse B B' verläuft dorsopalmar in sagittaler Ebene (quergestrichelt). Um diese Achse werden in frontaler Ebene (längsgestrichelt) Ab- und Adduktionsbewegungen ausgeführt.
– Bei der Ulnarabduktion* (Pfeil 3) nähert sich die Hand der Symmetrieebene des Körpers; die ulnare Handinnenkante, die den Kleinfinger trägt, bildet mit der Innenseite des Unterarms einen stumpfen, nach medial offenen Winkel.
– Die Radialabduktion* (Pfeil 4) entfernt die Hand von der Symmetrieebene des Körpers. Die den Daumen tragende radiale Handaußenkante bildet mit der Außenseite des Unterarms einen stumpfen, nach lateral offenen Winkel.

---

* In deutschsprachigen Lehrbüchern der Anatomie gebräuchliche Begriffe.

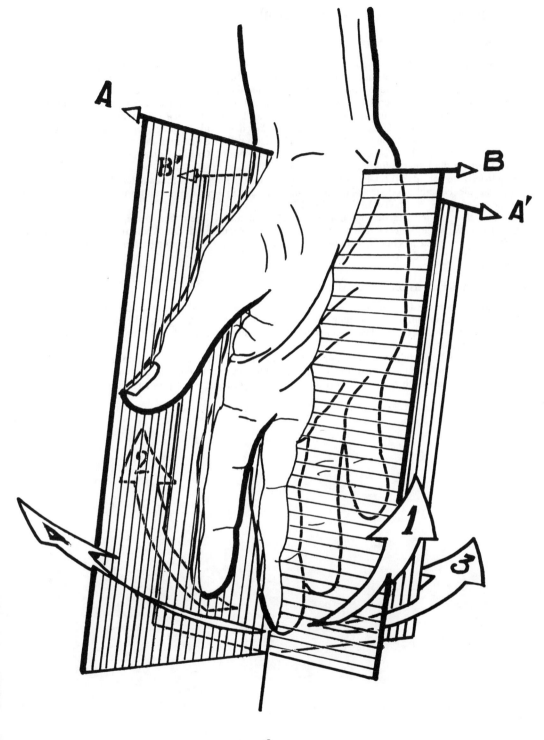

Bewegungsamplituden im Handgelenk

Radiale und ulnare Abduktion (Abb. 2)

Die Bewegungsamplitude wird ausgehend von der Neutralnullstellung (a) gemessen. In dieser Stellung geht die verlängerte Unterarmachse durch den dritten Mittelhandknochen und den Mittelfinger. Die radiale Abduktion (b) ist nicht größer als 15°. Die Ulnarabduktion (c) beträgt etwa 45°, wenn man den Winkel zwischen verlängerter Unterarmachse und einer Linie mißt, die vom Zentrum des Handgelenks durch die Spitze des Mittelfingers verläuft (gestrichelte Linie). Das Maß ist jedoch ein anderes, wenn entweder die Achse der Hand den zweiten Schenkel des Winkels bildet (etwa 30°), oder die des Mittelfingers (um 55°). Bedingt sind die unterschiedlichen Werte dadurch, daß zur ulnaren Abduktion der Hand noch eine ulnare Abduktion der Finger hinzukommt. Grundsätzlich jedoch gilt als maßgeblicher Wert für die Ulnarabduktion ein Winkel von 45°.

Es gilt festzuhalten, daß die Ulnarabduktion das Zwei- bis Dreifache der radialen Abduktion erreicht und daß die Ulnarabduktion größer in Supinations- als in Pronationsstellung ist. Im letzteren Fall erreicht sie nur 25–30° (STERLING BUNNELL).

Grundsätzlich ist die radiale und ulnare Abduktionsfähigkeit klein bei ausgeprägter Flexion oder Extension, wenn die Bandsysteme des Handgelenks angespannt sind. Die Abduktionsbewegungen sind weiträumig, wenn sie aus der Neutralnullstellung oder aus leichter Beugung heraus erfolgen, Positionen mit entspannten Bandsystemen.

Flexion und Extension (Abb. 3)

Die Bewegungen werden von der Neutralnullstellung (a) ausgehend gemessen, die dorsale Fläche der Hand bildet die geradlinige Fortsetzung der Unterarmrückseite. Die Beugung (b) erreicht nicht ganz 90°, sie ist bei etwa 85° beendet. Die Extension (c) – gelegentlich auch als „Dorsalflexion" bezeichnet – beträgt ebenfalls etwa 85°.

Wie bereits bei den Abduktionsbewegungen, so ist auch das Ausmaß von Flexion und Extension vom Spannungszustand der karpalen Bänder abhängig. Flexion und Extension sind weiträumig, wenn die Hand weder ulnar- noch radialabduziert ist; sie werden geringer, wenn proniert wird.

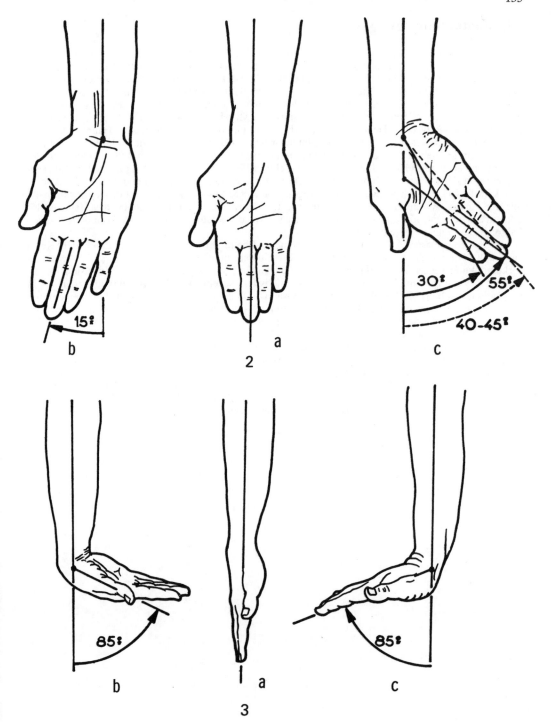

Zirkumduktionsbewegung

Die Zirkumduktionsbewegung setzt sich aus Flexions- und Extensionsbewegungen sowie aus ulnarer und radialer Abduktion zusammen. Es handelt sich folglich um einen um beide Achsen des Handgelenks erfolgenden Bewegungsablauf. Bei größtmöglicher Zirkumduktionsamplitude beschreibt die Achse der Hand einen Kegel, den sog. Zirkumduktionskegel (Abb. 4). Die Spitze des Kegels (O) liegt zentral im Handgelenk, die Kegelbasis wird in der Darstellung durch die Punkte F, R, E, C markiert. Diese Punkte werden bei maximaler Zirkumduktion von der Spitze des Mittelfingers berührt. Der Kegel ist nicht exakt geometrisch, seine Basis ist keine Kreisfläche, da die Amplituden der verschiedenen Hauptbewegungskomponenten in Relation zur verlängerten Unterarmachse O O' ungleich groß sind. Der Bewegungsausschlag ist am größten in sagittaler Ebene (FOE) und am kleinsten in frontaler Ebene (ROC). Folglich ist der Kegel transversal abgeplattet, seine Basis gleicht einer Ellipse (Abb. 5, c), wobei der größere Ellipsendurchmesser dorsopalmar (FE) orientiert ist. Desweiteren ist aufgrund der weiten ulnaren Abduktionsfähigkeit die Ellipse nach medial (C) ausgezogen. Die Achse OA des Zirkumduktionskegels fällt nicht mit der Achse OO' zusammen, sie ist um ca. 15° ulnarabduziert. Eine Stellung der Hand in 15° Ulnarabduktion entspricht demnach dem Gleichgewicht der abduzierenden Muskeln und stellt einen Faktor für die Funktionsstellung dar.

Neben der Kegelbasis (Abb. 5c) ist ein in frontaler Ebene geführter Schnitt (a) durch den Kegel dargestellt. Die radiale Abduktion wird durch R, die ulnare durch C angegeben; OA ist die Achse des Zirkumduktionskegels. Im sagittalen Schnitt (b) entspricht F der Flexion und E der Extension.

Da die Bewegungen im Handgelenk bei Pronationsstellung eine kleinere Amplitude haben als in Supination, resultiert ein Kegel mit kleinerer Basis. Durch die zusätzlich möglichen, komplementären Pro- und Supinationsbewegungen kann die Abplattung des Zirkumduktionskegels bis zu einem gewissen Grade gemindert werden; die Handachse kann sich innerhalb eines Kegels mit einem Öffnungswinkel von 160–170° frei bewegen.

Wie bei allen Gelenken mit zwei Achsen und zwei Freiheitsgraden, so z. B. auch bei dem noch zu schildernden Sattelgelenk des Daumens, ist ein Bewegungsablauf um zwei Achsen automatisch mit einer Rotation (Zwangsrotation, conjunct rotation nach MAC CONAILL) verknüpft. Die Drehung im Handgelenk erfolgt um die Längsachse des bewegten Elementes Hand. Es resultiert eine schräge Stellung der Handfläche zur ventralen Unterarmseite, deutlich sichtbar bei Kombination von Extension oder Flexion mit einer Abduktion. Die funktionelle Bedeutung zeigt sich beim Gebrauch des Daumens.

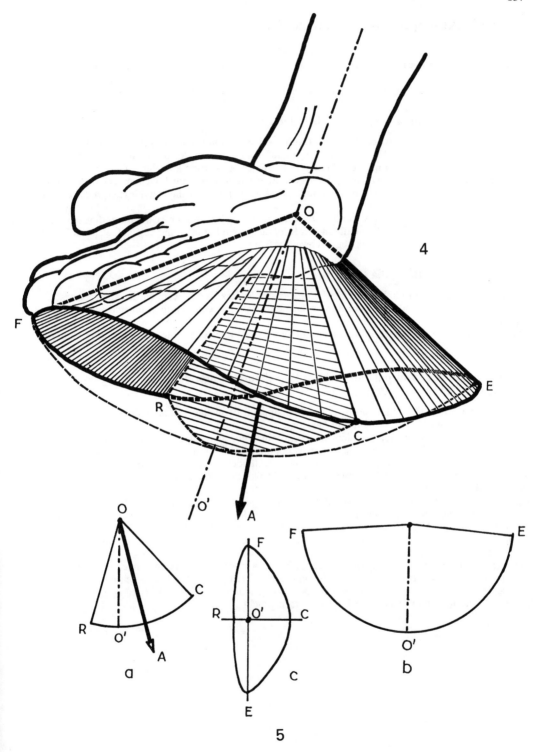

Der Gelenkkomplex des Handgelenks

Das Handgelenk (Abb. 6) setzt sich aus zwei Einzelgelenken zusammen.
1) Die Articulatio radiocarpea zwischen dem distalen Radiusende und der proximalen Handwurzelknochenreihe
2) Die Articulatio mediocarpea zwischen proximaler und distaler Reihe der Handwurzelknochen

Articulatio radiocarpea (proximales Handgelenk)

Das proximale Handgelenk ist ein Eigelenk (Abb. 7). Die Gelenkfläche der proximalen Handwurzelknochen weist als Block zwei Konvexkrümmungen auf. Eine transversale Krümmung (Pfeil 1) mit einer dorsopalmaren Achse B B' ist mit der ulnaren und radialen Abduktion korreliert. Desweiteren hat sie eine dorsopalmare Krümmung (Pfeil 2), deren Krümmungsradius wesentlich kleiner als der der vorigen ist, und deren Achse A A' transversal verläuft. Diese Krümmung ist mit der Flexion und Extension korreliert.
Die Flexions-Extensionsachse A A' verläuft zwischen den Ossa lunatum und capitatum, die Achse B B' für die radiale und ulnare Abduktion durch den Kopf des Os capitatum, nahe dessen Gelenkfläche. Die Bänder des proximalen Handgelenks bilden zwei Systeme.

Ligamenta carpi collateralia (Abb. 8)

1) Lig. collaterale carpi radiale, vom Griffelfortsatz des Radius an das Scaphoid heranziehend;
2) Lig. collaterale carpi ulnare, den ulnaren Griffelfortsatz mit dem Triquetrum und dem Pisiforme verbindend.
Die distale Insertion der beiden Bänder liegt in Höhe der „Durchstoßpunkte" der Flexions-Extensionsachse A A'.

Ligamenta dorsalia und palmaria (Abb. 11, schemat. Lateralansicht), die später noch eingehend beschrieben werden.

3) Das palmare Band (treffender als palmarer Bandapparat bezeichnet) ist am Palmarrand der Radiusgelenkfläche und am Hals des Capitatum befestigt.
4) Das dorsale Band (Bandsystem) bildet seinerseits einen dorsalen Zügel. Palmares und dorsales Band sind an der Handwurzel im Bereich der „Durchstoßpunkte" der Abduktionsachse B B' fixiert.
Unter der vergröbernden Annahme, daß die Handwurzelknochen einen starren Block bilden (was, wie gezeigt werden wird, nicht den Tatsachen entspricht), läßt sich die Funktion der Bänder des proximalen Handgelenks systematisieren.
Während der radialen und ulnaren Abduktionsbewegungen (Abb. 8, 9 und 10: Aufsicht von palmar) werden die Kollateralbänder beansprucht. Ausgehend von der Ruhestellung (Abb. 8) ist zu beobachten, daß sich bei ulnarer Abduktion (Abb. 9) das radiale Band anspannt und das ulnare entspannt wird; bei Radialabduktion sind die Verhältnisse umgekehrt. Das palmare Band, nahe am Drehzentrum gelegen, bleibt weitgehend unbeteiligt.
Bei Flexion und Extension (Abb. 11, 12 und 13, Seitansichten) werden hauptsächlich das dorsale und palmare Band beansprucht. Man sieht, daß von der Ruhestellung (Abb. 11) aus sich bei Beugung das dorsale Band anspannt (Abb. 12), wohingegen das palmare Band bei Streckung gespannt wird (Abb. 13). Die Kollateralbänder werden kaum beansprucht.

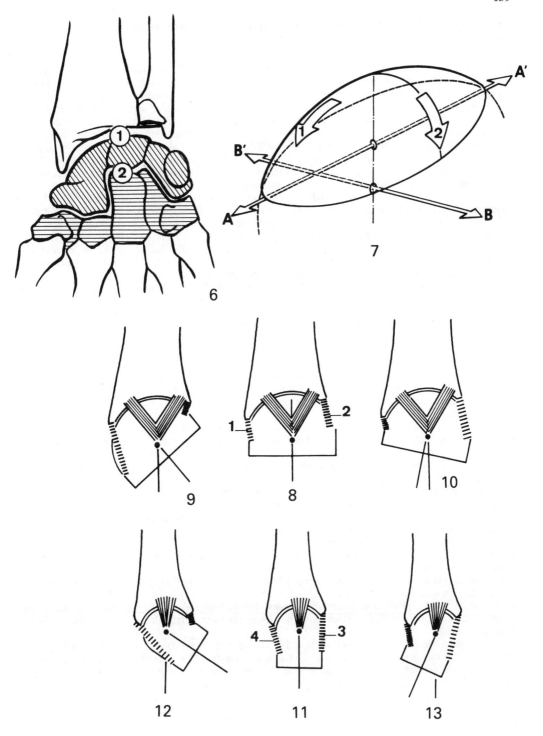

Proximales (Art. radiocarpea) und distales Handgelenk (Art. mediocarpea)

Die Artikulationsflächen des proximalen Handgelenks (Abb. 14 + 15, gleiche Legenden) werden durch den eiförmigen karpalen Kondylus und die distale „Unterarmpfanne" gebildet. Die Palmaransicht einer „gesprengten" Handwurzel (Abb. 15) macht deutlich, daß der karpale Kondylus durch die Verknüpfung der proximalen Flächen von drei proximalen Handwurzelknochen gebildet wird. Von radial nach ulnar sind dies das Os scaphoideum (1), das Os lunatum (2) und das Os triquetrum (3). Sie sind durch die intercarpalen Ligg. scapholunatum* (s. l.) und triquetrolunatum* (t. l.) miteinander verbunden.

Das Os pisiforme (4) beteiligt sich nicht an der Bildung des karpalen Kondylus, ebenso nicht die Knochen der distalen Reihe, das Os trapezium (5), das Os trapezoideum (6), das Os capitatum (7) und das Os hamatum (8). Diese sind verbunden durch die drei interkarpalen Ligg. trapeziotrapezoideum* (t. t.), trapezoideocapitatum* (t. c.) und hamatocapitatum* (h. c.).

Die proximale Fläche der Ossa scaphoideum, lunatum und triquetrum sind wie die sie verbindenden Ligamente überknorpelt, sie bilden eine kontinuierliche Gelenkfläche. Die Aufsicht auf ein eröffnetes Gelenk (Abb. 14, nach TESTUT) zeigt neben dem karpalen Kondylus mit den Facetten des Scaphoids (1), des Lunatums (2) und des Triquetrums (3) die konkave Gelenkfläche der „Unterarmpfanne".

– Lateral wird sie durch das distale Radiusende (9) gebildet. Die distale Fläche ist konkav und überknorpelt. Durch einen wenig erhabenen First ist sie in zwei Facetten (10 + 11) gegliedert, die in etwa den Ossa scaphoideum (1) und lunatum (2) kongruent sind.

– Ulnar befindet sich die distale Fläche des Discus articularis (12), sie ist konkav und faserknorpelig. Die Spitze des Diskus ist am ulnaren Griffelfortsatz (13) fixiert, der Ulnakopf (14) überragt ihn dorsal und palmar gering. Die Basis des Diskus weist gelegentlich einen feinen Schlitz (15) auf, der das Radiokarpalgelenk mit dem distalen Radioulnargelenk verbindet. Die Kapsel (16), deren dorsale Wand in der Abbildung nicht durchtrennt ist, fügt Kondylus und Pfanne zusammen.

Das distale Handgelenk (Abb. 16, nach TESTUT; von dorsal eröffnet) zwischen den beiden Reihen der Handwurzelknochen hat zwei Gelenkflächen.

– Die proximale Fläche setzt sich zusammen aus (von radial nach ulnar):
– Dem Scaphoid mit zwei schwach konvexen, distalwärts gerichteten Facetten, eine (1) für das Trapezium, die andere (2), mediale, für das Trapezoideum, sowie eine stark konkave ulnare Facette (3) für das Capitatum.
– Der distalen, konkaven Facette des Lunatum (4), die mit dem Kopf des Capitatum artikuliert.
– Der distalen, radiopalmar konkaven Triquetrumfläche (5), die mit der proximalen Fläche des Hamatum gelenkt.

Das Pisiforme, gelenkig mit der Palmarseite des Triquetrum verbunden, ist nicht an der Bildung des Mediokarpalgelenks beteiligt.

– Die distale Gelenkfläche besteht aus (von radial und ulnar):
– Der proximalen Fläche des Trapezium und Trapezoideum (6 + 7)
– Dem Kopf des Capitatum (8), der mit dem Scaphoid und dem Lunatum artikuliert
– Der proximalen Fläche des Hamatum (9), die größtenteils mit dem Triquetrum und mittels einer kleinen Facette (10) mit dem Lunatum gelenkt.

Denkt man sich beide Reihen der Handwurzelknochen starr, so setzt sich das mediokarpale Gelenk aus zwei Hälften zusammen.

– Die radiale Hälfte wird von planen Flächen gebildet (Trapezium und Trapezoideum auf der Basis des Scaphoids). Es ist ein planes Gelenk.

– Die ulnare Hälfte, gebildet von den eine konvexe Fläche formenden Ossa capitatum und hamatum; diese artikulieren mit der Konkavfläche von drei Elementen der proximalen Knochenreihe. Es ist ein Kondylengelenk.

Die Bewegungen in einer derartigen Gelenkverbindung sind abhängig von der mehr oder minder großen Elastizität der Bänder, die ein gewisses Gelenkspiel erlauben. Es handelt sich um Flexions- und Extensionsbewegungen, um Seitbewegungen und axiale Drehung, auf die später genauer eingegangen werden soll.

---

* keine offizielle Nomenklatur

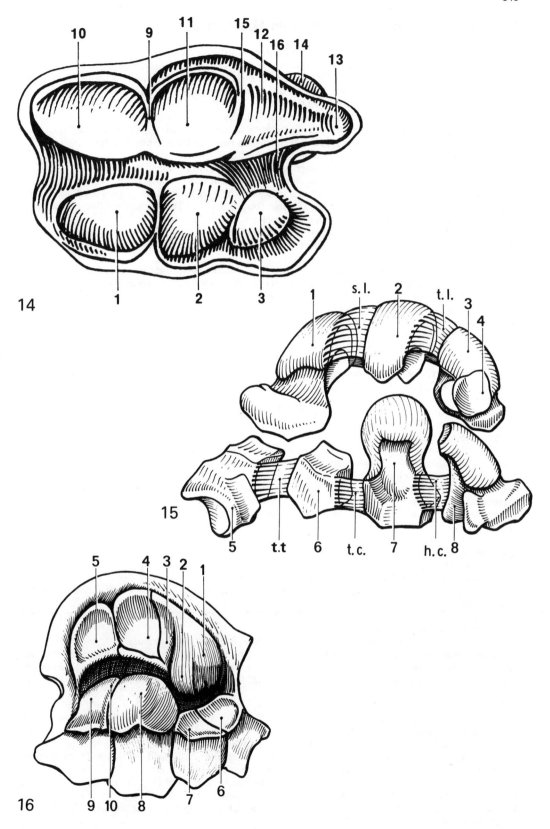

Bänder des proximalen und distalen Handgelenks

Die folgende Darstellung der Bänder des proximalen und distalen Handgelenks bezieht sich auf die Untersuchungen von N. KUHLMANN (1978). Wie gezeigt werden wird, erlaubt diese neuere Konzeption des Bandapparates ein besseres Verständnis bezüglich seiner Bedeutung für die Stabilität der Handwurzel sowie für seine Belastung, die sich durch die Bewegungen im Handgelenk ergibt.
Auf der Palmarseite unterscheidet man (Abb. 17):
– Die beiden Kollateralbänder des proximalen Handgelenks
– Das Lig. collaterale carpi ulnare ist am Griffelfortsatz der Ulna fixiert, wo es an der Spitze des Fortsatzes mit dem Discus articularis (1) verwoben ist. Das Band teilt sich in einen hinteren Zug (2) zum Triquetrum und einen palmaren Zug (3) zum Pisiforme.
– Das Lig. collaterale carpi radiale entspringt, sich ebenfalls in zwei Teile spaltend, am Griffelfortsatz des Radius. Der hintere Anteil (4), von der Spitze des Griffelfortsatzes ausgehend, ist an der radialen Seite des Scaphoids gleich distal der proximalen Gelenkfläche fixiert. Der kräftige palmare Bandzug (5) erstreckt sich von der palmaren Fläche des Griffelfortsatzes bis zum Tuberculum des Scaphoids.
– Das palmare Bandsystem des proximalen Handgelenks besteht aus zwei Partien.
– Radialseitig befindet sich ein Bandzug zwischen Radius und Lunatum (6), der schräg nach distal und ulnar gerichtet vom palmaren Rand der Radiusgelenkfläche an das palmare Horn des Lunatum verläuft: palmare „Bremse" des Lunatum.
– Ulnarseitig ein von N. KUHLMANN in dieser Form dargestellter Bandzug zwischen Radius und Triquetrum (7). Proximal entspringt das Band an der ulnaren Hälfte der palmaren Radiuskante und von der palmaren Seite der Radiusinzisur, wo es mit verstärkten Anteilen der palmaren Kapselwand (8) des distalen Radioulnargelenks verflochten ist. Das dreieckige, sehr kräftige Band zieht nach distal und ulnar, um an der Palmarfläche des Triquetrum zu inserieren. Dort ist es radial der Gelenkfläche für das Pisiforme fixiert. Es stellt den palmaren Teil des „Triquetrumzügels" dar (s. S. 144).
– Die Bänder des distalen Handgelenks
– Von der radialen Partie der palmaren Kante der Radiusfläche zieht schräg nach distal-ulnar ein Band (9) an die Palmarfläche des Capitatumhalses. Es bildet mit den Radiolunatum- und Radiotriquetrumzügen eine fibröse Schicht. Es ist ein palmares Band sowohl für das proximale, als auch für das distale Handgelenk.
– Ein Band zieht vertikal zwischen Lunatum und Capitatum (10); es verbindet das palmare Horn des Lunatum mit der Halsregion des Capitatum. Es bildet die distale Fortsetzung des den Radius mit dem Lunatum verknüpfenden Bandes.
– Ein Band zwischen Triquetrum und Capitatum (11), das schräg von der Ventralfläche des Triquetrum nach distal-radial an den Halsbereich des Capitatum zieht. Hier bildet es mit den beiden zuvor genannten Bandzügen eine kräftige, fibröse Platte.
– Ein kurzes, aber breites und kräftiges Band (12) verbindet das Tuberculum ossis scaphoidei mit der Ventralseite des Trapezium, wo es proximal von dessen Tuberculum fixiert ist.
– Ein Band zwischen Triquetrum und Hamatum (13), das als ulnares Kollateralband des distalen Handgelenks anzusehen ist.
– Schließlich das Lig. pisohamatum (14) und das Lig. pisometacarpeum (15), das den karpometakarpalen Gelenkspalt überbrückt.
In Dorsalansicht (Abb. 17a) sind zu sehen:
– Die dorsale Partie des Lig. collaterale carpi radiale (4)
– Die dorsalen Züge des Lig. collaterale carpi ulnare (2), die am ulnaren Griffelfortsatz mit der Diskusspitze (1) verwoben sind.
– Das dorsale Bandsystem des proximalen Handgelenks setzt sich aus zwei schräg nach distal-ulnar verlaufenden Zügen zusammen.
– Ein Bandzug vom Radius zum Lunatum (16), dorsale „Bremse" des Lunatum.
– Ein Bandzug vom Radius zum Triquetrum (17), nahezu gleich orientiert wie das palmare Band. Der dorsale Bandzug ist mit den verstärkten Anteilen der dorsalen Kapselwand (18) des distalen Radioulnargelenks verwoben, und zwar in unmittelbarer Nähe des Dorsalrandes der Radiusinzisur. Der Bandzug vervollständigt den „Triquetrumzügel".
– Die zwei dorsalen Transversalbandzüge des Karpus
– Der Bandzug der proximalen Reihe (19), transversal vom Triquetrum zum Scaphoid verlaufend. Er ist zusätzlich am dorsalen Horn des Lunatum fixiert und gibt Abspaltungen an das Lig. collaterale carpi ulnare (20) und an das Radius und Triquetrum verknüpfende Band (21) ab.
– Der Bandzug der distalen Reihe (22) erstreckt sich schräg nach radial und distal vom Triquetrum an das Trapezoideum (23) und das Trapezium (24), das Capitatum überquerend.
– Schließlich ein das Triquetrum mit dem Hamatum verknüpfendes Band (13), dessen dorsale Partie an der dorsalen Seite des Triquetrum inseriert. Das Triquetrum ist, ähnlich wie die Halsregion des Capitatum auf der Palmarseite für die palmaren Bänder, „Schaltstelle" der dorsalen Bänder der Karpusrückenseite.

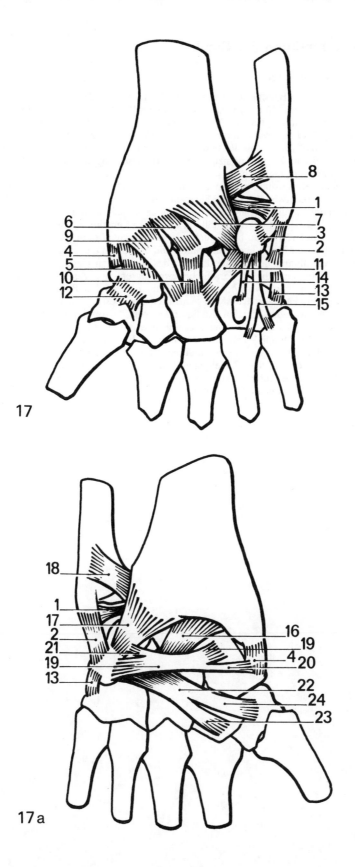

Stabilisierende Funktion der Bänder

Stabilisation in der Frontalebene

Die wesentliche Aufgabe der Bänder des Handgelenks besteht in der Festigung der Handwurzel in der frontalen und sagittalen Ebene. In der Frontalebene müssen Bänder in ihrer Funktion der Ausrichtung der „Unterarmpfanne" Rechnung tragen (Abb. 18, schematische Aufsicht). Sie schaut nach distal und ulnar, so daß sie – auf einer von ulnar nach radial schräg abfallenden Ebene liegend – mit der Horizontalen einen Winkel von 25° bis 30° bildet. Unter dem Einfluß der longitudinalen Muskelkräfte wird der gerade aufgesetzte Karpus demzufolge die Tendenz zeigen, nach proximal und ulnar in Richtung des weißen Pfeils abzugleiten.

Artikuliert hingegen der Karpus in einer ulnaren Abduktionsstellung von etwa 30° (Abb. 19), so wirkt die Muskelkraft genau rechtwinklig zur definierten Gleitebene. Sie stabilisiert und zentriert den karpalen Kondylus in der Pfanne. Diese leichte, nach ulnar abduzierte Stellung im proximalen Handgelenk ist die natürliche; es ist die Funktionsstellung, die mit der maximalen Stabilität einhergeht.

Befindet sich hingegen der Karpus in einer auch nur geringfügigen radialen Abduktion (Abb. 20), so wächst unter dem Einfluß der Muskeln die Instabilität und begünstigt die Lageveränderung des karpalen Kondylus nach proximal-ulnar. Die Kollateralbänder des proximalen Handgelenks vermögen sich nur der longitudinalen Komponente dieser Verschiebebewegung entgegenzusetzen. N. KUHLMANN hat gezeigt, daß es die beiden schräg von proximal nach ulnar ziehenden Bänder zwischen Radius und Triquetrum sind, die den karpalen Kondylus zentrieren und dessen Ulnarverschiebung verhindern (Abb. 21). In einer Ansicht des distalen Radiusendes von dorsoulnar (Abb. 22) sieht man nach Wegnahme des distalen Endes der Ulna die Incisura ulnaris radii (1), das Triquetrum (2) und das flankierende Pisiforme (3). Durch Wegnahme der übrigen Handwurzelknochen ist die Bindung des Triquetrum an den Radius durch den dorsalen und palmaren (5 + 4) Bandzug deutlich erkennbar. Die beiden Bänder stellen gemeinsam das „Zügelsystem" dar, welches das Triquetrum stets nach proximal und radial anhebt. Wie noch erläutert werden wird, spielt dieser Zügel eine bedeutende Rolle für die Mechanik der Handwurzel bei der radialen Abduktion.

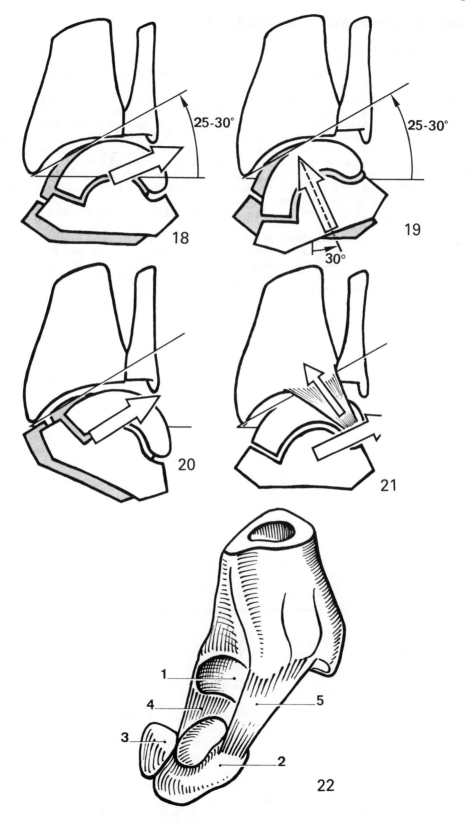

Stabilisierende Funktion der Bänder (Fortsetzung)

Stabilisation in der Sagittalebene

In der sagittalen Ebene sind die Gegebenheiten nahezu die gleichen. Da die „Unterarmpfanne" nach distal und palmar ausgerichtet ist (Abb. 23, schemat. Profilansicht), hat der karpale Kondylus das Bestreben, nach proximopalmar auszuweichen. Er verschiebt sich in Richtung des weißen Pfeils auf der Ebene der „Unterarmpfanne", die mit der Horizontalen einen Winkel von 20°–25° bildet.

Eine Beugung im Handgelenk von 30°–40° (Abb. 24) führt unter der Wirkung der Muskeln zu einem rechtwinklig ausgerichteten Anpressen des karpalen Kondylus in die Pfanne. Der Kondylus ist zentriert und stabilisiert. Die Funktion der Bänder ist eindeutig (Abb. 25). Die palmaren Ligamente sind entspannt, wohingegen die dorsale „Bremse" des Lunatum und der transversale Bandzug der proximalen Knochenreihe gespannt werden. Das Lunatum wird in die Radiuspfanne gepreßt (weißer Pfeil). In der Neutralnullstellung (Abb. 26) ist die Anspannung der dorsalen und palmaren Bänder gleich groß, der karpale Kondylus wird in der Pfanne stabilisiert.

Bei Streckung jedoch (Abb. 27) wird die Luxationstendenz des karpalen Kondylus nach proximopalmar verstärkt.

Die Bedeutung der Bänder, vor allem der palmaren, wird mit zunehmender Extension unterstrichen (Abb. 28). Während sich die dorsalen Ligamente entspannen, pressen die palmaren Bänder mit ihrer Innenseite das Lunatum und den Kopf des Capitatum nach proximal und dorsal. Der karpale Kondylus wird in einer Stellung maximaler Bandspannung und großen Artikulationsflächendruckes stabilisiert („close-packed" nach MAC CONAILL).

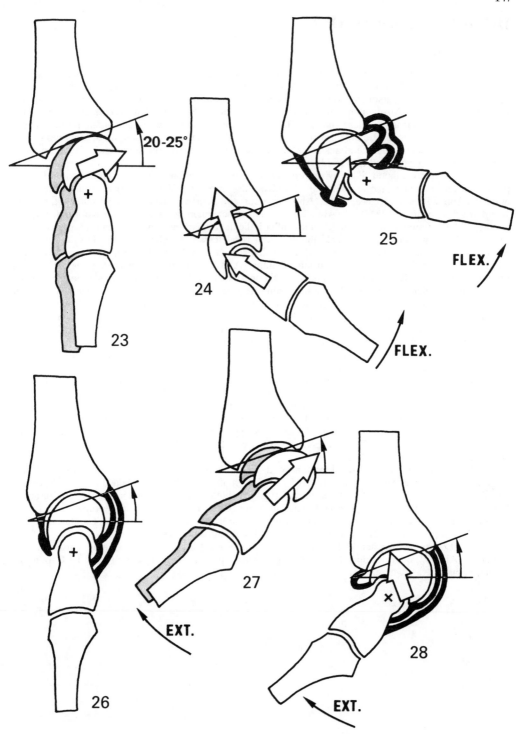

Dynamik der Handwurzel

Die Lunatum – Säule

Auch wenn es in grober Vereinfachung von Vorteil ist, die Handwurzel als starren Knochenblock anzusehen, so haben doch neuere funktionell-anatomische Untersuchungen gezeigt, daß diese Auffassung nicht der Realität entspricht. Man sollte vielmehr den Karpus in seiner Geometrie als veränderbar ansehen. Durch das Anspannen von Ligamenten und durch Spiel in den Gelenken ergeben sich Bewegungen der Karpalknochen, die zur Gestaltveränderung des Karpus allgemein führen. Diese elementaren Bewegungen sind unlängst von N. KUHLMANN analysiert worden, im besonderen für die mediale Knochensäule, bestehend aus Lunatum und Capitatum, sowie für die laterale Säule der Ossa scaphoideum, trapezium und trapezoideum.

Die Dynamik der medialen Säule wird von der asymmetrischen Form des Lunatum bestimmt, das palmar dicker und bauchiger ist als dorsal. Dem Kopf des Capitatum sitzt auf entweder eine „Freiheitsmütze" (Abb. 29), ein „Kosakenhut" (Abb. 30) oder ein „Turban" (Abb. 31). Seltener ist es eine symmetrisch zweizipflige „Mütze" (Abb. 32), die dann aber einem asymmetrischen Kopf aufsitzt; der Kopf ist palmar deutlich tailliert. In der Hälfte aller Fälle liegt zwischen Capitatum und Radiusgelenkfläche eine „Freiheitsmütze", einem gekrümmten Keil vergleichbar. Folglich wird die Distanz zwischen Kopf des Capitatum und Radiusgelenkfläche in Abhängigkeit vom Ausmaß der Beugung und Streckung im Handgelenk variieren. In der Neutralnullstellung (Abb. 33) entspricht die Distanz der Dicke des Lunatummittelteils. Bei Extension (Abb. 34) verkleinert sich die Distanz, bis sie der geringsten Dicke des Lunatums gleichkommt. Bei Flexion hingegen (Abb. 35) nimmt sie zu, da der dickste Lunatumteil zwischengelagert ist. Die schräg gestellte Radiusfläche jedoch modifiziert und schwächt die Distanzunterschiede ab. So ist in Neutralnullstellung (Abb. 33) das Zentrum des Capitatumkopfes auf einer Linie mit der Radiuslängsachse und am weitesten vom Radiuspfannenboden entfernt. Bei Extension (Abb. 34) nähert sich das Kopfzentrum dem Hinterrand der Radiusfläche, bei Flexion dem Vorderrand (Abb. 35). In beiden Situationen ist, verglichen mit der Neutralnullstellung, das Kopfzentrum um die Strecke h nach proximal verlagert. Bei der Flexion (Abb. 35) wandert das Zentrum nach palmar, wobei die Strecke a den doppelten Betrag von der Weglänge r ausmacht, die das Zentrum bei der Extension (Abb. 34) nach dorsal zurücklegt. Hierdurch ergibt sich eine unterschiedliche Vordehnung und ein unterschiedliches Drehmoment für die Flexoren und Extensoren.

Grundsätzlich ist die Beugung im proximalen Handgelenk größer (50°) als im distalen (35°), umgekehrt die Streckung im distalen Handgelenk größer (50°) als im proximalen (35°). Dies trifft für die Maximalbewegungen zu; bei kleineren Bewegungsausschlägen jedoch haben Flexion und Extension in beiden Gelenken etwa den gleichen Betrag.

Durch die asymmetrische Form des Lunatum wird die Statik des in die Gelenkkette Unterarm – Hand eingefügten Karpus sehr empfindlich. In der Neutralnullstellung (Abb. 36) wird das Lunatum durch die dorsale und palmare „Bremse" in seiner normalen Lage gehalten. Kippt nun, ohne daß das Capitatum in Relation zum Radius eine Lageveränderung im Sinne einer Beugung oder Streckung erfährt, das Lunatum nach palmar (Abb. 37) oder nach dorsal (Abb. 38), so wird das Zentrum des Capitatumkopfes nach proximal (e) und dorsal (c) oder nach proximal und palmar (b) verlagert.

Eine vom Lunatum ausgehende Instabilität, die durch Ruptur oder Überdehnung entweder der palmaren (Abb. 37) oder der dorsalen (Abb. 38) „Bremse" bedingt wird, wirkt sich über das Capitatum auf die gesamte Handwurzel aus.

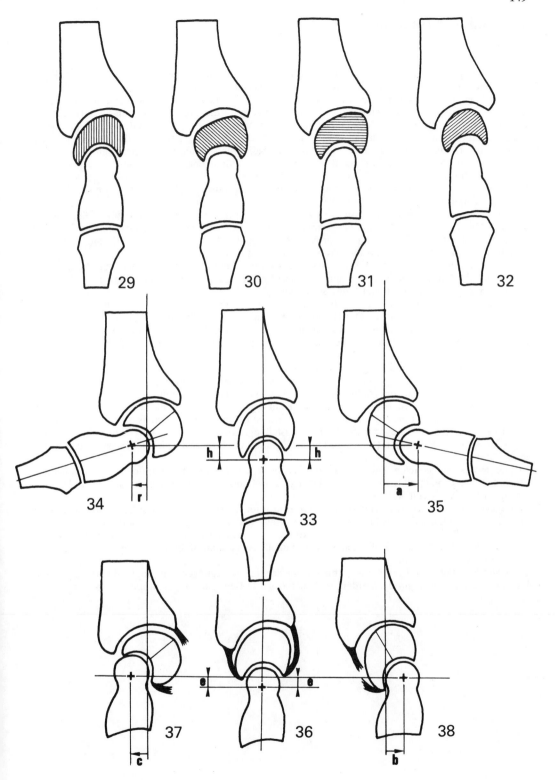

Dynamik der Handwurzel (Fortsetzung)

Die Scaphoid – Säule

Form und Lage des Scaphoids bestimmen die Dynamik der radialen Säule. In Seitansicht (Abb. 39) ist das Scaphoid nieren- oder auch bohnenförmig. Sein abgerundeter, proximaler Abschnitt entspricht der konvexen Gelenkfläche, die mit dem Radius artikuliert. Der distale Abschnitt besteht aus dem taillierten Tuberculum ossis scaphoidei und der distalen Gelenkfläche für das Trapezoideum und das Trapezium, das im Schema abgebildet ist. Das Trapezium liegt im Vergleich zum Trapezoideum und Capitatum bereits deutlich weiter palmar, da sich auf ihm der zur Handinnenfläche abgewinkelt stehende Daumenstrahl aufbaut. Das Scaphoid ist schräg zwischen Radius und Trapezium eingeschaltet, wobei die Schrägheit mehr oder minder durch seine Form betont wird. Man kennt das bohnenförmige, „liegende" Scaphoid (Abb. 39), das abgewinkelte, „sitzende" Scaphoid (Abb. 40) und das fast gerade, „stehende" Scaphoid (Abb. 41). Das am häufigsten vorkommende „liegende" Scaphoid ist in den nachfolgenden Schemata dargestellt.

Für das langgestreckte Scaphoid lassen sich zwei Durchmesser (Abb. 42) angeben, ein großer und ein kleiner. Abhängig von der Position des Scaphoids hat der eine oder andere der Durchmesser Kontakt mit der radialen Gelenkfläche oder der proximalen Gelenkfacette des Trapezium. Hierdurch wird die variable Distanz zwischen Radius und Trapezium erklärbar.

In der Neutralnullstellung (Abb. 43) ist die Distanz zwischen Radius und Trapezium am größten. Radius und Scaphoid artikulieren in Höhe der Markierungen a und a', der zentrale Flächenpunkt g am Trapezium gelenkt mit dem Punkt b des Scaphoids.

Bei Extension (Abb. 44) wird die Distanz kleiner, da sich das Scaphoid „aufrichtet" und sich das Trapezium nach dorsal verlagert. Der Radius hat im Punkt c' Kontakt mit dem Punkt c am Scaphoid, Scaphoid und Trapezium artikulieren in Höhe der Punkte d und g. Bei Flexion (Abb. 45) vermindert sich die Distanz ebenfalls. Das Scaphoid liegt quer, das Trapezium gleitet nach palmar. Flächenkontakte ergeben sich an den Punkten e' und e sowie f und g.

An dieser Stelle soll auf drei Dinge hingewiesen werden:

1) Es kommt zu einer Verlagerung der Kontaktpunkte an Radiusgelenkfläche und Scaphoid (Abb. 46). An der Artikulationsfläche des Radius liegt der Kontaktbereich in Extension c' palmar des Bereiches a' der Neutralnullstellung. Beide liegen palmar des Kontaktpunktes e' für die Flexion. An der proximalen Gelenkfläche des Scaphoids liegt der Punkt e der Flexion palmar, der der Extension c dorsal; zwischen ihnen liegt die Kontaktzone a für die Neutralnullstellung. An der distalen Artikulationsfläche ist die Lage der Punkte f (Flexion), d (Extension) und b (Neutralnullstellung) die gleiche (f palmar, d dorsal, b in der Mitte).

2) Die jeweils maßgeblichen Durchmesser des Scaphoids a b, c d und e f (Neutralnull-, Extensions- und Flexionsstellung) sind praktisch parallel und von gleicher Länge; c d und e f sind parallel, a b und e f sind gleich lang, c d ein wenig kürzer.

3) Lageveränderung des Trapezium in Relation zum Radius (Abb. 47). Von der Extensionsstellung E über die Neutralnullstellung N bis hin zur Flexionsstellung F bewegt sich das Trapezium auf einem die dorsopalmare Krümmung der radialen Gelenkfläche ergänzenden Kreisbogen. Gleichzeitig dreht sich das Trapezium selbst in dem Maße, daß seine proximale Artikulationsfläche stets gegen das Zentrum C des Kreises gerichtet bleibt.

Die bisherigen Betrachtungen berücksichtigen gleichzeitige Bewegungen von Scaphoid und Trapezium. Es wird allerdings noch gezeigt werden, daß auch isolierte Bewegungen des Scaphoids vorkommen.

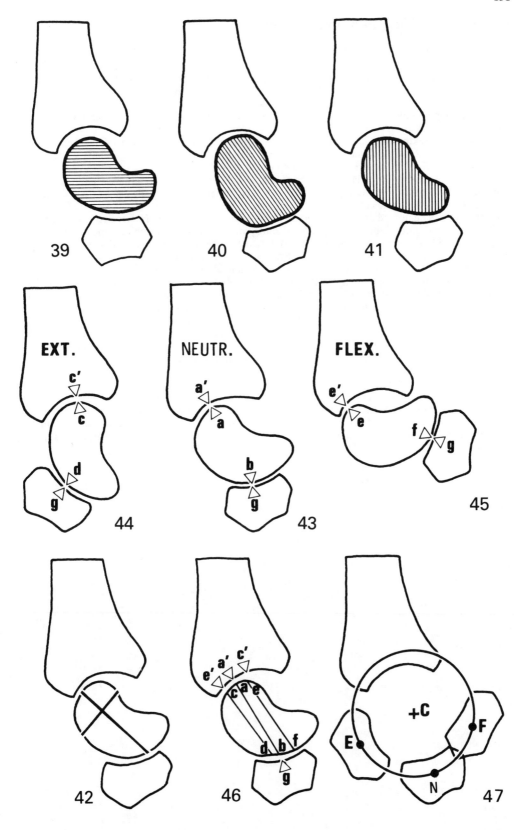

Kopplung von Scaphoid und Lunatum

N. KUHLMANN ordnet die Flexions- und Extensionsbewegungen im Handgelenk vier Sektoren zu (Abb. 48).
– Der Sektor bis jeweils 20° (I) ist der am meisten genutzte. Die Bewegungsausschläge sind relativ klein und nicht absolut exakt präzisierbar. Die Bänder bleiben entspannt und die auf die Gelenkflächen einwirkenden Druckkräfte sind gering. Innerhalb des Sektors finden die geläufigen Bewegungen statt. Nach einer Operation oder einer Verletzung gilt es, die Beweglichkeit innerhalb dieses Sektors unbedingt zu erhalten.
– Innerhalb des Sektors von je 40° (II) finden Bewegungen frei statt. Die Bandsysteme geraten unter leichte Spannung, der Gelenkflächendruck wächst. Im Bereich dieses Sektors sind die Bewegungen im proximalen und distalen Handgelenk annähernd gleich groß.
– Der Sektor bis jeweils 80° (III) führt bis an die physiologischen Bewegungsgrenzen heran. Bandspannung und Gelenkbelastung sind hoch, in der jeweiligen Endstellung wird die „close-packed position" nach MAC CONAILL erreicht.
– Im Bereich des Sektors über 80° (IV) sind die Bewegungen pathologisch. Immer beruhen sie auf einer oftmals nicht erkannten Überdehnung oder Ruptur von Bändern. Es resultiert eine Instabilität der Handwurzel, eine Fraktur oder Luxation ist, worauf noch eingegangen werden wird, die häufige Folge.
Wenn im nächsten Abschnitt noch einmal das Prinzip der Verriegelung angesprochen wird, so soll damit die asynchrone Verriegelung der Lunatum- und der Scaphoidsäule verdeutlicht werden.
Bei der durch extreme Anspannung der Bänder zwischen Radius und Scaphoid (1), sowie Scaphoid und Trapezium (2) bedingten Verriegelung der Scaphoidsäule in Streckstellung (Abb. 49) kommt es zu einer Art Einklemmung des Scaphoids zwischen Radius und Trapezium. Die Verriegelung der Scaphoidsäule bei Streckung erfolgt wesentlich früher als die der Lunatumsäule (Abb. 50). Hier wirkt nicht allein die Spannung der palmaren Bänder zwischen Radius und Lunatum (3), sowie Lunatum und Capitatum (4), sondern auch das Anschlagen der dorsalen Halsregion des Capitatum an den Hinterrand der Radiuspfanne. Es wird demnach die Streckung in der Lunatumsäule noch weitergeführt, wenn sie in der Scaphoidsäule bereits gestoppt ist.
Ausgehend von einer Beugestellung (Abb. 51, Seitansicht mit gemeinsamer Darstellung von Lunatum und Scaphoid) werden in einer ersten Streckungsphase (Abb. 52) Scaphoid und Lunatum simultan gedreht. Dann endet die Scaphoidbewegung (Abb. 53), während die Kippung des Lunatums noch um etwa 30° anhält, was aufgrund der Elastizität des interossären Bandes zwischen Scaphoid und Lunatum möglich ist. Die gesamte Bewegungsamplitude 1 des Lunatum ist demnach um 30° größer als die des Scaphoids.

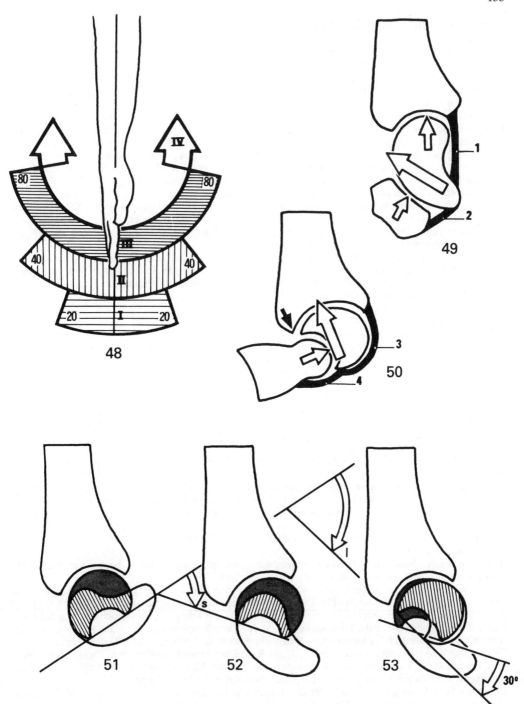

Gestaltveränderung des Karpus

Der Karpus ist nicht als starrer Block, sondern viel eher als ein Beutel gefüllt mit Kugeln anzusehen. Dies wird vor allem bei Abduktionsbewegungen deutlich. Unter der Einwirkung direkter Knochenkontakte und Bandanspannungen verändert sich seine Gestalt, wie durch eingehende Analyse von Röntgenbildern des Karpus in Radial- und Ulnarabduktion festgestellt werden kann. Die folgenden Schemata beruhen auf derartigen Analysen.
Während der Radialabduktion (Abb. 54) dreht sich in einer ersten Phase der gesamte Karpus um ein in Höhe des Capitatumkopfes gelegenes Zentrum. Die proximale Reihe verlagert sich nach proximal und ulnar (Pfeil 1), so daß das Lunatum zur Hälfte dem Ulnakopf gegenüberliegt. Das Triquetrum entfernt sich gleichermaßen vom Lunatum und dem Ulnakopf. Die Bewegung der proximalen Reihe wird jedoch bald durch das sich spannende Lig. collaterale carpi ulnare (I) und vor allem durch den Triquetrumzügel F gebremst. Das Triquetrum wirkt wie ein Prellbock für das Lunatum.
Bei weiterer Radialabduktion bewegt sich nur noch die distale Reihe.
– Trapezium und Trapezoideum wandern nach proximal (Pfeil 2), der Raum zwischen Trapezium und Radius wird kleiner. Unter dem Einfluß des sich an den Radius annähernden Trapeziums verliert das Scaphoid an Höhe, indem es sich durch eine Flexionsbewegung (f) im Radiokarpalgelenk legt (Abb. 56) und im Mediokarpalgelenk eine Extension ausführt (e).
– Das Capitatum verlagert sich nach distal (Pfeil 4), so daß der dem Lunatum zur Verfügung stehende Raum wächst. Das Lunatum kann nun in einer Flexionsbewegung (f) im Radiokarpalgelenk nach dorsal kippen (Abb. 57). Gleichzeitig dreht sich im Mediokarpalgelenk das Capitatum in Streckstellung (e). Durch die Lageveränderung des Scaphoids können das Capitatum und das Hamatum etwas nach proximal gleiten. Das Triquetrum, geführt von seinen drei Bändern, „klettert" auf das Hamatum in Richtung Capitatumkopf (schwarze Pfeile). Am Ende der Bewegungen der Knochen gegeneinander bildet der Karpus einen in Radialabduktion verriegelten Block (close-packed position).
In einer ersten Phase der Ulnarabduktion (Abb. 55) dreht sich der gesamte Karpus, wobei sich die proximale Reihe aber nun nach distal-radial verlagert. Das Lunatum liegt vollständig dem Radius gegenüber, Trapezium und Trapezoideum wandern nach distal (Pfeil 1), so daß der dem Scaphoid zur Verfügung stehende Raum wächst. Das Scaphoid wird durch seine Bandverbindung mit dem Trapezium nach distal gezogen, es richtet sich durch Extension im proximalen Handgelenk auf (Abb. 58, e). Es füllt so den Raum distal des Radius. Gleichzeitig gleitet das Trapezium unter dem Scaphoid in Flexionsstellung (f). Wird die Distalverlagerung des Scaphoids (Pfeil 2) durch das Lig. collaterale radiale gestoppt, dann setzt sich die Ulnarabduktion in der distalen Reihe fort. Es kommt jetzt zur Verschiebung der Elemente in Relation zur proximalen Reihe (schwarze Pfeile). Der Kopf des Capitatum stemmt sich gegen die konkave Fläche des Scaphoids, das Lunatum gleitet auf dem Kopf des Capitatum, bis es mit dem Hamatum Kontakt gewinnt. Das Triquetrum wandert entlang der Hamatumseitenfläche nach distal, wird aber gleichzeitig in Richtung Ulnakopf angehoben (Pfeil 3), mit dem es über den Discus articularis in mittelbaren Kontakt gerät (Pfeil 4). Über den Diskus werden Kräfte vom Unterarm auf die ulnare Handregion übertragen. Das Capitatum gleitet nach proximal (Pfeil 5), engt auf diese Weise den Raum für das Lunatum ein, das nun im Radiokarpalgelenk nach vorne in eine Extensionsstellung (e) kippt (Abb. 59). Es artikuliert mit seinem schlanken Anteil und bedingt eine Flexion (f) des Capitatum im Mediokarpalgelenk.
Am Ende der geschilderten Relativbewegungen der karpalen Elemente bilden diese einen in Ulnarabduktion verriegelten, starren Block (close-packed position).
Vergleicht man die Situation für die miteinander gekoppelten Ossa lunatum und scaphoideum (Inset) in der radialen (grau) und ulnaren (weiß) Abduktionsstellung, so ist festzustellen, daß die beiden Knochen gegensätzliche Konturveränderungen erfahren. Bei Radialabduktion verkleinert sich das Scaphoid, das Lunatum vergrößert sich; bei Ulnarabduktion sind die Verhältnisse umgekehrt. Diese Konturveränderungen erklären sich durch Flexions- und Extensionsbewegungen in den beiden Handgelenken.
Die bei der Radialabduktion (Abb. 56 + 57) im Radiokarpalgelenk stattfindende Flexion wird durch eine Extension im Mediokarpalgelenk kompensiert. Bei der Ulnarabduktion (Abb. 58 + 59) erfolgt umgekehrt eine Extension im Radiokarpal- und eine Flexion im Mediokarpalgelenk.
Eine logische Folgerung ist demnach, daß die Beugung im Handgelenk von einer radialen Abduktion im Radiokarpal- und einer ulnaren Abduktion im Mediokarpalgelenk begleitet ist. Die Handgelenksstreckung beinhaltet eine ulnare Abduktion im Radiokarpal- und eine radiale Abduktion im Mediokarpalgelenk.
Die bereits von HENKE beschriebenen Bewegungskombinationen bestätigen sich.

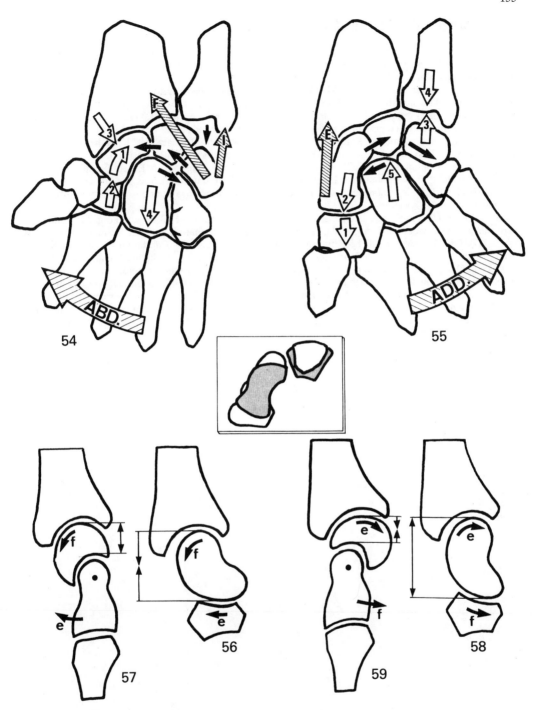

Verletzungen des Handgelenks

Streckung und Radialabduktion sind, oftmals in Kombination, bei Überschreitung der normalen Amplitude die Bewegungen, die am ehesten zu Verletzungen und Zerstörungen führen. Eine abnorm große Radialabduktion hat oft zwei Läsionen zur Folge.
– Fraktur des distalen Radiusendes (Abb. 60). Das Anstemmen des Scaphoids gegen den radialen Rand der Radiusgelenkfläche führt zur Fraktur des Radiusendes, besonders bei Altersosteoporose. Das distale Fragment kippt nach radial und, durch Extension im Handgelenk, nach dorsal (Abb. 61). Das Scaphoid frakturiert nicht, da es sich geschützt in liegender Position (Abb. 54) unter der Gelenkfläche des Radius befindet. Auch die palmaren Bänder reißen nicht. Der Griffelfortsatz der Ulna bricht unter der Zugwirkung des Diskus und des ulnaren Kollateralbandes häufig an seiner Basis ab.
– Fraktur des Scaphoids (Abb. 62). In diesem Fall wird das Scaphoid in Extensionsstellung „überrascht". Es steht in seiner ganzen Länge der radialen Gelenkflächenkante gegenüber, der radiale Griffelfortsatz trifft die Außenseite des Knochens. Durch die einwirkenden Scherkräfte bricht das Scaphoid.
Eine exzessive Überstreckung hat meist eine POUTEAU-COLLES-Fraktur zur Folge. Seltener rupturieren Bänder, wobei als erstes das Ligament zwischen Lunatum und Capitatum betroffen ist (Abb. 63). Dies hat zwei mögliche Konsequenzen. Entweder gerät das Capitatum mit seinem Kopf in Streckstellung hinter das dorsale Horn des Lunatum und verkeilt sich (retrolunäre Luxation des Karpus, Abb. 64). Oder aber das posteriore Band zwischen Radius und Lunatum reißt, bedingt durch die Hyperextension und durch den sich anstemmenden Capitatumkopf. Das Lunatum disloziert nach palmar und dreht sich, mit dem palmaren Band noch verbunden, um etwa 90°–120° um eine transversale Achse, so daß seine distale Fläche nach proximal schaut. Der Kopf des Capitatums wandert nach proximal und drängt so das Lunatum nach palmar in den Karpalkanal, wo es den N. medianus komprimiert (palmare Luxation des Lunatum, Abb. 65).

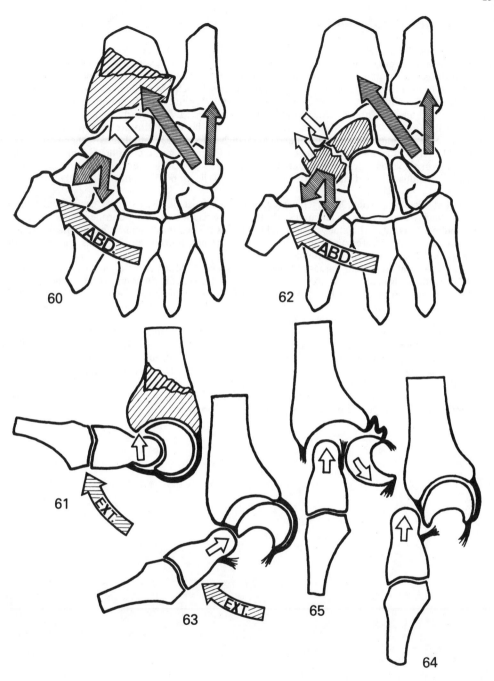

Muskeln des Handgelenks

Eine Palmaransicht der Handgelenkregion (Abb. 66) zeigt den M. flexor carpi radialis (1), dessen Sehne, nachdem sie einen eigenen Kanal unter dem Retinaculum flexorum durchlaufen hat, an der palmaren Basis des zweiten Mittelhandknochens inseriert. Zusätzlich ist sie am Trapezium und an der Basis des dritten Mittelhandknochens fixiert. Der relativ schwache M. palmaris longus (2) verflechtet seine Sehnenfaserbündel mit dem transversal orientierten Retinaculum flexorum und läuft mit vier Zipfeln aus, die an die Unterseite der Volarhaut ziehen. Der M. flexor carpi ulnaris (3) passiert den ulnaren Griffelfortsatz und inseriert an der palmaren Fläche des Pisiforme, am Retinaculum, am Hamatum sowie am fünften (gelegentlich auch zusätzlich am vierten) Mittelhandknochen.

Um das Schema nicht zu überladen, sind die Sehnen der Fingerbeuger, die mit dem N. medianus durch den Canalis carpi ziehen, nicht dargestellt. Es handelt sich um die je vier Sehnen der Mm. flexores digitorum profundus et superficialis, sowie die Sehne des M. flexor pollicis longus. Sie sind in Abbildung 71 dargestellt.

In einer dorsalen Ansicht der Handgelenksregion (Abb. 67) ist der M. extensor carpi ulnaris (4) zu erkennen. Nach Überquerung des ulnaren Griffelfortsatzes inseriert er an der dorsalen Basis des fünften Mittelhandknochens. Der M. extensor carpi radialis brevis (5) bildet mit dem M. extensor carpi radialis longus (6) die dorsale Begrenzung der Tabatière. Der erstere inseriert an der Basis des dritten, der letztere an der Basis des zweiten Mittelhandknochens.

In der Dorsalansicht sind nicht dargestellt die vier Sehnen des M. extensor digitorum, die Sehne des M. extensor indicis sowie die des M. extensor digiti minimi. Sie sind in Abbildung 71 im Schnitt zu sehen.

Die ulnare Ansicht (Abb. 68) der Handgelenksregion zeigt die Sehne des M. flexor carpi ulnaris (3); das Pisiforme bildet für ihn ein Hypomochlion. Die Sehne des M. extensor carpi ulnaris (4) liegt dorsal, die des Beugers palmar des Griffelfortsatzes der Ulna.

In einer Ansicht der Handgelenksregion von radial (Abb. 69) sieht man die Sehnen der Mm. extensores carpi radialis brevis (5) et longus (6) und die des M. abductor pollicis longus (7), der an der radialen Basis des ersten Metakarpale inseriert. Der M. extensor pollicis brevis (8) inseriert dorsal an der Basis der ersten Daumenphalanx, der M. extensor pollicis longus (9) an der Daumenendphalanx.

Die „Radialismuskeln" und die langen Daumenmuskeln umgeben den Griffelfortsatz des Radius. Die Sehne des M. extensor pollicis longus bildet die dorsale, die Sehnen der Mm. abductor pollicis longus und extensor pollicis brevis die palmare Begrenzung der Tabatière.

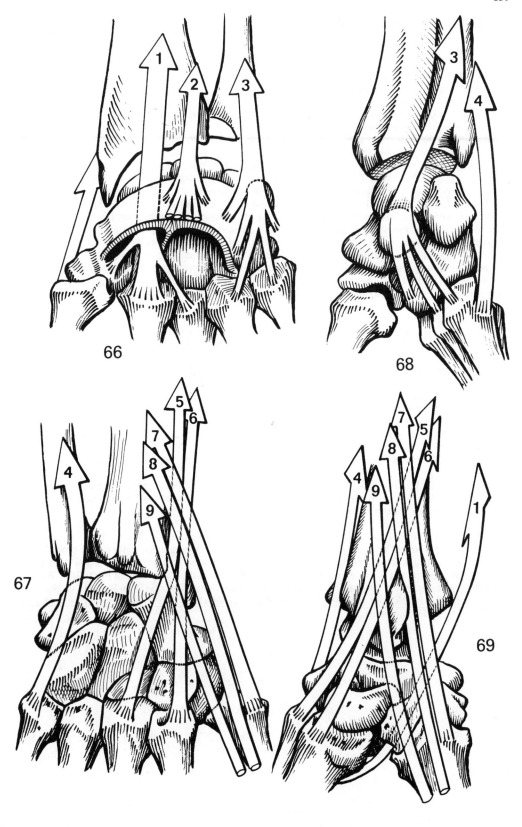

Funktion der Handgelenkmuskeln

Auf der Dorsalseite des Handgelenks verlaufen die Sehnen der Streckmuskeln unter dem Retinaculum extensorum (Abb. 70, Legenden gelten auch für Abb. 71), umscheidet von sechs Sehnenscheiden in sechs getrennten Fächern. Es sind von ulnar nach radial
- das Fach für den M. extensor carpi ulnaris
- das Fach für den M. extensor digiti minimi
- das Fach für die Sehnen der Mm. extensor digitorum und extensor indicis
- das Fach für den M. extensor pollicis longus
- das Fach für die Mm. extensores carpi radiales longus et brevis
- das Fach für die Mm. abductor pollicis longus und extensor pollicis brevis.

Das Retinaculum bildet mit seinen Fächern für die Sehnen eine umlenkende Führungs- und Gleitschiene, wenn eine Streckung des Handgelenks erfolgt. Generell werden die Muskeln des Handgelenks in vier Gruppen unterteilt. Die Schemazeichnung (Abb. 71) zeigt die vier Muskelgruppen in Relation zu den beiden Achsen des Handgelenks, der Flexions-Extensionsachse A A' und der Achse B B' für die radiale und ulnare Abduktion. Das Schema zeigt einen Querschnitt durch einen rechten Unterarm in Höhe des distalen Radioulnargelenks, B' liegt palmar, B dorsal; A' liegt radial, A ulnar. Die Sehnen der Handgelenkmuskeln sind dunkelgrau, die der Fingermuskeln hell gezeichnet.

1. Gruppe: Sie besteht allein aus dem M. flexor carpi ulnaris (1), der palmar der Achse A A' gelegen ist. Er beugt im Handgelenk und im Karpometakarpalgelenk des Kleinfingers. Er abduziert, da er medial der Achse B B' gelegen ist, nach ulnar, jedoch weniger kräftig als der M. extensor carpi ulnaris. Eine kombinierte gebeugte und ulnarabduzierte Stellung nimmt die linke Hand beispielsweise beim Geigenspielen ein.
2. Gruppe: Sie wird durch den M. extensor carpi ulnaris gebildet (6), der im Handgelenk streckt und ulnarabduziert (die Sehne liegt dorsal der Achse A A' und ulnar von B B').
3. Gruppe: Die Mm. flexor carpi radialis (2) und palmaris longus (3) beugen und abduzieren nach radial (Sehnen liegen palmar der Achse A A' und radial der Achse B B').
4. Gruppe: Die Mm. extensores carpi radiales longus (4) et brevis (5) strecken im Handgelenk und abduzieren nach radial (Sehnen verlaufen dorsal der Achse A A' und radial der Achse B B').

Keiner der Muskeln bewirkt aufgrund seiner Lage zu den beiden Achsen des proximalen Handgelenks nur eine Hauptbewegung. Für eine reine Hauptbewegung müssen zwei Gruppen eingesetzt werden, gleichzeitig antagonistisch und synergistisch wirkend.
- Beugung (A): erste Gruppe (M. flex. carpi ulnaris) und dritte Gruppe (Mm. flex. carpi radialis und palmaris longus)
- Streckung (B): zweite Gruppe (M. ext. carpi ulnaris) und vierte Gruppe (Mm. ext. carpi radiales longus et brevis)
- Ulnarabduktion (C): erste Gruppe (M. flex. carpi ulnaris) und zweite Gruppe (M. ext. carpi ulnaris)
- Radialabduktion (D): dritte Gruppe (Mm. flex. carpi radialis und palmaris longus) und vierte Gruppe (Mm. ext. carpi radiales longus et brevis).

Bei genauerer Analyse erweisen sich die Muskelwirkungen noch differenzierter. Die elektrischen Reizversuche von DUCHENNE DE BOULOGNE (1867) haben gezeigt, daß nur der M. extensor carpi radialis longus (4) streckt und radialabduziert. Der M. extensor carpi radialis brevis ist ausschließlich ein Strecker, was ihn funktionell bedeutsam macht. Die Mm. palmaris longus und flexor carpi radialis sind unmittelbare Beuger; der letztere bringt durch Zug am Metakarpale II die Hand in Pronation. Wird der Muskel isoliert gereizt, so wirkt er nicht radialabduzierend. Seine Kontraktion während der Radialabduktion der Hand wirkt der Streckwirkung des M. extensor carpi radialis longus entgegen, der der eigentliche Radialabduktor ist.

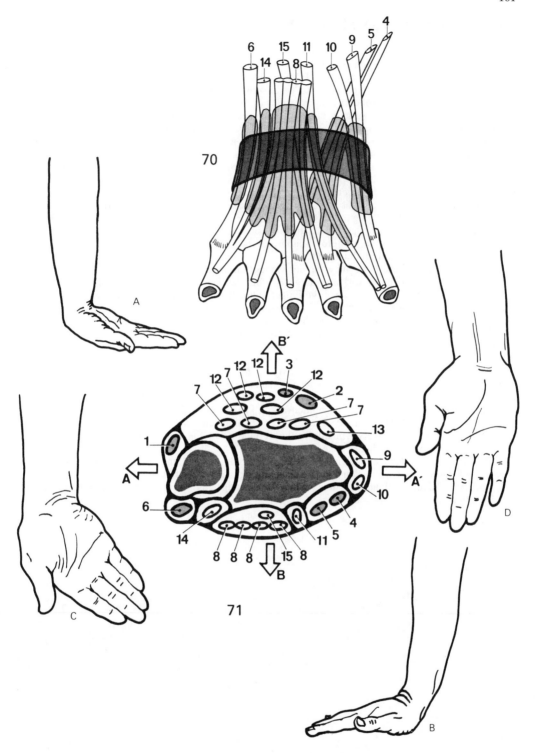

Funktion der Handgelenkmuskeln (Fortsetzung)

Die langen Fingermuskeln können nur unter bestimmten Voraussetzungen im Handgelenk wirken. Die Mm. flexores digitorum profundus (7, Abb. 70 + 71) und superficialis (12) sowie der M. flexor pollicis longus (13) als Fingerbeuger können im Handgelenk nur flektieren, wenn die Beugung der Finger vorzeitig gestoppt wird und nicht die gesamte Verkürzungsmöglichkeit der Muskeln in Anspruch nimmt. So wird beim Halten eines größeren Gegenstandes (z. B. einer Flasche) die Beugung im Handgelenk durch die langen Fingerbeugemuskeln unterstützt. In vergleichbarer Weise beteiligen sich die Fingerstrecker [M. ext. digitorum (8), M. ext. digiti minimi (14), M. ext. indicis (15)] an der Extension, wenn die Hand zur Faust geballt wird. Der M. abductor pollicis longus (9) und der M. extensor pollicis brevis (10) wirken im Handgelenk radialabduzierend, wenn ihnen der M. extensor carpi ulnaris nicht entgegenwirkt. Bei gleichzeitiger Kontraktion des M. extensor carpi ulnaris resultiert eine Abduktion des Daumens durch den M. abductor pollicis longus. Die synergistische Wirkung des M. extensor carpi ulnaris ist demnach für die Daumenabduktion vorausgesetzt. Unter diesem Gesichtspunkt kann der M. extensor carpi ulnaris als Stabilisator des Handgelenks angesehen werden. Der M. extensor pollicis longus (11), der eine Streckung und Retroposition des Daumens bewirkt, kann bei erschlafftem M. flexor carpi ulnaris im Handgelenk nach radial abduzieren und strecken. Der M. extensor carpi radialis longus (4) gilt als ein weiterer Stabilisator des Handgelenks; sein Ausfall führt zu einer andauernden ulnaren Deviation der Hand.

Synergistische und stabilisierende Wirkung der Handgelenkmuskeln (Abb. 72)
– Die Strecker im Handgelenk wirken synergistisch mit den langen Fingerbeugern (a).
Bei Streckung des Handgelenks werden die Finger automatisch gebeugt. Für die Streckung der Finger aus dieser Stellung bedarf es einer willkürlichen Bewegung. Bei gestrecktem Handgelenk besitzen die Fingerbeuger ihre größte Effektivität, da ihre Verkürzungsmöglichkeit in Neutralnullstellung und vor allem in Beugestellung um ¾ kleiner ist als in Streckstellung des Handgelenks.
– Die Beuger im Handgelenk wirken synergistisch mit den langen Fingerstreckern (b).
Wird das Handgelenk gebeugt, so stellt sich automatisch eine Streckung in den Fingergrundgelenken ein. Es bedarf einer willkürlichen Muskelkontraktion, um die Finger zu beugen, wobei der resultierende Faustschluß kraftlos ist. Die Anspannung der Sehnen der langen Fingerbeuger schränkt die Beugung im Handgelenk ein; eine Streckung der Finger erweitert die Beugung im Handgelenk um 10°.

Das exakt abgestimmte muskuläre Zusammenwirken kann relativ schnell beeinträchtigt werden. Eine nicht reponierte POUTEAU-COLLES-Fraktur hat nicht allein eine veränderte Ausrichtung der Radiusgelenkfläche zur Folge. Darüber hinaus resultiert eine Dehnung der Handgelenksextensoren, die wiederum die Wirkung der Fingerbeuger beeinflußt.

Die Funktionsstellung des Handgelenks (Abb. 73) entspricht der Stellung, die den Fingermuskeln, vor allem den Beugern, einen optimalen Wirkungsgrad verleiht. Sie besteht in einer leichten Extension (40–45°) und einer leichten Ulnarabduktion (ca. 15°) im Handgelenk. In dieser Stellung kann die Hand Greiffunktionen am besten ausführen.

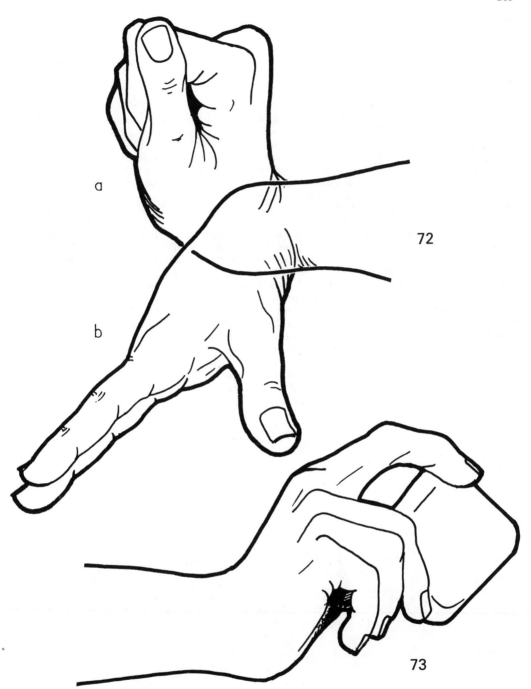

Die Hand

Bedeutung

Die menschliche Hand ist ein bewundernswertes Werkzeug, das dank der Fähigkeit zum Greifen eine Vielzahl von Tätigkeiten ausführen kann. Die Hand ist das „Instrument der Instrumente" (ARISTOTELES). Der Funktionsreichtum der Hand drückt sich in ihren Stellungen, Bewegungen und Aktionen aus. Eine Greiffähigkeit ist sowohl für die Zange des Hummers als auch für die Hand des Affen nachweisbar, sie erreicht aber in keinem Falle eine derartige Perfektion, wie sie für die menschliche Hand charakteristisch ist. Der Daumen nimmt eine ganz besondere Position ein, indem er sich den übrigen Fingern gegenüberstellen kann. Auch bei den höheren Affen ist der Daumen opponierbar, aber das Ausmaß der Opposition erreicht nicht das des menschlichen Daumens.
Desweiteren ist es die fehlende Spezialisierung, die der menschlichen Hand den Weg zur optimalen Anpassung und Kreativität frei läßt.
Funktionell betrachtet ist die Hand das distale Ausführungsorgan der oberen Extremität. Der Arm trägt sie und ermöglicht ihr, die günstigste Stellung für eine erforderte Handlung einzunehmen. Die Hand ist jedoch nicht nur ein exekutives Instrument, sondern ebenso ein hochgradig empfindsames Sinnesorgan, welches Informationen aufnimmt, die wiederum ihr Handeln bestimmen.
Schließlich vermittelt sie der Hirnrinde Auskünfte bezüglich der Dicke von und der Distanz zwischen Gegenständen. Von ihr aufgenommene Eindrücke schulen und differenzieren die visuelle Perzeption, ohne die Hand wäre das Bild unserer Umwelt unplastisch und kontrastlos. Auf den sensorischen Fähigkeiten der Hand baut sich das räumliche Erfassen von Formen, Strukturen und Gegenständen auf. Darüber hinaus trainiert die Hand das Gehirn bezüglich der Einschätzung von Oberflächenbeschaffenheiten, von Gewichten und von Temperaturen. Nur sie vermag, ohne daß das Auge zu Hilfe kommen muß, einen Gegenstand zu erkennen.
Die Hand ist funktionell untrennbar mit dem Gehirn gekoppelt. Die ständigen Interaktionen zwischen den beiden Organen erlauben es dem Menschen, die Umwelt seinen Vorstellungen entsprechend zu gestalten und über die übrigen Lebewesen zu dominieren.

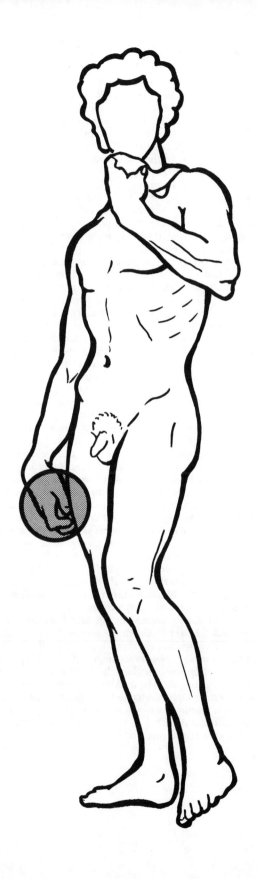

Topographie der Hand

Die Topographie der Hand ist auf ihrer palmaren und ihrer dorsalen Seite studierbar.
An der Palmarseite der Hand (Abb. 1) ist die Handtellerfläche von den Palmarflächen der Finger zu unterscheiden. Die Handtellerfläche selbst gliedert sich in drei Regionen.
– Zentral liegt eine grubenartige Vertiefung (1), die mittlere Palmarloge, die die Beugesehnen sowie Gefäße und Nerven beherbergt. Die Loge wird von zwei transversalen Hautfurchen durchzogen, der distalen Palmarfurche (2), die in Höhe der drei ulnaren Fingergrundgelenke verläuft, und der mittleren Palmarfurche (3), die radial in Höhe des Zeigefingergrundgelenks ausläuft.
– Radial befindet sich die deutlich konvexe Erhebung des Thenars (4), die bis an die Basis des Daumens heranreicht. Nach ulnar wird der Thenar durch die proximale Palmarfurche (5, *Linea vitalis*, auch Oppositionsfurche des Daumens genannt) begrenzt. Die Erhebung enthält die Thenarmuskulatur, die Muskeln des Daumens. Im proximalen Thenarbereich ist das Tuberculum des Scaphoids (6) palpierbar.
– Ulnar liegt die weniger prominente Erhebung des Hypothenars (7), die Muskeln des Kleinfingers enthaltend. Im proximalen Hypothenarabschnitt ist das Os pisiforme (8) der Palpation zugänglich. An ihm inseriert die Sehne des M. flexor carpi ulnaris.
Proximal der Handtellerfläche beginnt die Handgelenkregion mit den karpalen Elementen. Das Radiokarpalgelenk liegt etwa in Höhe der Beugefurche des Handgelenks (9, Restricta). In einem rechten Winkel zur Beugefurche läuft die Sehne des M. flexor carpi radialis (10). Sie markiert die ulnare Begrenzung der Radialispulsstelle (11). Das quere Retinaculum flexorum überspannt diese Region sowie den proximalen Bereich der Palma manus. Die Palmarseite der Finger beginnt an der digitopalmaren Beugefurche (12), die 10 bis 15 mm distal der Grundgelenke liegt. Die vier ulnaren Finger sind durch die zweite, dritte und vierte Interdigitalspalte (13), die dorsal tiefer als palmar ist, getrennt. Die proximale interphalangeale Beugefurche ist gedoppelt und liegt etwas proximal des Gelenkspaltes. Sie gliedert die proximale Phalanx (15) von der Mittelphalanx (16) ab. Die distale interphalangeale Beugefurche (17) ist einfach, ebenfalls ein wenig proximal zum zugehörigen Gelenkspalt gelegen. Sie bildet die proximale Begrenzung der Fingerbeere (18), der palmaren Fläche der distalen Phalanx.
Der Daumen entspringt der radialen Seite der Hand und wird von dieser durch die große und tiefe erste Interdigitalspalte (19) getrennt. Seine Verbindung mit dem Thenarwulst wird durch zwei Beugefalten (20) markiert, die in Höhe des Daumengrundgelenks liegen. Die proximale Phalanx (21) wird von der palmaren Fläche der distalen Phalanx, der Fingerbeere des Daumens (22), durch die interphalangeale Beugefurche abgegliedert (23). Sie befindet sich etwas proximal des Gelenkspaltes.
Die Dorsalseite der Hand (Abb. 2) besteht aus zwei Arealen, dem Handrücken und der Dorsalseite der Finger. Der Handrücken wird von einer dünnen und beweglichen Haut bedeckt. Das unter ihr liegende Venensystem drainiert sämtliches Blut der Hand und der Finger. Die Strecksehnen vermögen die Haut anzuheben. Distal wird der Handrücken durch die vier rundlich vorspringenden Metakarpalköpfe (25) und die drei tiefen Interdigitalspalten (26) abgegrenzt. Auf der ulnaren Seite der Hand (27) bildet der M. abductor digiti minimi ein Polster; radial (Abb. 3) befindet sich die erste interdigitale Furche (19) und die Tabatière (28). Die schwach konkave Tabatière liegt am Übergang der Handwurzel zum Mittelhandknochen des Daumens. Sie wird von den Sehnen der Mm. abductor pollicis longus und extensor pollicis brevis (29), sowie durch die des M. extensor pollicis longus (30) eingerahmt. Am Grund der Tabatière liegen von proximal nach distal der Griffelfortsatz des Radius, das Daumensattelgelenk (31) und die Arteria radialis. Die Sehnen der genannten Muskeln laufen auf der Dorsalseite des ersten Metakarpalknochens (32) in Höhe des Daumengrundgelenks (33) zusammen.
In Pronationsstellung wölbt sich auf der ulnaren Seite des Handrückens der runde Kopf der Ulna deutlich vor (34). Die Dorsalseite der Finger ist durch die proximalen interdigitalen Streckfalten (35) geprägt, die exakt die Lage der Gelenkspalten angeben. Der dritte, distale Fingerknochen trägt den Nagel, der proximal und seitlich vom sog. Nagelwall eingefaßt wird (37). Der Abschnitt zwischen Nagelbasis und distaler interphalangealer Streckfurche beherbergt das Nagelbett (38).
Eine topographisch-funktionelle Einteilung der Hand (Abb. 4) hat drei Abschnitte zu berücksichtigen. Der Daumen (I) besitzt aufgrund seiner Opponierbarkeit eine große Vielzahl von Fähigkeiten. Zeige- und Mittelfinger (II) führen mit dem Daumen zwei- oder dreifingrig pinzettenartige Präzisionsgriffe aus. Ring- und Kleinfinger (III) sind mitsamt der übrigen Hand für den Grobgriff erforderlich, wenn z. B. Werkzeuggriffe sicher gefaßt und gehalten werden sollen.

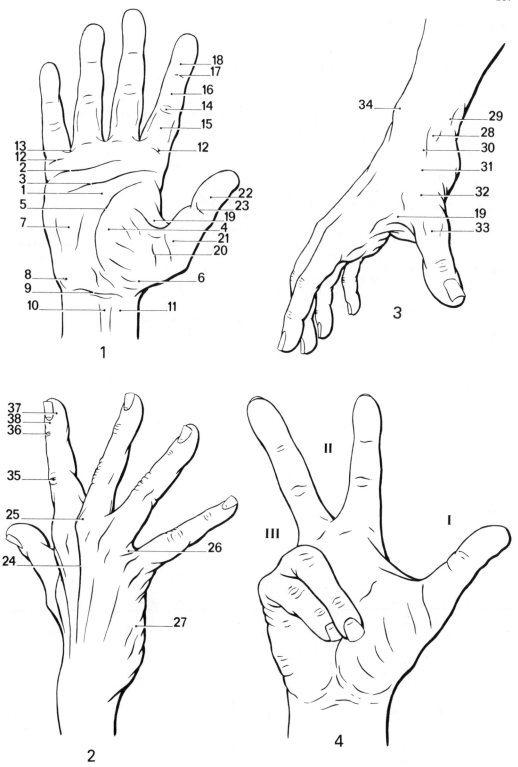

Architektur der Hand

Um Gegenstände ergreifen zu können, muß die Hand ihre Gestalt verändern können.
Auf einer planen Fläche, z. B. auf einer Glasscheibe (Abb. 5), spreizt und plattet sich die Hand ab. Sie hat Kontakt (Abb. 6) mit dem Thenar (1) und dem Hypothenar (2), mit den Metakarpalköpfen (3) und den Palmarflächen der Finger (4). Allein der proximoulnare Bereich der Handfläche bleibt ohne Kontakt.
Wird ein relativ großer Gegenstand ergriffen, so wölbst sich die Hand. Es können drei Bögen, in unterschiedlichen Richtungen verlaufend, erkannt werden.
– Der Karpalbogen XOY (Abb. 7) ist transversal orientiert. Er entspricht der Konkavität der karpalen Elemente. Nach distal setzt er sich im Metakarpalbogen fort, der von den Metakarpalköpfen gebildet wird. Die Längsachse der karpalen Rinne verläuft vom Lunatum über das Capitatum bis hin zum Os metacarpale III.
In Längsrichtung der Hand (Abb. 7 + 8) verlaufen strahlenartig Bögen vom Karpus über den Metakarpus bis in die phalangealen Elemente jeder der Finger. Die Konkavität dieser Bögen ist nach palmar gerichtet, der tiefste Punkt der Wölbungen liegt in Höhe der Fingergrundgelenke. Eine Störung des muskulären Gleichgewichts an diesem Punkt führt zum Einbruch der Wölbung (vgl. Abb. 98b, S. 205). Die beiden wichtigsten Längsbögen sind der Bogen des Mittelfingers OD_3 (Abb. 7), der die Rinnenachse des Karpus fortsetzt, und der Zeigefingerbogen OD_2 (Abb. 8), der dem des Daumens am häufigsten gegenüber steht.
– Der opponierte Daumen bildet mit den übrigen Fingern vier schräg orientierte Bögen (Abb. 7, 8 und 9). Der bedeutsamste dieser Bögen verbindet den Daumen mit dem Zeigefinger D_1–D_2 (Abb. 8). Der Bogen, der den Daumen mit dem Kleinfinger verbindet D_1–D_5 (Abb. 7, 8 und 9) ist der weiteste.
Wölbt sich die Hand, so formt sie eine nach palmar konkave Rinne, deren seitliche Begrenzungen sich an drei Stellen deutlich erhöhen. Der Daumen (D1) bildet allein die radiale Begrenzung. Zeige- (D 2) und Kleinfinger (D5) stellen die ulnare Begrenzung dar. Innerhalb dieser Begrenzungen verlaufen die vier schrägen Oppositionsbögen. Die schräg orientierte palmare Rinne, dargestellt durch den in der Hand liegenden, großen Pfeil (Abb. 8 + 9), kreuzt die Oppositionsbögen. Der Rinnenverlauf kann durch eine Linie wiedergegeben werden, die von der Basis des Hypothenars (X, Abb. 7), wo das Pisiforme palpierbar ist, zum Kopf des zweiten Metakarpale (Z, Abb. 7) reicht. Im Bereich der Palma manus stimmt der Rinnenverlauf mit dem mittleren Abschnitt der Oppositionsfurche des Daumens überein. Ein zylindrischer Gegenstand, ein Werkzeuggriff z. B., von der ganzen Hand ergriffen, hat die gleiche Ausrichtung.

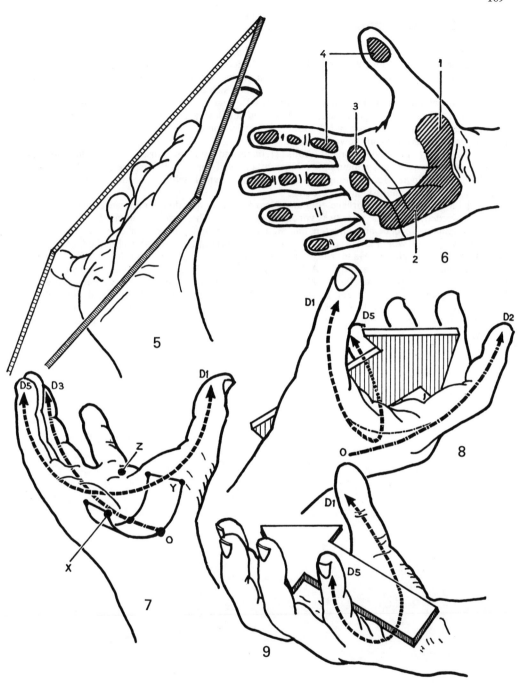

Architektur der Hand (Fortsetzung)

Spreizt man die Finger (Abb. 10), so laufen die fünf Fingerachsen an der Basis des Thenars an einem Punkt zusammen, der in etwa dem gut palpierbaren Tuberculum des Scaphoids entspricht. Bewegungen der Finger in einer frontalen Ebene lassen sich nicht auf die Symmetrieebene des Körpers beziehen (im Sinne einer Ab- oder Adduktion), sondern sie beziehen sich auf die Handachse, die durch das dritte Metakarpale und durch den Mittelfinger verläuft. Die Bewegungen werden als Abduktion (Abb. 10) und Adduktion (Abb. 12) der Finger bezeichnet. Während der Bewegungen bleibt der Mittelfinger in Ruhe. Er kann jedoch willkürlich nach radial (echte Abduktion von der Symmetrieebene des Körpers) oder nach ulnar (echte Adduktion) bewegt werden.
Werden die Finger aneinandergebracht (Abb. 12), dann sind die Fingerachsen nicht parallel zueinander, sondern sie laufen auf einen gemeinsamen Punkt zu, der weit vor den Fingerspitzen liegt. Die Erklärung hierfür findet sich in der Beobachtung, daß die Finger nicht zylindrisch sind, sondern von der Basis bis zu ihrer Spitze im Querschnitt kleiner werden.
Nehmen die Finger eine natürliche Stellung ein (Abb. 11), aus der heraus sie entweder ab- oder adduziert werden, so sind sie alle etwas voneinander entfernt. Ihre Achsen laufen allerdings an keinem Punkt zusammen. In dem abgebildeten Fall stehen die ulnaren Finger parallel zueinander, die drei radialen divergieren, wobei jeweils der Mittelfinger als Repräsentant der Handachse die Übergangszone darstellt. Schließt sich die Hand zur Faust (Abb. 13), wobei die distalen Interphalangealgelenke gestreckt bleiben sollen, so laufen die Achsen der letzten beiden Glieder der vier Finger und die des Daumens (seine Endphalanxstellung soll hier unberücksichtigt bleiben) an einem Punkt zusammen. Dieser liegt proximal dicht an der Radialispulsstelle. Zu bemerken ist, daß diesmal die Achse des Zeigefingers longitudinal verläuft, während die der drei ulnaren Finger zunehmend schräg orientiert sind. Auf Ursache und Bedeutung dieser schrägen Beugung der Finger wird noch eingegangen werden (S. 188).

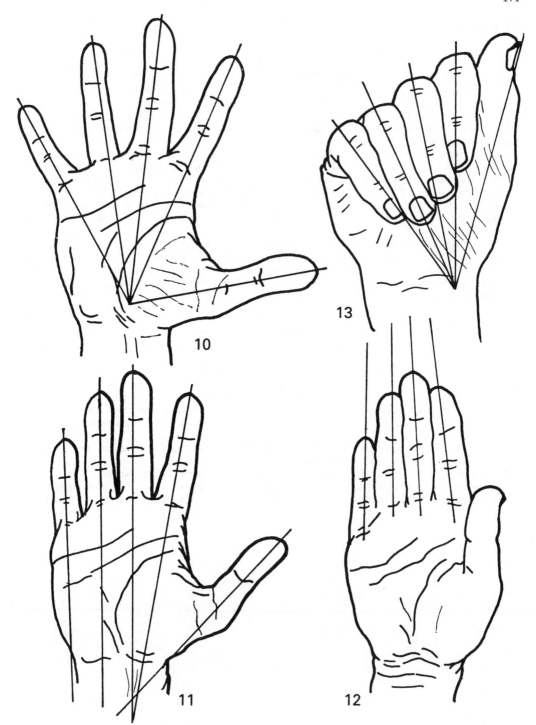

Handwurzel

Die knöchernen Elemente der Handwurzel bilden eine nach palmar konkave Rinne, die durch das Retinaculum flexorum zum Kanal geschlossen wird. Die karpale Rinne wird gut sichtbar, wenn man das Skelett der Hand bei hyperextendiertem Handgelenk betrachtet (Abb. 14). Der Blick folgt der Achse des Karpalkanals, zu erkennen sind die seitlichen Begrenzungen. Radial ist es das Tuberculum des Scaphoids (1) und die Rinne des Trapeziums (2), ulnar das Pisiforme (3) und der Hamulus ossis hamati (4). In den folgenden Abbildungen sind diese Elemente mit den gleichen Ziffern angegeben.
Bei spezifisch ausgerichtetem Strahlengang lassen sich die erwähnten Strukturen im Röntgenbild deutlich erkennen.
Zwei horizontale Schnitte machen die Gestalt der Rinne deutlich. Der erste Schnitt (Abb. 15) ist durch die proximale Knochenreihe gelegt (Schnittebene A in Abb. 17). Zu erkennen sind von radial nach ulnar das Scaphoid (1), der Kopf des Capitatum (5), umfaßt von den beiden Hörnern des Lunatum, das Triquetrum (7) und das Pisiforme (3). Der zweite Schnitt (Abb. 16) geht durch die distale Reihe (Ebene B, Abb. 17). Von radial nach ulnar sind zu erkennen das Trapezium (2), das Trapezoideum (6), das Capitatum (5) und das Hamatum (4). In beiden Abbildungen ist das Retinaculum flexorum gestrichelt eingezeichnet.
Bei der Hohlhandbildung verstärkt sich die Konkavität der karpalen Rinne leicht. Es kommt zu geringgradigen Verschiebebewegungen in den die Karpalknochen verbindenden Amphiarthrosen. Die konkave Gelenkfläche des Scaphoids gleitet in einer schraubenartigen Bewegung auf der Konvexfläche des Capitatumkopfes nach palmar und proximal. Triquetrum und Hamatum verlagern sich synchron nach palmar, Trapezium und Trapezoideum gleiten auf den beiden Facetten der distalen Scaphoidfläche. Insbesondere das Trapezium wandert auf der zylindrischen Gelenkfacette, die sich bis nahe an das Tuberculum des Scaphoids erstreckt, nach palmar und ulnar. Die bewegungsauslösenden Muskeln sind die des Thenars (Pfeil X) und des Hypothenars (Pfeil Y), die, u. a. am Retinaculum flexorum entspringend, dieses anspannen (Abb. 16), und somit eine Annäherung der Karpalkanalwände hervorrufen (punktierte Umrisse).
In Längsrichtung ist die Handwurzel als ein aus drei Säulen aufgebautes System zu betrachten (Abb. 17 + 18).
– Die radiale Säule (a, vertikal gestreift) ist die bedeutsamste, da sie die Säule des Daumens ist (DESTOT). Sie setzt sich aus dem Scaphoid, dem Trapezium und dem Metakarpale I zusammen. Vom Scaphoid zweigt sich die Säule des Zeigefingers ab, bestehend aus dem Trapezoideum und dem Metakarpale II.
– Die mittlere Säule (b, schräg gestreift) besteht aus dem Lunatum, dem Capitatum und dem Metakarpale III. Sie bildet, wie bereits erwähnt, die Handachse.
– Die ulnare Säule (c, horizontal gestreift) trägt die beiden ulnaren Finger. Sie baut sich auf dem Triquetrum und dem Hamatum auf, letzteres artikuliert mit dem vierten und fünften Metakarpale. Das Pisiforme ist dem Triquetrum palmar angefügt und spielt für die Übertragung von Kräften keine Rolle.

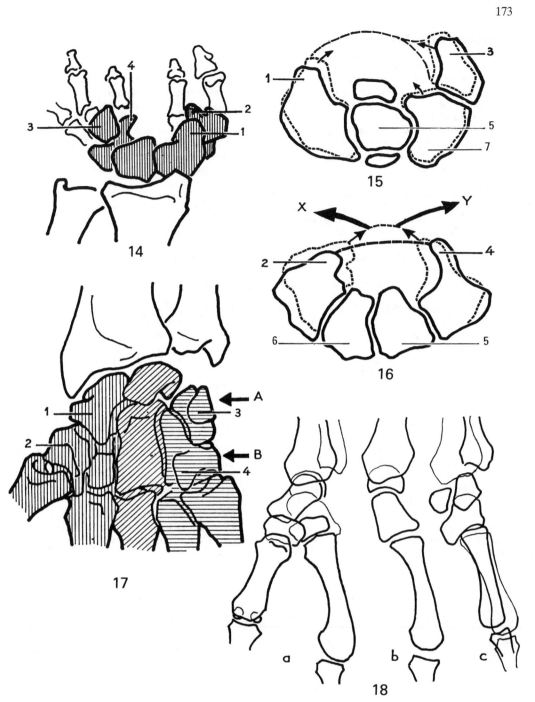

Wölbung des Handtellers

Die aktive Wölbung der Palma manus ist auf Bewegungen der vier ulnaren Mittelhandknochen gegenüber dem Karpus zurückzuführen (das erste Metakarpale soll noch ausgeklammert bleiben). Die in den Karpometakarpalgelenken ausgeführten Bewegungen (Beugung – Streckung) sind, wie in allen Amphiarthrosen, von geringem Umfang. Die Bewegungsamplitude wächst allerdings vom zweiten bis zum fünften Metakarpale.
Ist die Hand abgeflacht, so liegen die Köpfe der vier ulnaren Metakarpalia auf einer Geraden AB (Abb. 20, Hand von distal gesehen). Wölbt sich die Hand (Abb. 19), so wandern die Köpfe der drei letzten ulnaren Metakarpalia – zum Kleinfinger hin mit zunehmendem Ausmaß – nach palmar. Die Metakarpalköpfe liegen auf einer Kurve A'B (Abb. 20), sie liegen auf dem transversalen Metakarpalbogen.
Hierzu müssen zwei Beobachtungen erwähnt werden.
a) Der Kopf des zweiten Metakarpale B bewegt sich praktisch nicht. Weder Beugung noch Streckung sind zwischen Trapezoideum und Metakarpale II möglich.
b) Der Kopf des Metakarpale V (A) bewegt sich relativ weit, und zwar nicht nur nach palmar, sondern auch leicht nach radial in die Stellung A'.
Das Gelenk zwischen Os metacarpale V und dem Os hamatum ist eine Amphiarthrose (Abb. 22). Die Gelenkflächen sind schwach zylindrisch. Die Gelenkachse hat in zweifacher Hinsicht eine schräge Orientierung, die die Lageveränderung des Kopfes des fünften Mittelhandknochens nach palmar und radial erklärt.
1) Betrachtet man die distalen Flächen der distalen Karpalknochen (Abb. 21), so ist die Achse X X' der distalen Fläche des Hamatum (Kreuz) schräg zur frontalen Ebene (schwarzer Strich) ausgerichtet. Sie verläuft von ulnar-palmar nach radial-dorsal. Jegliche Beugung um diese Achse wird den Kopf des Metakarpale V nach palmar und radial bringen (Richtung des weißen Pfeils).
2) Die Achse X X' des Gelenks verläuft nicht genau rechtwinklig zur Diaphysenlängsachse O A des Metakarpale V, sondern sie bildet mit dieser einen Winkel X O A, der etwas kleiner als 90° ist (Abb. 23). Dies bedingt, daß sich der Kopf des Metakarpale V auf einem Kegelmantel nach radial bewegt.
Wird ein Element O A (Abb. 23) um die rechtwinklig zu ihm ausgerichtete Achse Y Y' bewegt, so beschreibt der Punkt A einen Kreis mit dem Mittelpunkt O. Der Kreis liegt in der Ebene P, die rechtwinklig zur Achse Y Y' steht (ebene Rotation). Nach einer Bewegungsphase wird der Punkt A z. B. nach A" verlagert sein.
Bewegt sich das Element O A um die nicht rechtwinklig stehende Achse X X', so beschreibt es keinen Kreis, sondern einen Kegel mit der Spitze O. Der Kegel berührt die Ebene P auf der Linie O A.
Nach einer gleich großen Bewegungsphase liegt A am Punkt A' der Kegelbasis (konische Rotation). Der Punkt A' bildet mit der Ebene P einen Winkel, der gleich groß dem Winkel zwischen der Achse X X' und dem Element O A ist.
Übertragen wir die geometrische Analyse auf das Gelenk (Abb. 22), so wird leicht verständlich, daß der Kopf des Metakarpale A die Ebene P verläßt und leicht nach radial wandert. Zu der nach palmar-radial gerichteten Bewegung des Kleinfingermetakarpale kommt noch eine supinatorische Zwangsrotation hinzu. Der Kleinfinger wird in Richtung Daumen opponiert.

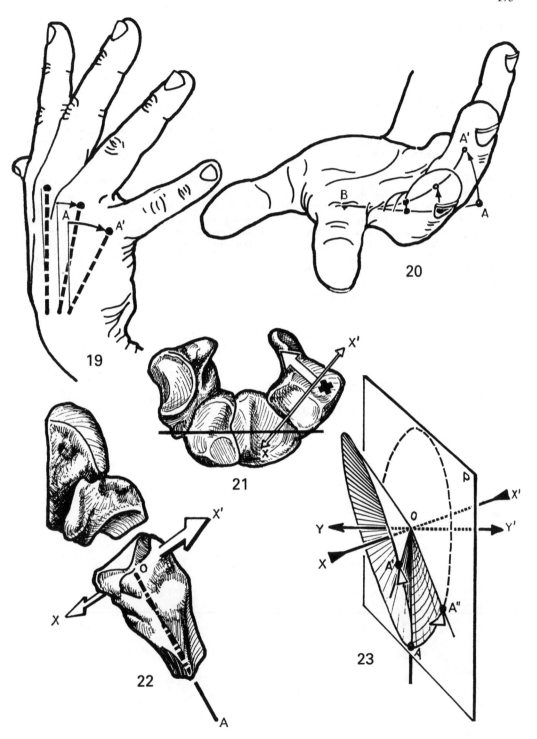

Fingergrundgelenke

Die Metakarpophalangealgelenke sind morphologisch Kugelgelenke (Abb. 24). Sie besitzen jedoch nur zwei Grade der Freiheit.
- Beugung und Streckung um die transversale Achse Y Y' in einer sagittalen Ebene.
- Ab- und Adduktion um die dorsopalmare Achse X X' in einer frontalen Ebene.
Das Caput ossis metacarpalis trägt eine bikonvexe Gelenkfläche A, die palmar größer und breiter ist als dorsal. Die Gestalt der Köpfe ist, wie noch gezeigt werden wird, unterschiedlich.
Die Basis der proximalen Phalanx weist eine pfannenartige, bikonkave Gelenkfläche B auf, die wesentlich kleiner als die des Kopfes ist. Palmarwärts wird sie durch eine faserknorpelige Platte, das Lig. palmare (2), erweitert. Die fibröse Platte ist palmar an der Basis der Grundphalanx scharnierartig (3) fixiert.
In Streckstellung (Abb. 25, a) hat die überknorpelte Innenseite des Lig. palmare mit dem metakarpalen Kopf Kontakt. In Beugestellung (b) liegt das Lig. palmare proximal des Kopfes. Unter Abknickung seines „Scharniers" gleitet es auf die palmare Metakarpusfläche, was durch seine Biegsamkeit möglich ist. Das Lig. palmare schafft zwei sich scheinbar gegenseitig ausschließende Voraussetzungen. Es führt auf der einen Seite einen maximalen Gelenkflächenkontakt zwischen den beiden Elementen herbei; auf der anderen Seite schränkt es die Bewegung nicht ein. Die weiträumige Beuge- und Streckfähigkeit wird durch den dorsalen (4) und palmaren (5) Rezessus der Kapsel ermöglicht. Der beträchtlich große palmare Rezessus verschafft dem Lig. palmare die Möglichkeit des Gleitens. An der dorsalen Basis der proximalen Phalanx inseriert der mittlere Faserzug der Dorsalaponeurose (6).
Auf jeder Seite des Gelenks befinden sich zwei Bandzüge.
- Ein Bandzug vom Metakarpale zum Lig. palmare, das die Bewegungen der Faserknorpelplatte kontrolliert (s. später).
- Ein Kollateralband (1), im Schnitt dargestellt (Abb. 24). Die beiden Kollateralbänder halten den Gelenkflächenkontakt aufrecht und begrenzen die Bewegungen.
Die proximale Fixierung A des Kollateralbandes am Kopf des Metakarpale (Abb. 26, nach DUBOUSSET) liegt nicht am Krümmungsmittelpunkt der Gelenkfläche, sondern dorsal von ihm. Es existiert als Ausdruck des variablen Krümmungsradius einer metakarpalen Gelenkfläche eine spiralig angeordnete Serie von Krümmungsmittelpunkten. Die Distanz zwischen proximaler (Metakarpale) und distaler Insertion (Phalanx proximalis) des Kollateralbandes vergrößert sich von der Streckstellung (AB) zur Beugestellung (AB') von 27 auf 34 mm. Das Kollateralband ist demnach in Streckstellung entspannt und in Beugestellung gespannt.

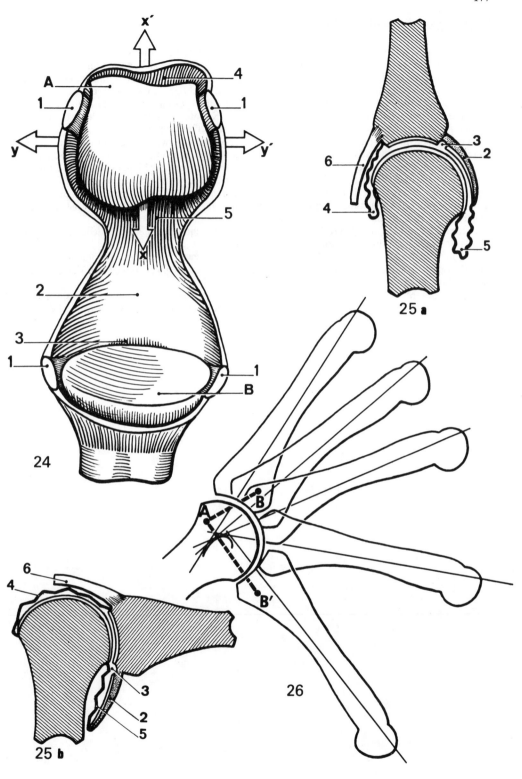

Fingergrundgelenke (Fortsetzung)

Es wird nun leicht verständlich (Abb. 27, Frontalschnitt), daß in Extensionsstellung (a) die entspannten Kollateralbänder Seitbewegungen ermöglichen (b). Ein Band spannt sich, das andere bleibt entspannt. Die Stabilisierung der Fingergrundgelenke ist in Beugestellung durch die Kollateralbänder, in Streckstellung durch die Mm. interossei gewährleistet. Als eine wichtige Konsequenz ergibt sich, daß die Fingergrundgelenke auf keinen Fall in Streckstellung ruhig gestellt werden dürfen. Es ergäbe sich aufgrund der ungehinderten Schrumpfungstendenz der Kollateralbänder eine Gelenksteife, die kaum rückgängig zu machen ist. In Flexionsstellung besteht diese Gefahr nicht.

Die Gestalt der metakarpalen Köpfe (Abb. 28 bis 31, Köpfe des zweiten, dritten, vierten und fünften Metakarpale einer rechten Hand), sowie die unterschiedliche Länge und Ausrichtung der Kollateralbänder spielen einmal eine wesentliche Rolle bei der schrägen Beugung der Finger (s. später). Zum anderen beeinflussen sie nach TUBIANA den Mechanismus der Ulnardeviation bei rheumatischer Erkrankung.

Der Kopf des Metakarpale II (Abb. 28) ist, bedingt durch seine kräftige dorsoulnare Vorwölbung und seine dorsoradiale Abflachung, deutlich asymmetrisch. Das Lig. collaterale ulnare ist kräftiger und länger als das radiale, das weiter dorsal fixiert ist.

Der Kopf des Metakarpale III (Abb. 29) weist in abgeschwächter Form eine ähnliche Asymmetrie auf. Die Kollateralbänder sind morphologisch gleichgestaltet.

Der Kopf des Metakarpale IV (Abb. 30) ist mit seinen zwei dorsalen Vorwölbungen annähernd symmetrisch. Die Kollateralbänder haben gleiche Stärke und einen gleichen schrägen Verlauf, wobei das radiale Band etwas länger ist.

Der Kopf des Metakarpale V (Abb. 31) besitzt eine zum Zeige- und Mittelfinger spiegelbildliche Asymmetrie. Die Seitenbänder haben die gleiche Morphologie wie die des Metakarpale IV.

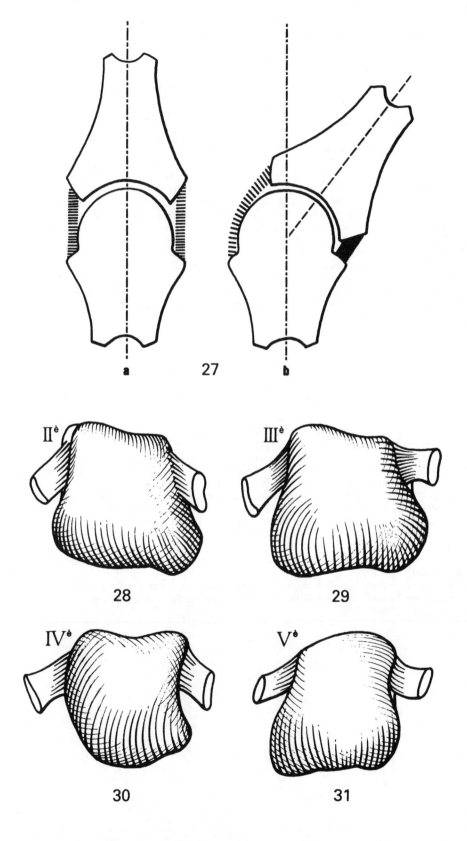

Kapselbandapparat der Fingergrundgelenke

Die Kollateralbänder der Fingergrundgelenke sind Teile eines komplexen Kapselbandapparates, der die Sehnen der Strecker und Beuger führt und „zentriert".
Die perspektivische Darstellung des Gelenkes in proximodorsaler Ansicht (Abb. 32) zeigt die einzelnen Sehnen.
– Die Sehne des M. extensor digitorum (1) gibt in Höhe der dorsalen Kapselwand einen tiefen Faserzug (a) ab, der an der Basis der proximalen Phalanx inseriert. Dann teilt sich die Sehne in ein mittleres (b) und zwei seitliche Bündel (c); in die letzteren strahlen die Interosseussehnen ein (nicht dargestellt). Proximal der tiefen Faserabzweigung entspringen den Seiten der Extensorsehne sagittal gestellte Faserplatten (d), die seitlich des Gelenkes verlaufen und in das Lig. metacarpeum transversum profundum (4) einstrahlen. Auf diese Weise wird die Extensorsehne auf der konvexen Dorsalfläche des Metakarpalkopfes während der Beugung in Achsenrichtung gehalten.
– Profunde (2) und oberflächliche Beugersehne (3) treten in ihre, in Höhe des Lig. palmare (6) beginnende (5) und sich auf der Palmarseite der Phalanx proximalis fortsetzende (6'), Sehnenscheide ein. Im Bereich der proximalen Phalanx teilt sich die Sehne des oberflächlichen Beugers in seine beiden Züge (3'), um von der Sehne des tiefen Beugers (2) durchbohrt zu werden.
Die Gelenkkapsel (7) wird lokal verstärkt durch:
– Das Kollateralband, das an einem seitlichen Höcker (8) des Metakarpalkopfes fixiert ist. Der Höcker liegt dorsal der die Krümmungsmittelpunkte verbindenden Linie (vgl. Abb. 26). Das Band setzt sich aus drei Teilen zusammen. Ein Bündel (9) zieht, wie bereits erwähnt, vom Metakarpale schräg nach palmar und distal an die Basis der proximalen Phalanx. Ein nach palmar ausgerichtetes Bündel (10) verflecht sich mit den Seitenrändern der Faserknorpelplatte (6). Es zieht die Platte an den Metakarpalkopf heran und stabilisiert sie. Ein relativ schwaches Bündel (11) verläuft von der Faserknorpelplatte an die Phalanx proximalis. Es zieht die Platte bei Streckung nach distal.
– Das Ligamentum metacarpeum transversum profundum (4) befestigt sich an den Seitenflächen benachbarter Faserknorpelplatten. Es erstreckt sich insgesamt in Höhe der Grundgelenke von der inneren zur äußeren Handkante. Mit den Grundgelenken bildet es osteofibröse Kanäle, durch die die Sehnen der Mm. interossei verlaufen (nicht abgebildet). Palmar des Ligamentes ziehen die Sehnen der Mm. lumbricales (nicht abgebildet). Der verstärkte metakarpale Abschnitt der fibrösen äußeren Sehnenscheide (5) ist mit den Seitenflächen der Faserknorpelplatte verbunden. Somit ist die Vagina fibrosa mittels der Platte und dem Bündel des Kollateralbandes, das die Platte mit dem Metakarpale verknüpft, fest am Kopf des Mittelhandknochens aufgehängt.
Diese Zusammenhänge gewinnen Bedeutung bei der Beugung im Fingergrundgelenk.
– Bei normalen Verhältnissen (Abb. 33) werden Kräfte, resultierend aus dem Bestreben der Beugersehnen, sich von der knöchernen Unterlage zu entfernen (Pfeil), von der Vagina fibrosa über die Faserknorpelplatte und das Kollateralbandbündel auf den metakarpalen Kopf übertragen. Die Beugersehnen behalten ihren knochennahen Verlauf und die Phalanxbasis bleibt stabilisiert.
– Im pathologischen Zustand (Abb. 34), wenn bei rheumatischer Erkrankung die Bündel des Kollateralbandes überdehnt und schließlich zerstört werden, dann werden die oben genannten Kräfte nicht mehr auf den metakarpalen Kopf, sondern auf die Basis der proximalen Phalanx übertragen (Pfeil). Es resultiert eine Luxation der Phalanx nach palmar und proximal, der Kopf des Metakarpale tritt dorsal unnatürlich stark hervor.
– Die Korrektur eines solchen Zustandes (Abb. 35) kann bis zu einem gewissen Grad durch Resektion des proximalen Abschnitts der Vagina fibrosa erreicht werden. Es wird jedoch eine Effektivitätsminderung der Beuger erkauft.

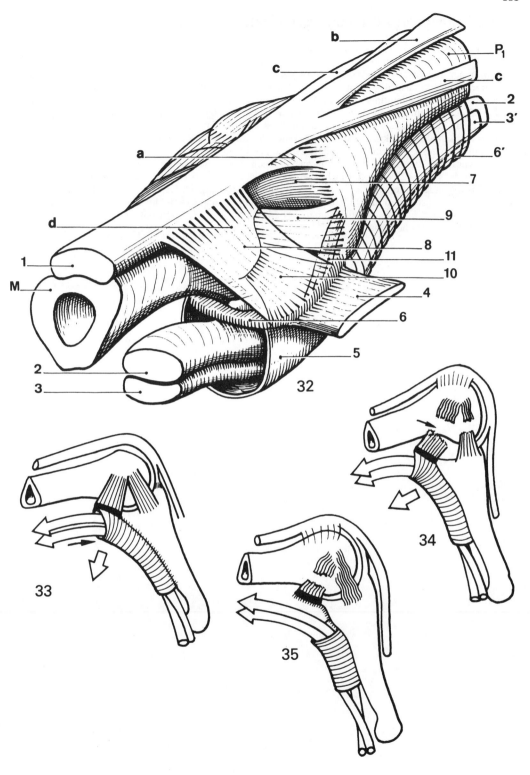

Kapselbandapparat der Fingergrundgelenke (Fortsetzung)

Die Sehnen des M. extensor digitorum (Abb. 36), die auf der Dorsalfläche der Handwurzel zusammenlaufen, zeigen sämtlich einen nach radial abgewinkelten Verlauf. Dieser kommt durch die ulnare Deviation der Finger zustande, die sich in einem Winkel zwischen dem Os metacarpale und der proximalen Phalanx ausdrückt. An Zeige- und Mittelfinger ist der Winkel groß (14° und 13°), er ist kleiner an Ring- und Kleinfinger (4° und 8°). Die Sehnen haben das Bestreben nach ulnar zu luxieren (weiße Pfeile). Allein die auf der radialen Seite gelegene sagittale Faserplatte der Extensorsehnen verhindert die ulnare Luxation der Sehnen auf der konvexen dorsalen Kopffläche.

Bei rheumatischer Erkrankung (Abb. 37, Schnitt in Höhe der metakarpalen Köpfe) werden durch degenerative Prozesse nicht nur die Kollateralbänder (10) zerstört, wodurch es zu einer „Abkopplung" der Faserknorpelplatte (6) und der mit ihr verbundenen Vagina fibrosa (5) kommt [in der Vagina liegen die Sehnen des tiefen (2) und oberflächlichen (3) Beugers]. Darüber hinaus degeneriert und reißt die radialseitig liegende sagittale Faserplatte (d), was eine Verlagerung der Extensorsehne (1) nach ulnar zur Folge hat. Sie luxiert in den intermetakarpalen Raum, der normalerweise dorsal des Lig. metacarpeum transversum profundum (4) nur die Sehnen der Mm. interossei (12) und palmar des Ligamentes die Lumbricalissehne (13) beherbergt.

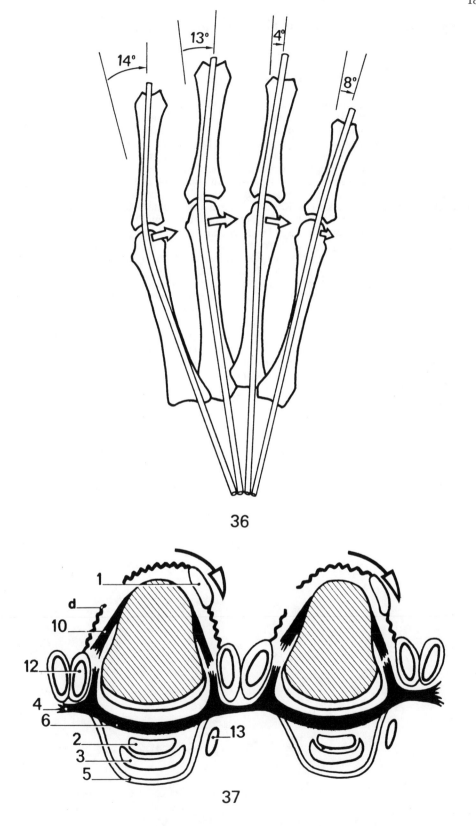

36

37

Bewegungsamplituden in den Fingergrundgelenken

Das Ausmaß der Beugung liegt bei 90°. Eine genau rechtwinklige Beugestellung erreicht der Zeigefinger (Abb. 38), zum Kleinfinger hin nimmt die Flexionsfähigkeit noch zu. Die isolierte Beugung eines Fingers wird jedoch frühzeitig (Abb. 39, Beugung des Mittelfingers) durch Anspannung des Lig. metacarpeum transversum superficiale eingeschränkt.
Das Maß der aktiven Streckung ist individuell unterschiedlich. Es kann 30° bis 40° erreichen (Abb. 40). Das passive Strecken kann bei Individuen mit sehr nachgiebigem Bandapparat auf 90° ansteigen (Abb. 41). Von allen Fingern – mit Ausnahme des Daumens – zeigt der Zeigefinger (Abb. 42) die größten seitlichen Bewegungsausschläge (30°). Da es leicht ist, ihn allein zu bewegen, kann man in seinem Fall von Abduktion (A) und Adduktion (B) sprechen. Die große Bewegungsfähigkeit verleiht ihm die Bezeichnung Index = Zeiger = Zeigefinger. Die Kombination (Abb. 43) von unterschiedlich großen Abduktions- (A) und Adduktions- (B), sowie Extensions- (C) und Flexionsbewegungen (D) läßt den Zeigefinger Zirkumduktionsbewegungen ausführen. Diese Bewegungen erfolgen innerhalb des Zirkumduktionskegels. Die Basis des Kegels ist durch die Punkte AB CD, die Spitze durch das Grundgelenk markiert. Durch die absolut größte Amplitude von Flexion und Extension ist die transversale Abplattung des Kegels bedingt. Die Kegelachse (weißer Pfeil) gibt die Gleichgewichts- und Funktionsstellung des Zeigefingergrundgelenks an.
Kondylargelenke besitzen normalerweise nicht den dritten Grad der Freiheit (Längsrotation). Dies ist für die vier ulnaren Fingergrundgelenke der Fall, in ihnen findet keine aktive Längsrotation statt. Aufgrund der besonderen Dehnbarkeit der Bänder ist jedoch eine gewisse passive Längsrotation möglich, sie beträgt etwa 60° (ROUD). Für den Zeigefinger gilt, daß die passive pronatorische Innenrotation viel größer ist (45°) als die supinatorische Außenrotation, die fast Null ist.
Wenn auch die Fingergrundgelenke keine individuelle aktive Rotationsfähigkeit aufweisen, so kommt es bei ihnen – bedingt durch die Asymmetrie der metakarpalen Gelenkköpfe und die unterschiedliche Spannung und Länge der Kollateralbänder – doch zu einer automatischen Längsrotation im Sinne einer Supination. Der Bewegungsmechanismus ist der gleiche wie im interphalangealen Gelenk des Daumens. Er ist zum Kleinfinger hin immer deutlicher ausgeprägt. Bei ihm integriert sich diese Drehbewegung in die Opposition zum Daumen hin.

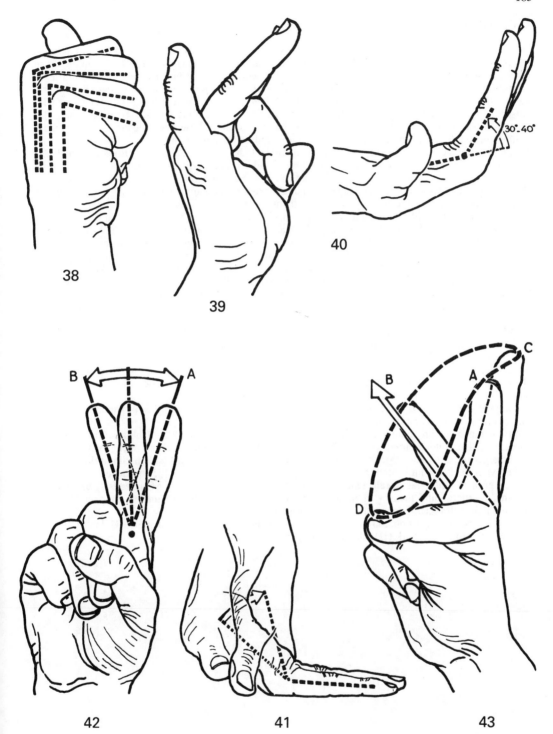

38

39

40

42

41

43

Fingergelenke

Die Interphalangealgelenke sind Scharniere, sie besitzen nur einen Freiheitsgrad. Das Caput phalangis (Abb. 44 und A in Abb. 45) hat die Form einer Winde mit der transversalen Achse X X', um die die in der sagittalen Ebene ablaufenden Beuge- und Streckbewegungen stattfinden. Die Basis der mittleren oder distalen Phalanx (Abb. 45, B), die mit dem Caput phalangis das Gelenk bildet, besteht aus zwei kleinen Gelenkpfannen. Die seichte Erhebung, die die beiden Pfannen voneinander trennt, paßt sich der entsprechenden Einkerbung der Winde am Kopf der Phalanx an. Wie bei den Grundgelenken der Finger, so ist auch an den Interphalangealgelenken eine palmare Faserknorpelplatte (2) ausgebildet (Ziffern geben die gleichen, bereits in Abb. 24 dargestellten Strukturen an).

Bei der Flexion (Abb. 46) gleitet die Faserknorpelplatte auf die palmare Fläche der proximalen Phalanx.

Eine Seitansicht (Abb. 47) zeigt neben den Kollateralbändern (1) die Ansätze der Extensorsehne (6) und Bandzüge, die den Phalanxkopf mit der Faserknorpelplatte verbinden (7).

Die Kollateralbänder sind in endständiger Beugung maximal angespannt. Durch die Verbreiterung der Gelenkflächenkondylen (A in Abb. 45) nach palmar nimmt die Spannung der Bänder stetig zu, gleichzeitig wächst der Flächenkontakt zwischen den Kondylen und den zwei Pfannen. In Beugestellung sind demzufolge keine Seitbewegungen möglich. Auch in endständiger Streckung sind die Kollateralbänder angespannt, sie schließen auch in dieser Stellung Seitbewegungen aus. In einer mittleren Beugestellung sind sie hingegen entspannt, die Gelenke dürfen demzufolge in dieser Position nicht immobilisiert werden. Es käme zu einer durch Bandschrumpfung verursachten Einsteifung der Gelenke.

Eine weitere Ursache für die Gelenkversteifung in Beugestellung ist durch die Retraktion der sog. Streckbremsen gegeben. Diese Einrichtungen sind als „check ligaments" unlängst von angloamerikanischen Autoren für das proximale Interphalangealgelenk beschrieben worden (Abb. 48, Ansicht eines proximalen Interphalangealgelenkes von palmar-radial). Sie bestehen aus einem Bündel von longitudinalen Fasern (8), die sich längs der palmaren Fläche der Faserknorpelplatte (2), der Sehnen des tiefen (11) und oberflächlichen Beugers (12), sowie den verstärkten Teilen der Vagina fibrosa in Höhe der ersten und zweiten Phalanx (10) erstrecken. Sie bilden die seitliche Begrenzung der Pars cruciformis (9) der Sehnenscheide in Höhe des ersten Interphalangealgelenkes. Diese „Streckbremsen" verhindern eine Hyperextension, ihre Retraktion ist eine primäre Ursache für die in Beugung sich einstellende Versteifung des Gelenkes. Sie müssen gegebenenfalls operativ entfernt werden.

Zusammenfassend gilt für die Interphalangealgelenke, insbesondere für das proximale, daß eine Immobilisation nur in annähernder Streckstellung erfolgen darf.

Die Beugung in den proximalen Interphalangealgelenken (Abb. 49) geht über 90° hinaus. Proximale und mittlere Phalanx bilden einen spitzen Winkel (in der Abbildung sind die Finger nicht exakt im Profil wiedergegeben, so daß der Winkel stumpf erscheint). Wie bei den Grundgelenken nimmt die Beugefähigkeit vom zweiten zum fünften Finger hin zu, beim Kleinfinger kann sie 135° erreichen.

In den distalen Interphalangealgelenken (Abb. 50) bleibt die Beugung meist unter 90° (der Winkel zwischen mittlerer und distaler Phalanx bleibt stumpf). Wie bei den proximalen Gelenken, ist die Beugefähigkeit des Kleinfingers am größten (um 90°).

Eine aktive Streckung (Abb. 51) in den Interphalangealgelenken ist im proximalen Gelenk (P) nicht möglich, im distalen Gelenk (D) allenfalls sehr gering (5°).

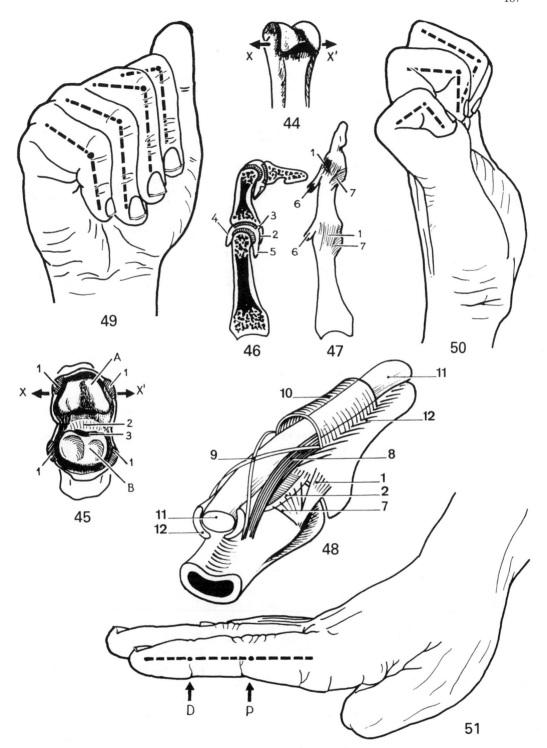

Fingergelenke (Fortsetzung)

Eine passive Streckung (Abb. 52) kann nicht im proximalen (P), jedoch recht ausgeprägt (30°) im distalen Gelenk (D) erfolgen.

Die Fingergelenke besitzen nur einen Freiheitsgrad, in ihnen finden keine aktiven Seitbewegungen statt. Im distalen Gelenk kann eine passive Seitbewegung erfolgen (Abb. 53), das proximale ist hingegen bemerkenswert seitenstabil. Eine passive Seitbewegung im proximalen Gelenk gilt als Hinweis auf die Ruptur eines der Kollateralbänder.

Von Bedeutung sind die Ebenen, in denen für die vier ulnaren Finger die Beugung erfolgt (Abb. 54).
– Der Zeigefinger wird genau in einer sagittalen Ebene auf die Basis des Thenars zu gebeugt (großer weißer Pfeil).
– Wie bereits ausgeführt (vgl. Abb. 13), konvergieren die Fingerachsen bei Beugung auf einen Punkt in Nähe der Radialispulsstelle. Dies erfordert, daß die drei ulnaren Finger nicht wie der Zeigefinger in einer sagittalen Ebene gebeugt werden, sondern in einer zum Kleinfinger hin zunehmenden schrägen Richtung.
– Für den Kleinfinger ist diese schräge Beugerichtung durch den kleinen weißen Pfeil angegeben.

Der Effekt dieser schrägen Beugung besteht in der Oppositionsfähigkeit der ulnaren Finger gegenüber dem Daumen und in gewisser Weise auch gegenüber dem Zeigefinger.

Ein einfaches Schema (Abb. 5) läßt das Prinzip der schrägen Beugung verständlich werden. Ein gerader Kartonstreifen stellt die gelenkige Kette des Fingers dar, den Mittelhandknochen (M) und die drei Phalangen (P1, P2, P3). Eine Knickung, die Beugeachse eines Fingergelenkes darstellend, die rechtwinklig (xx") zur Längsachse des Streifens erfolgt, läßt die Phalanx genau in der sagittalen Ebene flektieren (d). Die Phalanx legt sich exakt auf die nächstuntere Phalanx. Verläuft der Knick jedoch ein wenig nach ulnar geneigt (xx'), so findet die Beugung nicht mehr in der sagittalen Ebene statt, sondern die gebeugte Phalanx (b) ragt über der nächstfolgenden Phalanx nach radial hinaus. Bereits die sehr geringgradige schräge Orientierung der Beugeachse in dreifacher Abfolge (xx', yy', zz') verdeutlicht, daß der vollständig gebeugte Kleinfinger den Daumen erreichen kann (c'). Diese Modellvorstellung hat in abgestufter Form auch Gültigkeit für Ring- und Mittelfinger.

Real sind die Beugeachsen der Grund- und Fingergelenke nicht starr und ortsfest. In Streckstellung verlaufen sie rechtwinklig zur Fingerlängsachse, bei Beugung werden sie zunehmend schräg, d. h., sie sind evolutiv. Die Modifizierung der Fingerbeugeachsen ist durch Asymmetrien der metakarpalen (s. dort) und phalangealen Gelenkflächen und durch unterschiedliche Spannungszustände der Kollateralbänder bedingt, ähnlich wie dies der Fall ist beim Grund- und Interphalangealgelenk des Daumens; auf diese Gelenke wird noch eingegangen werden.

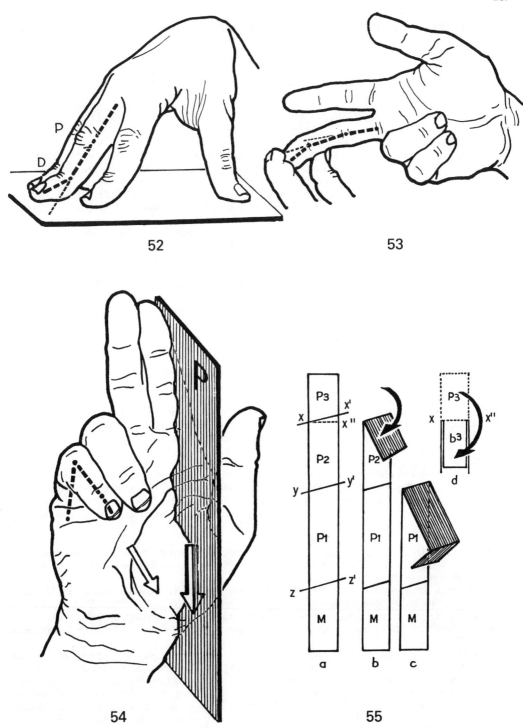

Retinacula und Sehnenscheiden der Beugersehnen

Um den konkaven Abschnitten ihres Weges folgen zu können, müssen die Sehnen durch bindegewebige Querzüge und Röhren am Skelett befestigt werden. Wäre dies nicht der Fall, so würden sie bei Anspannung einen sehnenbogenartigen Verlauf nehmen, und durch eine relative Verlängerung zum Skelett insuffizient werden. Die seitlichen Begrenzungen der karpalen Rinne (Abb. 56) werden durch eine fibröse Platte, Retinaculum flexorum (1), miteinander verbunden. Auf diese Weise entsteht eine erste, osteofibröse Führungseinrichtung, der Canalis carpi (Abb. 57, nach ROUVIERE), durch den alle Sehnen der vom Unterarm an die Hand ziehenden Beugermuskeln verlaufen.

Ein Schnitt in Höhe des Karpalkanals (Abb. 58) zeigt die beiden Lagen der oberflächlichen (2) und tiefen Beugersehnen (3), sowie die Sehne des M. flexor pollicis longus (4). Die Sehne des M. flexor carpi radialis (5) läuft gesondert durch den Karpalkanal, um am zweiten Metakarpale zu inserieren (Abb. 57). Der Nervus medianus (6) passiert ebenfalls den Karpalkanal, in dem er unter bestimmten Umständen komprimiert werden kann. Eingeengt werden kann auch der Nervus ulnaris (7), der mit der gleichnamigen Arterie durch einen separaten Kanal, die GUYON'sche Loge, palmar des Retinaculum flexorum verläuft.

Auf Höhe der Finger werden die Beugersehnen von einer doppelten Hülle umschlossen. Die äußere Hülle, Vagina fibrosa, hat an drei Stellen eine kräftige, bindegewebige Wandstruktur (Abb. 56 + 59). Diese drei Abschnitte liegen unmittelbar proximal des metakarpalen Kopfes (8), auf der Palmarseite der Phalanx proximalis (9) und media (10). Mit der leicht konkaven palmaren Fläche der Phalangen bildet die Vagina fibrosa einen osteofibrösen Kanal (Inset Abb. 56). Die verstärkten Abschnitte (Partes annulares) werden in Höhe des Grundgelenkes und des proximalen Interphalangealgelenkes durch dünnere Zonen mit schrägen, sich kreuzenden Faserzügen (Partes cruciformes) miteinander verbunden (11).

Die innere Hülle, Vagina synovialis, ermöglicht das ungestörte Gleiten der Sehne innerhalb der fibrösen Umscheidung. Die Vagina synovialis der drei mittleren Finger hat einen vergleichsweise einfachen Aufbau (Abb. 60, vereinfachtes Schema). Die Sehne (nur eine ist dargestellt) wird von einer dünnen, doppelwandigen Röhre umgeben (Teile der Röhre sind in der Darstellung entfernt). Das innere Blatt der Röhre (a) liegt unmittelbar der Sehne auf, das äußere Blatt (b) bedeckt die Innenseite der Vagina fibrosa. Die beiden Blätter begrenzen einen Spaltraum (c), der, da die Blätter ineinander übergehen (d), hermetisch abgeschlossen ist. Der Schnitt A gibt diese Verhältnisse wieder. Bei Bewegung der Sehne in ihrer Scheide gleitet das innere, von einem dünnen Film synovialer Flüssigkeit überzogene Blatt auf dem äußeren Blatt der Vagina synovialis. Verkleben infolge einer Sehnenscheidenentzündung die beiden Blätter, so kann die Sehne nicht mehr gleiten. Sie hat ihre Funktion, ähnlich wie der eingerostete Zug einer Bremse, verloren.

An bestimmten Stellen (Schnitt B) werden die beiden Blätter von Gefäßen, die an die Sehne heranziehen, durchbrochen. Der Gefäßstiel ist Bestandteil des Mesotendineum (e), Vinculum tendineum, das als eine Art von Gekröse die Sehne innerhalb des Gleitspaltes (c) in Längsrichtung zu stabilisieren scheint.

Die vorausgegangene Beschreibung muß als sehr vereinfacht angesehen werden, im besonderen, was den Aufbau der Vagina synovialis betrifft. Detaillierte Darstellungen finden sich in den Lehrbüchern der Anatomie.

Im Bereich des Handtellers gleiten die Sehnen in zwei oder drei karpalen Sehnenscheiden (Abb. 56).

– Radial liegt die Vagina synovialis m. flexoris pollicis longi (13), die kontinuierlich in die Sehnenscheide des Daumens übergeht.

– Die mittlere Sehnenscheide (12) umschließt die zum Zeigefinger ziehende Sehne des M. flexor digitorum profundus. Sie fehlt häufig.

– Ulnar befindet sich die breite Vagina synovialis communis Mm. flexorum (14), die palmar, dorsal und zwischen oberflächlichen und tiefen Beugersehnen gelegen ist (Abb. 58). Sie geht in die Sehnenscheide des Kleinfingers über.

Topographisch-anatomisch ist hervorzuheben, daß zum einen die synovialen Säcke proximal über das Retinaculum flexorum in Richtung Unterarm hinausragen (Abb. 56). Zum anderen reichen die Sehnenscheiden der drei mittleren Finger fast bis in den zentralen Handtellerbereich. Ihre synovialen Umschlagstellen liegen etwa in Höhe der distalen (Abb. 56, l. m.; dritter und vierter Finger) und der mittleren Palmarfurche (Abb. 56, l. c.; Zeigefinger). Drittens liegen die Beugefurchen der Finger (schwarze Pfeile) – mit Ausnahme der ersten – proximal ihres zugehörigen Gelenkes (Abb. 59). Im Bereich der Furchen hat die Haut unmittelbar mit der Sehnenscheide Kontakt; von hier kann besonders schnell eine Infektion der Scheide ihren Ausgang nehmen. Auch die Stauchungsfurchen der dorsalen Fingerhaut (weiße Pfeile) liegen proximal der Gelenke.

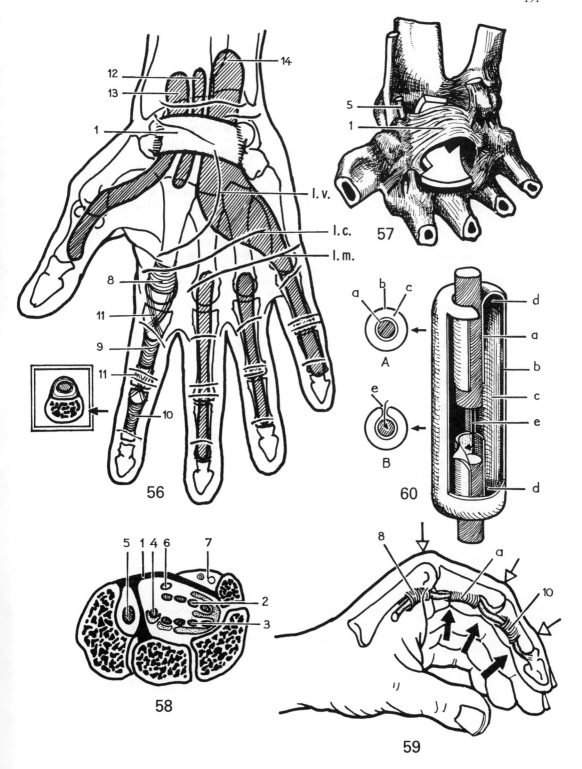

Sehnen der langen Fingerbeuger

Die Bäuche der Fingerbeuger befinden sich auf der Ventralseite des Unterarms. Für die Hand sind es folglich extrinsische Muskeln. Nachdem der Verlauf der Muskelsehnen im Bereich des Handgelenks und der Hand geschildert ist, gilt es nun ihre Insertion und ihre Funktion zu beleuchten. Der oberflächlich gelegene M. flexor digitorum superficialis (Abb. 61 a, helle Kontur) inseriert proximal des M. flexor digitorum profundus (gestrichelt) an der Phalanx media (P2). Somit wird eine symmetrische Überkreuzung der beiden Sehnen ohne eine abträgliche Seitverlagerung notwendig. Dies ist nur möglich, indem die eine Sehne durch die andere hindurchtritt. Die tiefe Sehne ist die perforierende, die oberflächliche wird perforiert.

Üblicherweise wird die Sehnenüberkreuzung wie folgt dargestellt (Abb. 61).

– In Höhe des Grundgelenks spaltet sich die oberflächliche Sehne (b) in zwei Schenkel auf, die die tiefe Sehne (c) seitlich umfassen. In Höhe des proximalen Fingergelenkes (P2 P1) vereinigen sich die Schenkel wieder, und die Sehne inseriert schließlich an den seitlichen Flächen der Phalanx media (P2). Die Schnittzeichnungen sowie die perspektivische Darstellung (Abb. 62) verdeutlichen dies; in der Abbildung sind die Sehnengekröse (Mesotendineum) zu erkennen (vgl. Abb. 60). Diese Vincula tendinorum gewährleisten nach LUNDBORG et al. die Vaskularisation der Sehnen auf zwei Wegen (Abb. 62). Das Gefäßsystem des oberflächlichen Beugers hat zwei Quellen.

– Die proximale Zone A wird durch in der Sehne längsverlaufende Kapillaren (1) und durch Gefäße der proximalen Umschlagsfalte (2) der Vagina synovialis versorgt.

– Die distale Zone B erreichen Gefäße über ein Vinculum breve (3), das sich in Höhe der an der Phalanx media ansetzenden superfizialen Sehne befindet.

Zwischen den beiden Zonen liegt ein avaskulärer Sehnenabschnitt, und zwar im Bereich der beiden Sehnenschenkel (4).

Gefäße für die Sehnen des tiefen Beugers entstammen drei unterschiedlichen Quellen.

– Die Vaskularisation der proximalen Zone A erfolgt auf gleiche Weise (5, 6) wie bei den oberflächlichen Sehnen.

– Ein Vinculum longum (7) versorgt die mittlere Zone B mit Gefäßen.

– Die distale Zone C erhält Gefäße über ein Vinculum breve (8), kurz bevor die Sehne an der distalen Phalanx inseriert.

Die Sehne des M. flexor digitorum profundus weist drei avaskuläre Abschnitte auf. Ein Abschnitt (9) liegt zwischen den Zonen A und B, ein zweiter (10) zwischen B und C. Der dritte, etwa 1 mm dicke periphere Abschnitt, der ungefähr ein Viertel des Sehnendurchmessers ausmacht (11), liegt im „Niemandsland" des proximalen Interphalangealgelenks. Die Kenntnis der Gefäßverhältnisse der Sehnen ist für den Handchirurgen unabdingbar, will er nicht die Gefäßquellen beeinträchtigen oder zerstören und somit den Sehnen die trophische Versorgung entziehen. Eine Sehnendegeneration tritt bevorzugt in den avaskulären Segmenten auf.

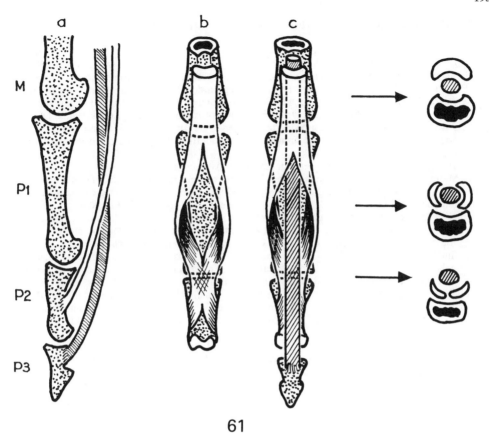

61

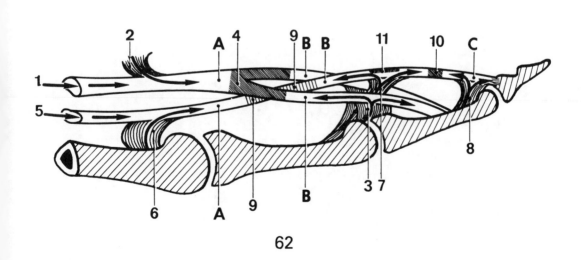

62

Sehnen der langen Fingerbeuger (Fortsetzung)

Ohne weiteres wäre es vorstellbar, daß sich die beiden Sehnen nicht überkreuzten, indem die an der Phalanx media (P2) inserierende Sehne die tiefe und die an der Phalanx distalis (P3) die oberflächliche zu sein hätte. Es wirft sich die Frage nach der mechanischen Bedeutung der komplizierten Überkreuzung auf. Eine sicherlich nicht zu finalistische Erklärung liegt in der Beobachtung (Abb. 63), daß die Sehne des M. flexor digitorum superficialis durch ihren oberflächlichen Verlauf bis an die Phalanx media einen relativ großen virtuellen Hebelarm zum Drehzentrum des proximalen Fingergelenks besitzt. Dieser wäre kleiner, wenn die Sehne direkt den Skelettelementen anliegen würde. Die Muskeleffektivität wird gesteigert, von daher ist es logisch und sinnvoll, daß die oberflächliche Sehne perforiert wird und nicht die tiefe.

Die Wirkung der beiden Muskeln leitet sich von ihrer Insertion ab.

– Der M. flexor digitorum superficialis (Abb. 63) inseriert an der Phalanx media, er beugt den mittleren Fingerknochen. Er hat keinen Einfluß auf die distale Phalanx. Schwach beugt er die proximale Phalanx, auch dann noch, wenn die mittlere bereits vollständig flektiert ist. Seine Wirkung ist maximal, wenn die proximale Phalanx durch Kontraktion des Extensors in Streckstellung gehalten wird (Antagonisten-Synergie). Sein virtueller Hebelarm wächst mit zunehmender Beugung der Phalanx media.

Der M. flexor digitorum profundus (Abb. 64), der an der Basis der Endphalanx inseriert, ist vor allem Beuger im distalen Fingergelenk. Zu der Beugung der Endphalanx kommt jedoch bald die Beugung der Mittelphalanx hinzu, da für diese kein besonderer Strecker vorhanden ist, der der Beugung Widerstand leistet. Um die Kraft des tiefen Beugers zu beurteilen, muß die Mittelphalanx in Streckstellung festgehalten werden. Bei passiver Beugung der Phalanx proximalis (P1) und Phalanx media (P2) auf je 90° vermag der tiefe Beuger die distale Phalanx nicht mehr zu flektieren, er ist aktiv insuffizient. Seine Wirksamkeit ist am größten, wenn die proximale Phalanx durch den Fingerstrecker in Extension gehalten wird (Antagonisten-Synergie).

Trotz seiner beschränkten Funktion hat, wie noch gezeigt werden wird, der tiefe Beuger eine große Bedeutung. Die Mm. extensores carpi radiales (R x) und der M. extensor digitorum (E D) wirken synergistisch mit den Beugern (Abb. 65).

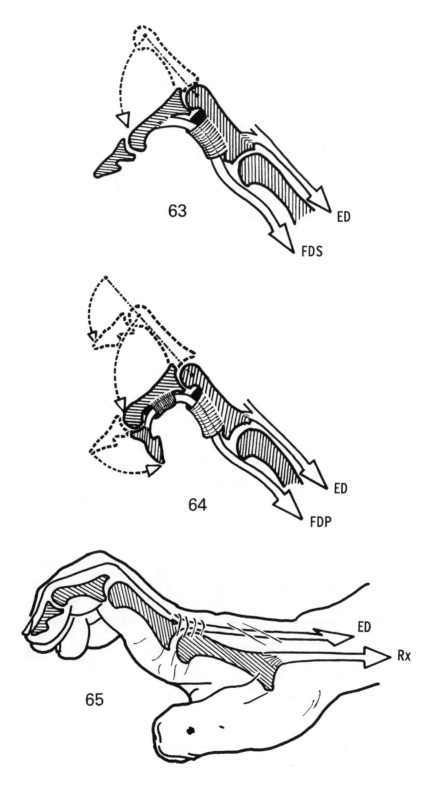

Sehnen der Fingerstrecker

Die Extensoren der Finger sind ebenfalls extrinsische Muskeln. Auch ihre Sehnen ziehen durch osteofibröse Kanäle, ihr gemeinsamer Verlauf ist ein konvexer. An Zahl sind die Sehnen geringer als die der Beuger. Allein im Bereich des Handgelenks beschreiben sie bei Streckung desselben einen konkaven Kurs. Hier wird durch die beiden distalen Enden der Unterarmknochen und durch das Retinaculum extensorum (Abb. 66) ein osteofibröser Kanal gebildet. Der Kanal ist seinerseits in sechs Fächer untergliedert, indem bindegewebige Trennwände von der Retinaculumunterseite an die Knochen ziehen.

Von ulnar nach radial (im Schema von links nach rechts) finden sich die Fächer für die Sehnen folgender Muskeln.
1) M. extensor carpi ulnaris
2) M. extensor digiti minimi; seine Sehne vereinigt sich distal mit der Sehne des M. extensor digitorum, die für den Kleinfinger bestimmt ist.
3) M. extensor digitorum; seine vier Sehnen werden von der des M. extensor indicis begleitet. Diese Sehne verschmilzt weiter distal mit der Zeigefingersehne des M. extensor digitorum.
4) M. extensor pollicis longus
5) Mm. extensores carpi radiales longus et brevis
6) M. extensor pollicis brevis und M. abductor pollicis longus

Innerhalb der osteofibrösen Fächer sind die Sehnen von Vaginae synoviales (Abb. 67) umhüllt. Die serösen Scheiden reichen proximal über das Retinaculum hinaus, nach distal erstrecken sie sich weit bis auf den Handrücken.

Funktionell ist der M. extensor digitorum in erster Linie ein Strecker im Grundgelenk. Die Bewegung erfolgt kraftvoll aus jedweder Handgelenksstellung (Abb. 69). Die Streckung der Phalanx proximalis geschieht mittels eines tiefen, mittleren, 10 bis 12 mm langen Faserzugs (Abb. 68, 1), der unmittelbar in Höhe der Grundgelenkskapsel der Sehnenunterseite entspringt. Kapsel und Faserzug sind an der Basis der proximalen Phalanx (P1) fixiert. In der Dorsalansicht (Abb. 68a) ist ein Sehnenstück reseziert, so daß dieser mittlere Faserzug sichtbar wird (1).

Die Streckwirkung auf die mittlere und endständige Phalanx vermitels des medianen (2) und der lateralen Ausläufer (3) der Dorsalaponeurose ist abhängig von der Stellung des Handgelenks (Abb. 69) und vom Ausmaß der Beugung im Fingergrundgelenk. Sie ist ausreichend bei gebeugtem Handgelenk (A), schwach und unvollständig bei Neutralnullstellung (B) und nicht vorhanden, wenn das Handgelenk in Streckung (C) gebracht ist. Die Wirkung des Streckers auf die beiden letzten Phalangen wird außerdem vom Spannungszustand der Beuger beinflußt. Werden die Beuger durch eine Extension im Hand- oder in den Grundgelenken passiv gespannt, so ist dem Extensor eine Streckung der beiden letzten Phalangen nicht möglich. Werden im Gegensatz dazu die Beugersehnen durch eine Flexion im Handgelenk oder in den Fingergrundgelenken entspannt, so kann der Strecker die beiden Phalangen ohne weiteres extendieren.

Die Sehnen der Mm. extensores indicis und digiti minimi haben die gleichen Funktionseigenschaften wie die mit ihnen verschmelzenden beiden Sehnen des M. extensor digitorum. Sie ermöglichen die isolierte Streckung von Zeige- und Kleinfinger.

Nach DUCHENNE DE BOULOGNE können die beiden Strecksehnen des Zeigefingers Lateralbewegungen hervorrufen (Abb. 70). Der M. extensor indicis (E I) bewirkt eine ulnare, der M. extensor digitorum (E D) eine radiale Abduktion. Ausführbar werden diese Bewegungen, wenn die entsprechenden Mm. interossei durch Beugung der letzten beiden und durch Streckung der proximalen Phalanx außer Kraft gesetzt werden.

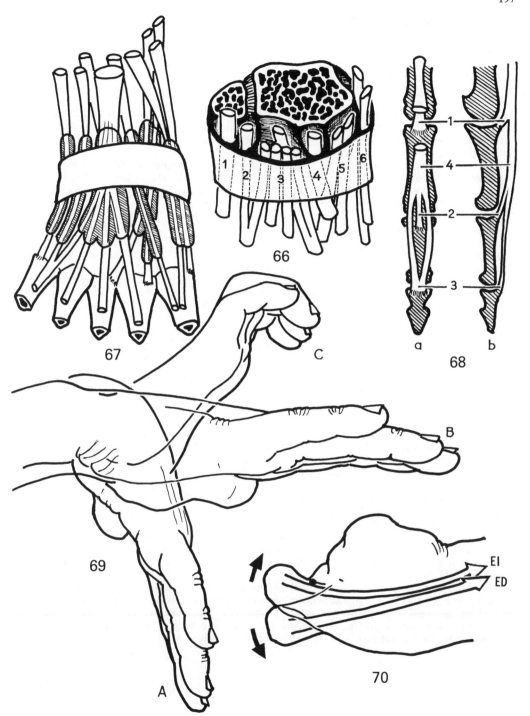

Musculi interossei und lumbricales

Im folgenden sollen die Ursprünge und Ansätze der Mm. interossei nicht im Detail beschrieben werden, da sie aus den Abbildungen 71, 72 und 73 eindeutig hervorgehen; sie sollen nur soweit von Interesse sein, daß die Wirkung der Muskeln deutlich wird.
Die Mm. interossei ermöglichen Bewegungen in zwei Raumebenen; es sind Seitbewegungen sowie Flexion und Extension.
Die durch sie hervorgerufenen Seitbewegungen der Finger ergeben sich durch die Insertion eines Teils ihrer Endsehne an den kleinen seitlichen Höckern der proximalen Phalanxbasis (1). Diese Wirkung der Muskeln ist sehr eindeutig; gelegentlich wird sogar ein separater Muskelbauch nachgewiesen (nach WINSLOW häufiger beim M. interosseus dorsalis I).
Die Richtung der Seitbewegung ist durch den Verlauf des Muskelbauches festgelegt. Läuft er, wie im Falle der Mm. interossei dorsales (längsgestreift in Abb. 71 + 73) auf die Handachse (= Mittelfinger) zu, so werden die Finger abgespreizt (weiße Pfeile in Abb. 71). Bei gleichzeitiger Kontraktion der Mm. interossei II und III resultiert keine Seitbewegung des Mittelfingers, die Muskeln heben sich in ihrer Wirkung auf. Das Abspreizen des Kleinfingers besorgt der M. abductor digiti minimi (5, Abb. 72). Die schwache Abduktion des Daumens durch den M. abductor pollicis brevis (6) wird durch die abduktorische Wirkung des am Metakarpale I ansetzenden M. abductor pollicis longus bei weitem übertroffen.
Die Mm. interossei palmares (horizontal gestreift in Abb. 72 + 73) entfernen sich in ihrem Verlauf von der Handachse, sie bewirken eine Abduktion der Finger (weiße Pfeile in Abb. 72).
Die dorsalen Interossei sind voluminöser und kräftiger als die palmaren, deren Adduktionskraft ist vergleichsweise schwach. Die Sehnen der Mm. interossei sind von bindegewebigen Scheiden umhüllt, die ihrerseits mit dem Lig. metacarpeum transversum profundum verbunden sind. Bei Beugung des Grundgelenks können die Interosseussehnen nicht nach palmar luxieren, da sie dorsal des Lig. metacarpeum transversum profundum verlaufen. Der M. interosseus dorsalis I entbehrt einer solchen Stütze. Wird während einer rheumatischen Erkrankung die fixierende bindegewebige Scheide zerstört, so gleitet die Sehne nach palmar, der Muskel abduziert nicht mehr, sondern er beugt.
Der Einfluß der Mm. interossei auf die Beugung und Streckung erklärt sich im Bau der Dorsalaponeurose der Finger (Abb. 74, 75, 76). Nach Teilinsertion am seitlichen Höcker der Phalanx proximalis (1) verbreitert sich die Interosseussehne aponeurotisch, um mit der kontralateralen Muskelsehne auf der Dorsalfläche der Phalanx proximalis den sog. Interosseuszügel (2) zu bilden. Bei Aufsicht auf die Unterfläche der Dorsalaponeurose (Abb. 75) ist ein relativ dicker (2) und ein dünner Anteil (2') des Interosseuszügels unterscheidbar. Die Fasern des dünnen Teils laufen schräg an die lateralen Sehnenstrahlen (7) des M. extensor digitorum. Der dickere Teil gleitet auf der Dorsalfläche der proximalen Phalanx und auf dem Grundgelenk; er ist von einem Schleimbeutel (9) unterlagert, der sich unmittelbar proximal des Ansatzes des tiefen, mittleren Sehnenstrahls (4) des M. extensor digitorum befindet.
Eine dritte Abspaltung der Interosseussehne bildet einen schmalen Zug (3), der sich auf zweierlei Weise der Strecksehne angliedert. Zum einen sind es schräge Fasern (10), die zum Mittelstrahl der Strecksehne verlaufen und eine dreieckige, bindegewebige Platte bilden. Zum anderen sind es vorwiegend Fasern, die sich in Höhe des proximalen Fingergelenks mit den lateralen Strahlen der Strecksehne verflechten. Dieser vereinigte Sehnenzug inseriert, gemeinsam mit dem kontralateralen Element, an der distalen Phalanx. Zu beachten ist, daß dieser Sehnenzug (Abb. 76, 12) nicht genau dorsal, sondern etwas lateral das proximale Fingergelenk passiert. In Höhe des Gelenkes spalten sich Fasern ab und strahlen in die Kapsel ein (11).
Die vier Mm. lumbricales (Abb. 77, von radial nach ulnar durchnumeriert) entspringen von den Sehnen des tiefen Beugers, und zwar grundsätzlich von deren radialen Seite. Ihre Sehnen (13) ziehen nach distal und ulnar; von den weiter dorsal gelegenen Sehnen der Mm. interossei sind sie durch das Lig. metacarpeum transversum profundum getrennt (Abb. 76). Die Sehnen fusionieren etwas distal des Interosseuszügels mit der dritten Abspaltung der Interosseussehne (Abb. 75 + 76).

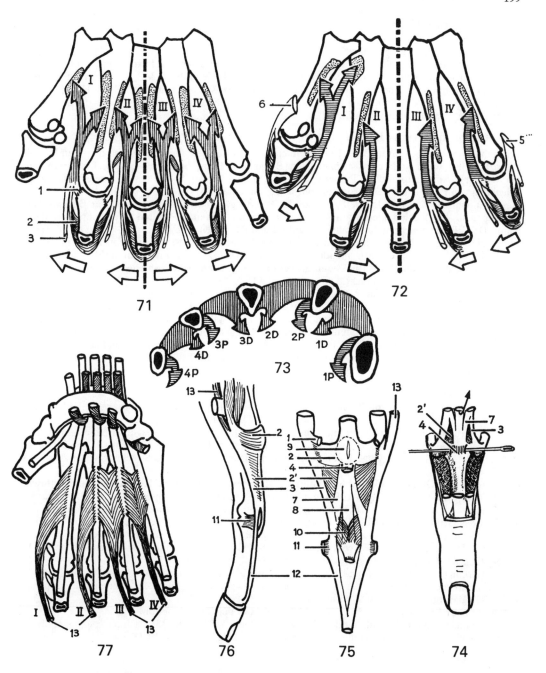

Streckung der Finger

Das Strecken der Finger geschieht durch gemeinsame Aktion der Mm. extensor digitorum (ED), interossei (Ix) und lumbricales (Lx), sowie in indirekter Weise durch den M. flexor digitorum superficialis (FDS). In Abhängigkeit von der Stellung des Grundgelenks der Finger (MP) und des Handgelenks wirken diese Muskeln in einem unterschiedlichen Synergismus-Antagonismus-Verhältnis. Hinzu kommt die ausschließlich passive Steuerung durch das ligamentäre Retinakulumsystem, welches die Streckung der beiden letzten Phalangen koordiniert.

M. extensor digitorum (ED)

Wir haben gesehen (S. 196), daß der ED eigentlich nur die proximale Phalanx (P1) streckt. Auf P2 und P3 wirkt er nur, wenn die Beuger entspannt sind (Beugung im Hand- oder Grundgelenk, Durchtrennung der Beuger). Am anatomischen Präparat bewirkt ein Zug an der Sehne des ED eine vollständige Streckung von P1; P2 und P3 werden unvollständig extendiert (Abb. 69c).
Der Spannungszustand der diversen Ansätze des ED hängt unmittelbar vom Grad der Beugung der Phalangen ab. Die Flexion allein von P3 (Abb. 78) entspannt den mittleren und tiefen Sehnenstrahl um 3 mm. Der ED kann nicht mehr unmittelbar auf P2 und P1 wirken. Die Beugung von P2 (Abb. 79) hat zwei Konsequenzen. Zum einen werden die lateralen Sehnenzüge (a) um 3 mm entspannt, indem sie durch Zug der in die Kapsel einstrahlenden Fasern (11, Abb. 75) nach palmar gleiten (b). Während der Streckung werden sie durch die Rückstellkraft der dreieckigen Bindegewebsplatte (10, Abb. 75) wieder in ihre dorsale Lage zurückgebracht.
Zum anderen entspannt sich um 7–8 mm der profunde Sehnenzug (c), so daß die direkte Wirkung des ED auf P1 aufgehoben wird. Indirekt allerdings kann P1 durch den ED unter Mithilfe von P2 gestreckt werden. Hierzu muß P2 in Beugestellung durch den FDS stabilisiert werden, der die Streckung im Fingergrundgelenk wie folgt unterstützt (Abb. 80). Die Teilvektoren e" und f" heben sich gegenseitig auf, e' und f' summieren sich. Für P1 läßt sich e' und f' in einen axialen Vektor A und einen streckend wirkenden Vektor B zerlegen. Der Vektor B beinhaltet somit eine Teilkraft des FDS (TUBIANA und VALENTIN).

Mm. interossei

Die Interossei sind Beuger von P1 und Strecker von P2 und P3, aber ihre Wirkung auf die Phalangen hängt vom Beugemaß des Grundgelenks und von dem Spannungszustand des ED ab.
Wird das Grundgelenk durch Kontraktion des ED gestreckt (Abb. 81), so verlagert sich der Interosseuszügel nach distal (a) über das Grundgelenk hinweg auf den Rücken des Metakarpale (STERLING BUNNELL). Die lateralen Züge können sich nun anspannen (b) und die Streckung von P2 und P3 einleiten.
Die Beugung des Grundgelenks (Abb. 82) durch Erschlaffen des ED (a) und Kontraktion des Lumbricalis (nicht eingezeichnet) bedingt ein Gleiten des Interosseuszügels auf den Rücken von P1 (b) in der Größenordnung von 7 mm (ST. BUNNELL). Die auf den Zügel einwirkende Kontraktionskraft (c) des Ix beugt das Grundgelenk kräftig. Die lateralen Sehnenzüge hingegen sind entspannt (d) und verlieren zunehmend ihre Streckwirkung auf P2 und P3, und zwar je mehr das Grundgelenk gebeugt wird. Jetzt aber wird der ED für P2 und P3 wirksam. Bei der Streckung von P2 und P3 ergänzen sich nach ST. BUNNELL der ED und der Ix synergistisch (Abb. 89).
– Die Wirkung des ED auf P2 und P3 ist am größten bei einer Beugung des Grundgelenks auf 90°. Durch maximale Kontraktion des Lumbricales (Lx) werden die lateralen Sehnenzüge gespannt (Abb. 84), die Interossei (Ix) sind wirkungslos.
– Bei mittlerer Beugestellung ergänzen sich ED und Ix in der Streckfunktion.
– Bei gestrecktem Grundgelenk hat der ED keine Wirkung auf P2 und P3; die Interossei haben ihren optimalen Wirkungsgrad, sie spannen die lateralen Sehnenzüge (Abb. 81, b).

Mm. lumbricales

Sie sind Beuger von P1 und Strecker von P2 und P3 und sind dabei, im Gegensatz zu den Ix, unabhängig von der Stellung im Grundgelenk. Die Lumbricales sind Muskeln, die eindeutig auf Fingerbewegungen spezialisiert sind. Die Spezialisierung kommt in ihren anatomischen Merkmalen zum Ausdruck.
– Sie liegen palmar des Lig. metacarpeum transversum profundum, der Winkel zwischen Muskel und Längsachse von P1 beträgt 35° (Abb. 83). So vermögen sie das Grundgelenk selbst aus einer Hyperextension heraus zu beugen. Sie sind die „Startmuskeln" für die Beugung von P1, die Interossei wirken sekundär über ihre Zügel.
– Durch ihre distale Insertion (Abb. 84) haben sie auf die lateralen Sehnenzüge Einfluß unterhalb des Interosseuszügels. Sie sind nicht an den Zügel gefesselt, so daß sie den Streckapparat von P2 und P3 unabhängig von der Stellung des Grundgelenks anspannen können.

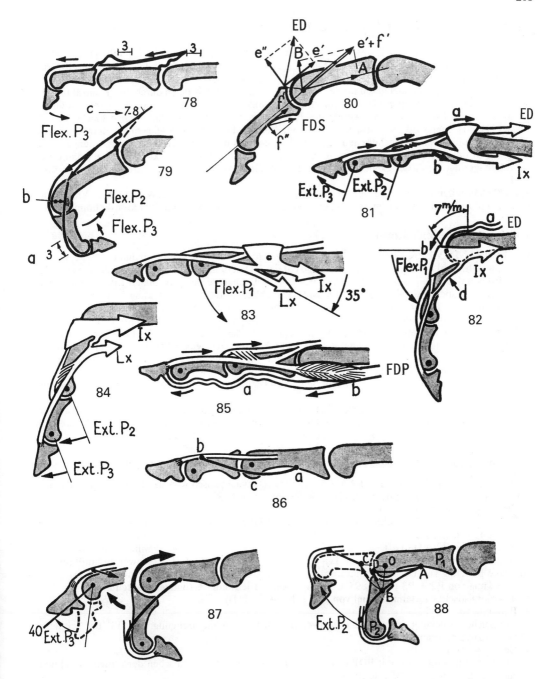

Streckung der Finger (Fortsetzung)

Nach EYLER und MARQUEE sowie nach LANDSMEER sind die Interossei gelegentlich in der Weise spezialisiert, daß der eine hauptsächlich auf den Zügel, der andere auf den lateralen Sehnenzug einwirkt. Die Lumbricales unterstützen nach RECKLINGHAUSEN die Streckung von P2 und P3 (Abb. 85), indem sie den distalen Sehnenabschnitt des FDP (a) entspannen. Sie bringen durch ihre Kontraktion die Sehne, an der sie selbst entspringen (b), nach distal. Funktionell wird über dieses Diagonalsystem bei Kontraktion der Lumbricales der Ansatz des FDP von der palmaren auf die dorsale Fläche von P3 verlegt. Der Beuger wird zum Strecker, funktionell einem Interosseus vergleichbar. Betrachtet man dieses System unter elektrotechnischen Aspekten, so kann es mit einem Transistor verglichen werden, der einen Strom in die eine oder andere Richtung leitet. Der „Transistoreffekt" führt dazu, daß durch die relativ geringe Kraft der Lumbricales die relativ große Kraft des FDP dem Strecksystem zugeführt wird.

Schließlich erhalten die diagonal Beuger und Strecker verbindenden Lumbricales von ihrer Vielzahl an Propriozeptoren wichtige Informationen zur Koordinierung des Beuge- und Streckmuskeltonus.

Das laterale Retinakulum (LR)

Das LR (LANDSMEER 1949) wird durch Fasern gebildet (Abb. 86), die der palmaren Seite von P1 entspringen (a) und an die lateralen Sehnenzüge (b) des ED heranziehen. Im Gegensatz zu den lateralen Sehnenzügen des ED, passieren die Fasern des LR die Drehachse des proximalen Interphalangealgelenks (IPP) jedoch palmarseitig (c). Es läßt sich ableiten, daß die Streckung des IPP zu einer Anspannung des LR führt, und diese wiederum eine Streckbewegung im distalen Interphalangealgelenk (IPD) von 80° Beugung auf 40° Beugung (Abb. 87). Die Anspannung des LR durch Streckung des IPP ist leicht zu veranschaulichen (Abb. 88). Durchschneidet man das LR am Punkt B, so ruft die Streckung von P2 keine automatische Streckung von P3 mehr hervor. Die beiden Schnittenden entfernen sich voneinander um die Distanz CD (D ist die Endposition von B unter der Voraussetzung, daß LR um den Punkt A geschwenkt wird, C die Endposition von B, wenn O der Schwenkpunkt ist).

Man kann bei intaktem LR durch passive Beugung des IPD umgekehrt auch eine automatische Beugung des IPP hervorrufen.

Bei Ruptur der Dorsalaponeurose fixiert das gespannte LR die Finger in der „Knopfloch"-Fehlstellung (deformité en boutonnière). Im Verlauf der Dupuytren'schen Kontraktur führt das LR zur Hyperextension im IPD.

Zusammenfassung der Muskelwirkungen bei Beugung und Streckung der Finger

Gleichzeitige Streckung von P1 + P2 + P3 (Abb. 89 A): synergistisch wirken ED + Ix + Lx. Passive, automatische Unterstützung durch das laterale Retinakulum (LR).

Alleinige Streckung von P1: ED
+ Beugung von P2: FDS (indirekt unterstützt durch ED) zusätzliche ⎫ Interossei
   Beugung von P3: FDP ⎭ erschlafft
+ Beugung von P2: FDS (Id) ⎫ willkürlich sehr
   zusätzliche Streckung von P3: Lx + Ix ⎭ schwer auszuführen

Alleinige Beugung von P1: Lx (Initiatoren) + Ix (Antagonismus ED/Ix, Erschlaffung von ED)
+ Streckung von P2 + P3 (Abb. 89 C): Lx (Strecker bei jedweder Grundgelenksstellung)
   + synergistisches Zusammenspiel von ED + Ix (Abb. 89 B)
+ Beugung von P2: FDS
   zusätzliche Streckung von P3: Lx (schwer ausführbar, da die Beugung des IPP die seitlichen Sehnenzüge entspannt)
+ Beugung von P2: FDS
   zusätzliche Beugung von P3: FDP (seine Aktion wird durch das Abrutschen der seitlichen Sehnenzüge bei Beugung des IPP erleichtert).

Die normalen Fingerbewegungen lassen sich in bestimmten Situationen studieren, so z. B. beim Schreiben (DUCHENNE DE BOULOGNE). Wird der Schreibstift nach vorn bewegt (Abb. 90), so beugt der Interosseus P1 und streckt P2 und P3. Bei der Rückführung (Abb. 91) streckt der ED die proximale Phalanx und der FDS beugt P2. Wird der Finger zum Haken gekrümmt (Abb. 92), so sind der FDS und der FDP kontrahiert und die Interossei erschlafft. Der Bergsteiger z. B. braucht diese Bewegung, um Halt an einem vertikalen Felsvorsprung zu finden. Bei der Hammerstellung der Finger (Abb. 93) streckt der ED die proximale Phalanx, während der FDS und der FDP die Phalangen 2 und 3 beugen. Der Pianist bringt seine Finger in eine derartige Ausgangsstellung. Der Finger drückt die Taste, indem die Interossei und Lumbricales das Grundgelenk in dem Augenblick beugen, wo der ED erschlafft.

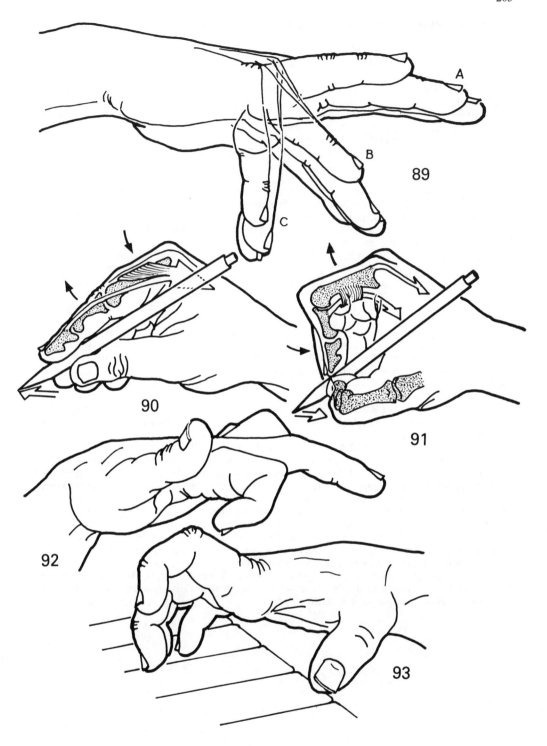

Pathologische Hand- und Fingerfehlstellungen

Eine Vielzahl von Fehlstellungen kann auf Insuffizienz oder unkontrollierte Aktion von Muskeln zurückgeführt werden (Abb. 94). Von den Fehlstellungen der Finger sollen im einzelnen hervorgehoben werden:
a) Ruptur der Dorsalaponeurose in Höhe der dreieckigen Bindegewebsplatte, die sich zwischen den beiden seitlichen Sehnenzügen ausspannt. Sie bringt normalerweise die Sehnenzüge in eine dorsale Lage, wenn das IPP in Streckstellung geführt wird. Bei Einriß wölbt sich der dorsale Gelenkbereich durch die Aponeurosenspalte und die Sehnenzüge luxieren nach lateral. Das Gelenk wird in halbgebeugter Stellung fixiert, während das IDP hyperextendiert wird. Die gleiche Fehlstellung resultiert bei Durchtrennung des Streckapparates in Höhe des IPP; man spricht von der „Knopflochdeformität" (deformité en boutonnière).
b) Ein Riß der Extensorsehne unmittelbar vor der Insertion an P3 bedingt eine passiv, aber nicht aktiv aufhebbare Beugung von P3. Die Beugefehlstellung hat ihre Ursache in dem nicht vom ED kompensierten Tonus des FDP. Die Deformität wird als „Hammerfinger" bezeichnet.
c) Der Riß der Extensorsehne proximal des Grundgelenks führt zur Beugung des Grundgelenks, da nun der Interosseuszügel in seiner Wirkung überwiegt. Diese „intrinsic plus"-Situation ist immer dann zu beobachten, wenn die Interossei das Übergewicht gegenüber dem ED haben.
d) Eine Insuffizienz des FDS oder ein Riß seiner Sehne läßt unter dem dominierenden Einfluß der Interossei eine Hyperextension im IPP entstehen. Die Fehlstellung des proximalen Fingergelenks wird von einer leichten Beugung im distalen Gelenk begleitet, da der FDP durch die Hyperextension im IPP eine relative Verkürzung erfährt. Die Fehlstellung wird als „Schwanenhalsdeformität" bezeichnet.
e) Eine Lähmung des FDP oder die Durchtrennung seiner Sehne macht die aktive Beugung der distalen Phalanx unmöglich.
f) Insuffizienz der Interossei führt zum einen unter dem Einfluß des ED zu einer Hyperextension im Grundgelenk. Zum anderen werden die Fingergelenke durch den FDS und den FDP stark gebeugt. Die Lähmung der intrinsischen Muskeln läßt die longitudinale Wölbung an ihrem Scheitelpunkt einbrechen. Es wird von der „Krallendeformität" gesprochen (auch: „Intrinsic minus"). Typisch ist die Krallenhand (Abb. 96) bei Lähmung des N. ulnaris, der die Interossei innerviert. Desweiteren kommt es zur Atrophie des Hypothenars und der Spatia interossea.
Die Fallhand (Abb. 95) bei Radialislähmung signalisiert den Ausfall der Strecker des Handgelenks und der Finger. Hand- und Grundgelenke sind flektiert, die Fingergelenke bleiben unter der Wirkung der Interossei gestreckt.
Eine narbige Schrumpfung der Palmaraponeurose (DUPUYTREN'sche Kontraktur) ist die Ursache einer rigiden Beugung der Finger (Abb. 97). Grundgelenk und proximales Fingergelenk sind stark flektiert, das distale Fingergelenk bleibt gestreckt. Meist ist die Fehlstellung an den beiden letzten ulnaren Fingern besonders stark ausgeprägt, weniger an Mittel- und Zeigefinger, selten am Daumen.
Die VOLKMANN'sche ischämische Kontraktur (Abb. 98) der Beugermuskeln bringt die Finger in Hakenstellung. Die Fehlstellung wird deutlich beim Strecken des Handgelenks (a), während sie durch eine Flexionsbewegung, die die Beuger entspannt, weitgehend aufgehoben wird (b).
Bei einer eitrigen Entzündung der gemeinsamen Beugersehnenscheide kann die Hand in eine hakenförmige Fehlstellung geraten (Abb. 99). Besonders die ulnaren Finger sind betroffen. Jeder Versuch, die Finger zu strecken, geht mit qualvollen Schmerzen einher.
Schließlich kann die massive ulnare Deviation der Finger in den Grundgelenken beobachtet werden (Abb. 100). Die metakarpalen Köpfe sind unnatürlich prominent. Diese Fehlstellung läßt retrospektiv die Diagnose einer rheumatoiden Arthritis stellen.

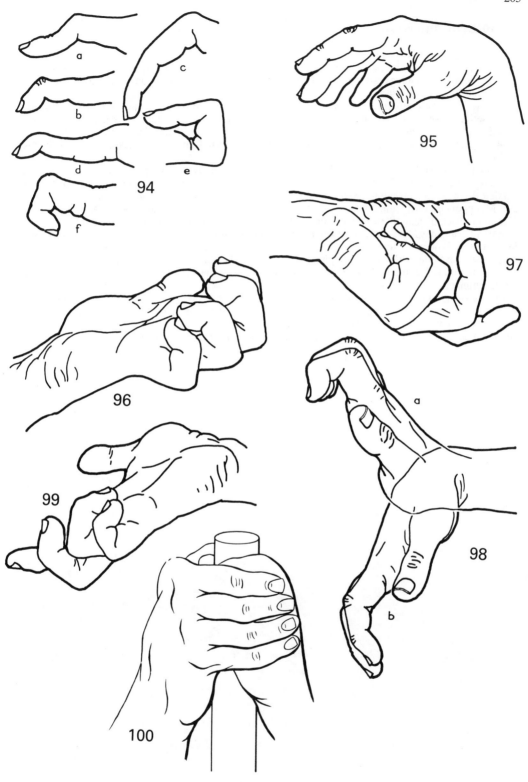

Hypothenarmuskeln

Der Kleinfingerballen besteht aus drei Muskeln (Abb. 101).
1) Der M. flexor digiti minimi brevis (1) entspringt fleischig an der Palmarseite des Retinaculum flexorum und am Hamulus ossis hamati. Er verläuft schräg nach ulnar-distal, um ulnar an der Basis der proximalen Phalanx zu inserieren.
2) Der M. abductor digiti minimi (2) spreizt den Kleinfinger vom Mittelfinger weg. Wie ein M. interosseus inseriert er (gemeinsam mit dem M. flexor digiti minimi brevis) einmal an der ulnaren Basis der proximalen Phalanx; zum anderen strahlt er von ulnar in die von der Sehne des M. extensor digitorum gebildeten Dorsalaponeurose ein. Der Muskel entspringt vom Retinaculum flexorum und vom Os pisiforme.
3) An der palmaren Basis des fünften Mittelhandknochens inseriert der M. opponens digiti minimi (3). Er überquert die palmare Fläche des Os metacarpale V (weißer Pfeil, Abb. 102), um radial-proximal am distalen Rand des Retinaculum flexorum und am Hamulus ossis hamati zu entspringen.
Der M. opponens digiti minimi (Abb. 102) beugt im Grundgelenk um die Achse XX', so daß der Kleinfinger nach palmar (Pfeil 1) und radial wandert (Pfeil 2). Die Bewegungsrichtung ist identisch mit der Orientierung des Muskelbauches (weißer Pfeil). Gleichzeitig bewirkt der Muskel eine Längsrotation des Mittelhandknochens (die Längsachse des Knochens ist durch ein Kreuz markiert). Es resultiert (angegeben durch den Pfeil 3) eine Supination, so daß die Palmarfläche des Mittelhandknochens nach radial in Richtung Daumen schaut. Die Funktion des Muskels entspricht seinem Namen, er opponiert den Kleinfinger.
Der kurze Beuger (1) und der Abduktor des Kleinfingers (2) üben fast gleiche Funktion aus (Abb. 103). Der Flexor (1) beugt im Grundgelenk und abduziert den Kleinfinger nach ulnar. Auch der Abduktor (2) bewegt den Kleinfinger nach ulnar; er kann als Äquivalent eines M. interosseus dorsalis angesehen werden. Wie die Mm. interossei beugt er im Grund- und streckt in den Fingergelenken.

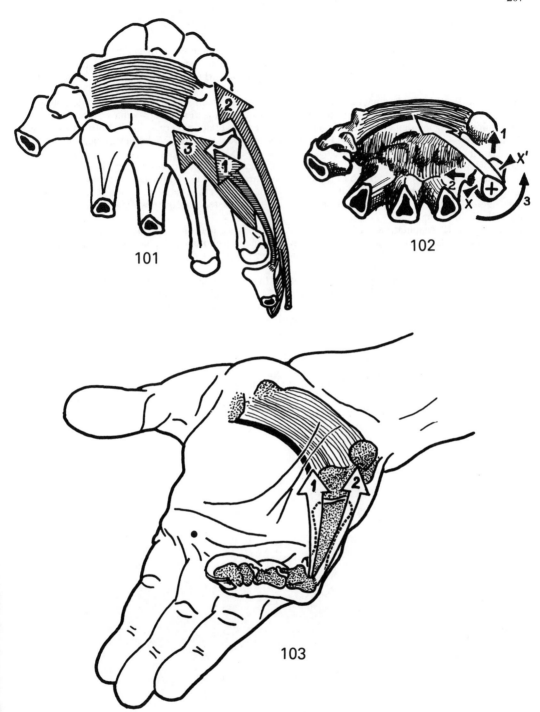

Der Daumen

Der Daumen spielt für die Hand eine Schlüsselrolle, indem nur er mit den übrigen Fingern, vorzugsweise mit dem Zeigefinger, den Spitzgriff ausführen kann. Darüber hinaus ist er wesentlich bei den verschiedenen Formen des Grobgriffs beteiligt. Ohne den Daumen verliert die Hand einen Großteil ihrer Fähigkeiten.

Die außerordentliche Bedeutung des Daumens leitet sich zum einen von seiner Stellung zu den übrigen Fingern ab (Abb. 104). Aus seiner nach palmar abgerückten Position heraus kann er sich durch die Oppositionsbewegung den einzelnen Fingern oder diesen insgesamt nähern; seine Reposition führt zur Lösung eines Griffes. Zum anderen liegt sie in seiner funktionellen Vielfältigkeit begründet, die ihrerseits ihre Erklärung in der Morphologie der Gelenke und in den Muskeln des Daumens findet. Der radiale Handstrahl (Abb. 105) setzt sich aus fünf Knochenelementen zusammen. Es sind das Os scaphoideum (S), das Os trapezium (T), das Os metacarpale I (M1), die Phalanx proximalis (P1) und distalis (P2). Der Daumen selbst besitzt nur zwei Phalanxknochen, seine Skelettsäule ist kürzer als die der anderen Finger. Seine Spitze erreicht nur die Mitte der ersten Phalanx des Zeigefingers. Dennoch hat er optimale Länge.

Ist er z. B. durch Amputation der Endphalanx verkürzt, so verliert er an Oppositions-, Abspreiz- und Beugefähigkeit. Ist er länger als normal, wie z. B. bei einer angeborenen Triphalangie, so ist der präzise Pinzettengriff mit einem der übrigen Finger gestört; das Endgelenk des jeweils beteiligten Fingers kann nicht ausreichend gebeugt werden.

In der Konstruktion des Daumens kommt das OCCAM'sche Prinzip der allumfassenden Ökonomie zum Ausdruck. Die Vielfalt der Funktion wird durch ein Minimum an Strukturelementen gewährleistet. Für die optimale Funktion des Daumens sind wenige Elemente notwendig und völlig ausreichend.

Die Skelettelemente des radialen Handstrahls sind durch vier Gelenke miteinander verbunden.
– Das straffe Gelenk zwischen Scaphoid und Trapezium (S.T.) ermöglicht, wie bereits erwähnt wurde, dem Trapezium eine geringe Gleitbewegung, und zwar nach palmar in Richtung auf das Tuberculum ossis scaphoidei. Es schließt sich eine kleine Beugebewegung an.
– Das Gelenk zwischen Trapezium und Os metacarpale I (T.M.) besitzt zwei Freiheitsgrade.
– Das Metakarpophalangealgelenk (M.P.) weist ebenfalls zwei Grade der Freiheit auf.
– Nur einen Freiheitsgrad hat das Interphalangealgelenk (I.P.). Fünf Grade der Freiheit sind notwendig und ausreichend, um die Opposition des Daumens auszuführen.

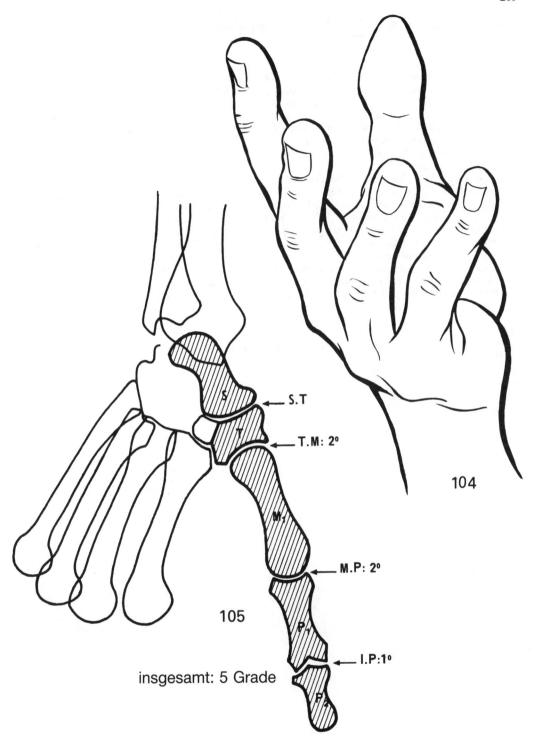

104

105

insgesamt: 5 Grade

Geometrische Analyse der Daumenopposition

Bei einer streng geometrischen Betrachtung (Abb. 106) resultiert aus der Opposition des Daumens die Zusammenführung der Punkte A und A' (im Beispiel ist der Zeigefinger gewählt). Die die Punkte A und A' tangierenden Fingerbeerenflächen legen sich aufeinander.

Um zwei Punkte im Raum zur Deckung zu bringen (Abb. 107), bedarf es bereits dreier Freiheitsgrade, entsprechend den Koordinaten X, Y und Z. Zwei weitere Freiheitsgrade sind nötig, um die Flächen der Fingerbeeren zur Deckung zu bringen; sie werden um die Achsen t und u gedreht (eine dritte, auf den beiden senkrecht stehende Achse v ist nicht notwendig, da die Fingerbeerenflächen nicht etwa mit dem Rücken zueinander gebracht werden sollen).

Der Flächenschluß der Fingerbeeren erfordert fünf Grade der Freiheit, drei für die Punkt- und zwei für die Flächenberührung.

So wie sich aufzeigen läßt, daß die Summe von Einzelbewegungen mehrerer einachsiger Gelenke zu einer Komplexbewegung führt, so ist für den radialen Handstrahl aufzeigbar, daß zur Durchführung der Opposition des Daumens fünf Freiheitsgrade notwendig und ausreichend sind.

Analysiert man die Bewegungen (Abb. 108) der drei Elemente M1, P1 und P2 des Daumens um die drei Beugeachsen YY' (Sattelgelenk), f1 (Grundgelenk) und f2 (Fingergelenk) in einer Ebene, so ergibt sich, daß zur Hinführung der Spitze von P2 zu einem Punkt H zwei Freiheitsgrade notwendig sind. Bei Blockade der Bewegungen um f1 und f2 gibt es nur eine Möglichkeit, den Punkt H zu erreichen. Kommt jedoch ein dritter Freiheitsgrad hinzu, so kann H auf vielfältige Weise erreicht werden. In der Zeichnung sind zwei Stellungen (O, O') der beweglichen Elemente aufgezeigt; es wird deutlich, daß in einer Ebene drei Freiheitsgrade erforderlich sind, damit P2 zum Punkt H geführt werden kann. Das Hinzukommen eines vierten Freiheitsgrades (Bewegung um die zweite Achse XX' des Sattelgelenks) erweitert bei räumlicher Betrachtung (Abb. 109) die Ausrichtungsmöglichkeit der Daumenfingerbeere. Sie kann nun gezielt mit einem der übrigen Finger opponieren.

Ein letzter, fünfter Freiheitsgrad der Bewegung (Abb. 110) um die zweite Achse des Grundgelenks (M.P.) erlaubt eine gewisse Drehung der Fingerbeeren gegeneinander, so daß sie optimal zum Flächenkontakt gebracht werden können. Die Achse f1 des Grundgelenks verläuft nur bei einer reinen Beugung des Gelenkes exakt transversal. Häufig ist sie schräg ausgerichtet, so z.B., wenn die Beugung mit einer ulnaren Abduktion und einer Supination kombiniert ist (f' 1) oder mit einer Radialabduktion und einer Pronation (f'' 1).

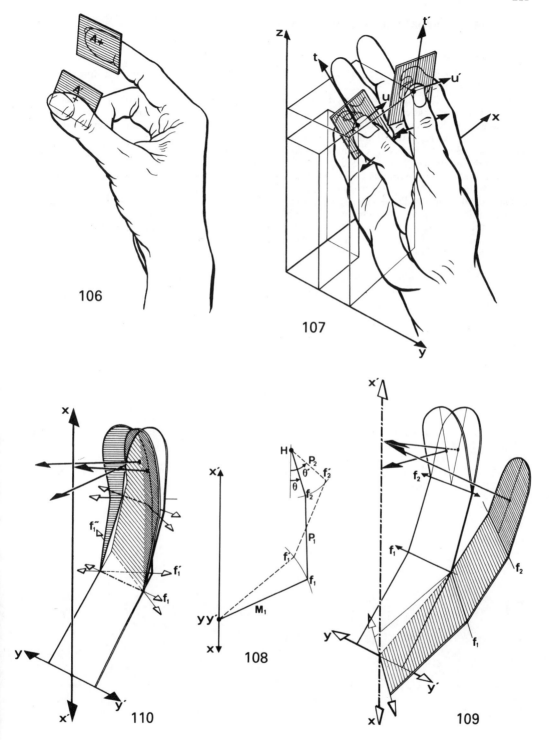

Karpometakarpalgelenk des Daumens

Gelenkflächen

Das Karpometakarpalgelenk, an der Basis der beweglichen Knochensäule gelegen, hat für die Beweglichkeit des Daumens eine wesentliche Bedeutung; es ist maßgeblich an der Opposition beteiligt. Morphologisch ist es ein Sattelgelenk (Abb. 111), die Gelenkflächen sind sowohl konkav als auch konvex. Die beiden Sattelflächen, die eine am Trapezium, die andere an der Basis des Os metacarpale I, sind kongruent, indem sie um 90° gegeneinander gedreht sind. Die Konvexkrümmung der einen Fläche artikuliert mit der Konkavkrümmung der anderen und umgekehrt.

Die exakte Beschreibung der Gelenkflächenkonturen ist Gegenstand zahlreicher Untersuchungen, wobei recht unterschiedliche Auffassungen bestehen. Eine anschauliche und präzise Beschreibung gibt KUCZYNSKI (1974). Wird das Gelenk eröffnet (Abb. 112) und die Basis des Os metacarpale I nach radial herübergeklappt, so lassen sich an den Sattelflächen folgende Merkmale erkennen.

– Die Gelenkfläche des Trapezium (T) zeigt einen medianen First C D, der leicht konvex nach ulnar und palmar ausläuft. Der dorsale Abschnitt C des Firstes ist wesentlich stärker gekrümmt als der palmare Abschnitt F. In seinem mittleren Bereich wird der First durch eine transversale Rinne A B überkreuzt; diese Rinne erstreckt sich von der dorsalen Seite A bis zur inneren palmaren Seite B, wo sie tiefer einschneidet. Die Rinne ist gekrümmt, die Konvexität zeigt nach palmar-radial. Der dorsoradiale Flächenbereich ist fast plan.

– Die metakarpale Artikulationsfläche M1 ist reziprok gestaltet; der First A' B' korrespondiert mit der Rinne A B der Trapeziumfläche und die Rinne C' D' mit dem First C D.

Werden die Flächen aufeinandergebracht (Abb. 113), so überlappt die Metakarpusfläche die des Trapeziums an den Enden a und b der Rinnen. Ein Schnitt durch das Gelenk (Abb. 114) zeigt dessen nicht vollständige Kongruenz. Nach KUCZYNSKI ist, wenn durch den Gelenkdruck die Flächen aufeinandergepreßt werden, keine Längsrotation des Os metacarpale I möglich. Aufgrund der Beobachtung, daß die Artikulationsfläche in Längsrichtung gekrümmt ist, vergleicht KUCZYNSKI sie mit einem verformbaren Sattel, der auf den Rücken eines skoliotischen Pferdes gelegt ist (Abb. 115). Vergleichbar ist sie auch mit einem Gebirgspaß (Abb. 116), über den eine gekrümmte Straße führt. Die Richtung des Lastwagens, der die Paßstraße herauffährt, bildet mit der des herunterfahrenden Lastwagens einen Winkel r. Nach KUCZYNSKI erreicht der Winkel zwischen den Punkten A und B der Trapeziumrinne einen Betrag von fast 90°; der Winkel erklärt die axiale Drehung des Os metacarpale I während der Opposition. Wenn dies zutreffen sollte, so müßte die Basis des Metakarpale I (wie der über den Paß fahrende Lastwagen) über die gesamte Länge der Trapeziumrinne gleiten. Es würde eine vollständige Luxation des Gelenkes resultieren, und zwar nach beiden Richtungen.

Da dies nicht der Fall ist, muß – worauf noch eingegangen werden wird – ein anderer Mechanismus die Längsrotation bewirken.

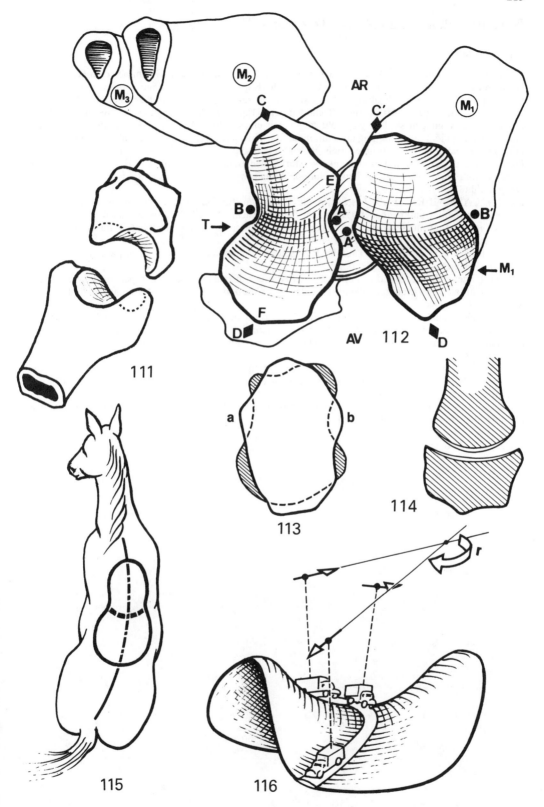

Karpometakarpalgelenk des Daumens (Fortsetzung)

Gelenkschluß

Die Kapsel des Daumensattelgelenks ist schlaff, so daß sie weitgreifende Gelenkbewegungen erlaubt. Nach Ansicht vieler Autoren gestattet die schlaffe Kapsel auch eine axiale Längsrotation des Os metacarpale I, was, wie noch gezeigt werden wird, nicht zutrifft. Die schlaffe Kapsel erlaubt Gleitbewegungen der metakarpalen Artikulationsfläche auf dem Trapezium. Es herrscht ein andauernder Gelenkdruck, die Bewegungen sind vergleichbar mit denen eines Pylon (Abb. 117). Der Pylon ändert seine Orientierung, indem die Spannung der Haltetaue, die Thenarmuskeln symbolisierend, abgeändert wird. Die Daumenballenmuskulatur gewährleistet den Gelenkschluß in jedweder Stellung.

Die die Kapsel des Daumensattelgelenks verstärkenden Bänder „unterstützen" die Bewegungen und tragen durch ihren von der Gelenkstellung abhängigen unterschiedlichen Spannungszustand zum Gelenkschluß bei.

DE LA CAFFINIERE (1970) beschreibt die Bänder ausführlich und analysiert ihre Funktion. Es werden vier Bänder unterschieden (Abb. 118: Palmaransicht, Abb. 119: Dorsalansicht).

– Das Ligamentum metacarpale interosseum (A) verbindet als kurzes, kräftiges Band die Basen der Ossa metacarpalia I und II miteinander.

– Ein schräges, dorsales Band (B) auf der Rückseite des Gelenkes zieht nach distal-palmar, sich um die Basis des Os metacarpale I windend.

– Ein schräges palmares Band (C) erstreckt sich von der distalen Partie der Trapeziumrinne zur Basis des Metakarpale I. Es kreuzt die Palmarseite des Gelenkes und windet sich distal-ulnar um die Basis des Mittelhandknochens.

– Ein gerades radiales Band (D) verbindet das Trapezium unmittelbar mit der Basis des Metakarpale I. Es liegt radial-palmar, sein deutlich abgegrenzter Innenrand setzt sich gegen den dünnen Kapselbezirk ab, dem eine Bursa synovialis aufliegt. Die Bursa ist der Sehne des M. abductor pollicis longus unterlagert (E).

Nach DE LA CAFFINIERE wirken die Bänder funktionell in zwei Gruppen. Die Ligamente A und D nehmen Einfluß auf die Erweiterung bzw. Verengung des ersten interdigitalen Raumes in der Ebene der Handinnenfläche.

Die Ligamente B und C werden bei der Längsrotation des Metakarpale I angespannt. Das Band B begrenzt die Pronation, das Band C die Supination.

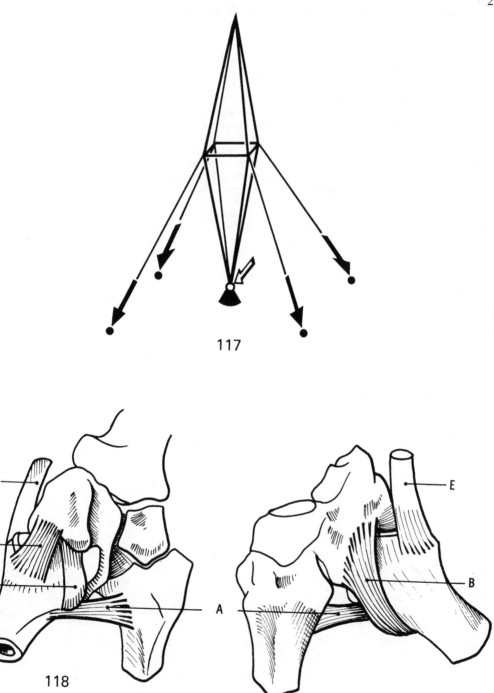

Karpometakarpalgelenk des Daumens (Fortsetzung)

Funktion der Ligamente

Die zu analysierende Funktion der Bänder ist komplexer Natur, da es die Ante- und Reposition sowie die Beuge- und Streckbewegungen des Metakarpale I zu berücksichtigen gilt. Die genannten Bewegungen werden noch definiert werden.
Bei den Ante- und Retropositionsbewegungen ist folgendes zu beachten:
– Bei einer Anteposition = Abduktion (Abb. 120, Palmaransicht) spannt sich das Band C, das Band D entspannt sich. Auf der Dorsalseite (Abb. 121) wird das Band B angespannt.
– Eine Retroposition = Adduktion (Abb. 122, Palmaransicht) bedingt die Anspannung des Bandes D und die Entspannung von Band C. Dorsal (Abb. 123) entspannt sich das Band B.
– Das Intermetakarpalband A (Abb. 124, palmare Ansicht) ist sowohl in Anteposition (AP), wo es die Basis von M1 gegen M2 zieht, als auch in Retroposition (RP) gespannt, wo es die auf dem Trapezium nahezu subluxierte Basis von M1 fesselt. In einer mittleren Stellung ist das Ligament entspannt.
Bei Flexions- und Extensionsbewegungen verhalten sich die Bänder wie folgt:
– Eine Extension (Abb. 125) spannt die palmaren Bänder D und C, das Band B erschlafft.
– Bei Flexion (Abb. 126) erschlaffen umgekehrt die Bänder D und C, B gerät unter Spannung.
Die Ligamente B und C, die gegenläufig um die Basis von M1 herumgewunden sind, „kontrollieren" die axiale Längsrotation des Mittelhandknochens (Abb. 127, axiale Aufsicht auf M1, Trapezium und M2 und M3).
– Das Band C wird bei Pronation gespannt, folglich wird isolierter Zug des Bandes eine Supination hervorrufen.
– Das Band B wird bei Supination aufgewunden und gespannt, so daß konsequenterweise ein alleiniges Ziehen an dem Band eine Pronation des Metakarpale I hervorrufen wird.
Bei der sich aus einer Antepositions- und einer Flexionsbewegung zusammensetzenden Opposition sind alle Bänder angespannt (A, C, B); allein das Band D bleibt entspannt, da es parallel zu den kontrahierten Muskeln (Mm. abductor et flexor pollicis brevis, M. opponens) verläuft. Das Ligament B gerät unter sehr hohe Spannung, es gewährleistet die Gelenkstabilität auf der dorsalen Seite. Die Oppositionsstellung entspricht der „close-packed-position" nach MAC CONAILL. In dieser Stellung ist der Gelenkdruck maximal; dadurch, daß die beiden schrägen Bänder gleichzeitig gespannt werden, ist eine Rotation des Os metacarpale I um seine Längsachse nicht möglich. In der Mittelstellung (sie wird noch definiert werden) sind alle Ligamente entspannt, folglich ist das „Gelenkspiel" groß; eine Längsrotation des Metakarpale wird jedoch dadurch nicht ermöglicht. In Reposition des Daumens wird durch die alleinige Anspannung des Bandes C eine gewisse Supination des Metakarpale I induziert.

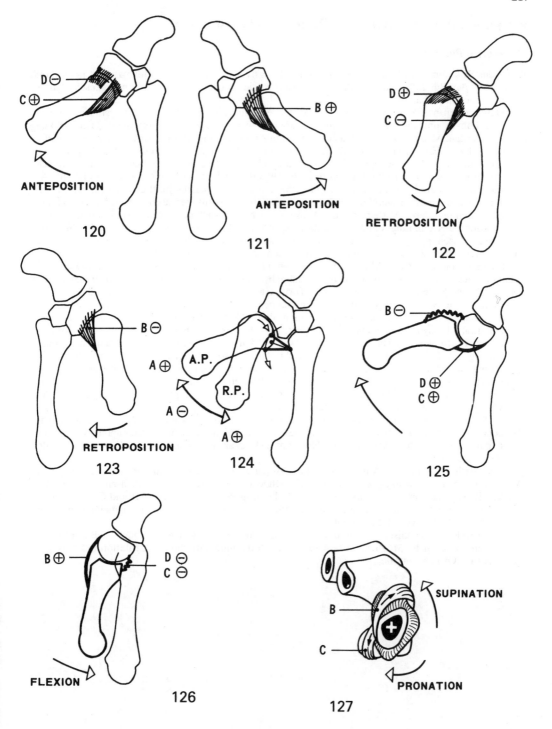

Karpometakarpalgelenk des Daumens (Fortsetzung)

Geometrie der Gelenkflächen

Wenn die Rotation des Metakarpale I um seine Längsachse weder durch „Gelenkspiel" noch durch Einwirkung der Bänder erklärt werden kann, dann ist sie möglicherweise von den Eigenschaften der Gelenkflächen ableitbar.

Die Sattelflächen besitzen, geometrisch betrachtet, eine negative Krümmung, d. h., sie sind in einer Richtung konvex und in anderer konkav. Sie können nicht, wie z. B. Kreissegmente, zur Deckung gebracht werden. Man hat die Sattelflächen mit einem Abschnitt eines Rotationshyperboloids verglichen (Abb. 128; BAUSENHARDT und LITTLER), mit einem Segment eines parabolischen Hyperboloids (Abb. 129: die Hyperbel H schmiegt sich der parabolischen Fläche P an), oder auch mit einer Teilfläche eines hyperbolischen Hyperboloids (Abb. 130: die Hyperbel H schmiegt sich der Hyperbel H' an). Am aufschlußreichsten erscheint der Vergleich mit einem axialen Flächenabschnitt eines Torus (Abb. 131). Die Innenfläche eines luftgefüllten Schlauches, der einen Torus repräsentiert, zeigt einmal eine Konkavkrümmung, deren Mittelpunkt die Achse des sich vorzustellenden Rades ist. Zum anderen hat sie eine konvexe Krümmung, der Mittelpunkt entspricht der Achse des Torus (exakt besteht eine große Serie von Achsen p, q, s ...; q gibt eine Mittelstellung an). Diese Sattelfläche oder „negatives Torussegment" besitzt zwei orthogonale Hauptachsen und folglich zwei Freiheitsgrade. Trägt man der Beschreibung von KUCZYNSKI in der Form Rechnung, daß der Sattelfirst nach lateral geschwungen ist („skoliotisches Pferd"), so muß der axiale Flächenabschnitt des Torus asymmetrisch begrenzt werden (Abb. 132). Die Sattelfläche rutscht auf dem Torus etwas zur Seite ab. Die lange longitudinale Achse (= Sattelfirst) des Sattels n m ist nach lateral ausgebogen, die Radien u, v, w konvergieren, ausgehend von verschiedenen Orten des Sattelfirstes, in einem Punkt O' auf der Achse XX' des Torus. Der Punkt liegt außerhalb der Symmetrieebene. Eine derartige Sattelfläche ist immer noch eine negative Torusfläche mit zwei orthogonalen Hauptachsen und zwei Graden der Freiheit. Streng genommen gilt diese Betrachtung nur für einen kleinen Flächenabschnitt, da ansonsten eine Vielzahl von Achsen eine Approximation hinfällig macht. Ist die Fläche klein, so sind die aufeinander folgenden Achsen so nahe beisammen, daß sie als identisch angesehen werden können. Dies trifft für das Trapezium und das Metacarpale I zu, deren Gelenkflächen Krümmungen aufweisen, die relativ gering und bei weitem weniger akzentuiert sind, als es das Schema anzeigt.

Auf der Basis der gegebenen Voraussetzungen ist es folgerichtig und erlaubt, eine Modellvorstellung des Daumensattelgelenks zu entwickeln. Ein solches Modell hat die gleiche Berechtigung wie das des Hüftgelenks, das, obwohl bekanntlich der Hüftkopf nicht exakt eine Kugel ist, als Kugelgelenkmodell seine Gültigkeit hat.

Das technisch-mechanische Äquivalent einer zweiachsigen Artikulation ist das Kardangelenk (Abb. 133). Zwei rechtwinklig zueinander verlaufende und sich schneidende Achsen XX' und YY' erlauben Bewegungen in zwei rechtwinklig zueinander ausgerichteten Ebenen AB und CD. In gleicher Weise sind zwei miteinander artikulierende Sattelflächen A und B (Abb. 134) gegeneinander in den Ebenen AB und CD (Abb. 135) beweglich.

Die eingehendere mechanische Analyse der Kardangelenksbewegungen zeigt jedoch, daß zweiachsige Gelenke eine zusätzliche Möglichkeit besitzen, nämlich die automatische Längsrotation des bewegten Elementes (= Os metacarpale I).

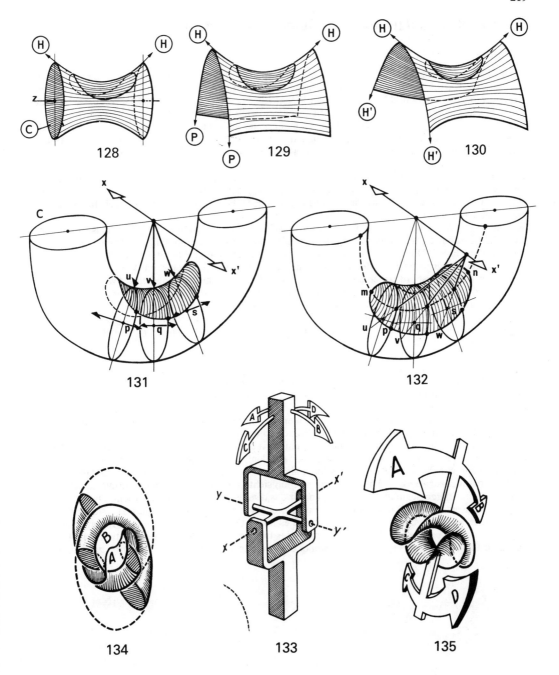

128 129 130

131 132

134 133 135

Karpometakarpalgelenk des Daumens (Fortsetzung)

Rotation um die Längsachse

Ein Kardangelenk kann leicht aus Pappkarton konstruiert werden (Abb. 136), indem die Halbkreisflächen zweier Kartonstreifen rechtwinklig gegeneinander versetzt auf die Ober- und Unterseite einer Kreisscheibe aufgeklebt und längs der Linien 1–2 und 3–4 rechtwinklig abgeknickt werden. Anhand des Modells kann die automatische Längsrotation des bewegten Segments nachvollzogen werden.

In einer ersten Analyse (Abb. 137) soll ein Segment festgestellt, das andere um die beiden Achsen des Gelenks bewegt werden. Bei einer Bewegung a um die Achse 1–2 wandert das Segment in einer Ebene, während es bei einer Bewegung b um die Achse 3–4 in einen spitzen Winkel zur Ausgangsposition gebracht wird.

Führt man die Bewegung a um die Achse 1–2 aus (Abb. 138), ohne daß vorher um die Achse 3–4 flektiert oder extendiert wurde, so schaut das rechtwinklig zur Achse 3–4 bewegte Segment in stets die gleiche Richtung (Pfeile). Es handelt sich um eine ebene Drehbewegung, die typisch für Scharniergelenke ist, bei denen die Achse rechtwinklig zum bewegten Segment steht.

Wird nun aber das mobile Element vorweg um die Achse 3–4 um einen Betrag b (kleiner als 90°) gebeugt (Abb. 139), so hat die anschließende Drehung um die Achse 1–2 eine Stellungsänderung des bewegten Elements zur Folge. Diese wird durch die Pfeile, die in einem Punkt P auf der verlängerten Achse 1–2 konvergieren, angezeigt. Die Stellungsänderung des bewegten Segments im Verlauf einer solchen konischen Drehung ist Ausdruck einer automatischen Rotation um die Längsachse (MAC CONAILL: conjunct rotation). Diese Rotation kommt vor in Scharniergelenken, deren Achse schräg zum bewegten Element ausgerichtet ist, und hat in diesen Fällen ein konstantes Maß. Natürlich kommt sie auch in zweiachsigen Gelenken vor, wobei der Grad der automatischen Drehung abhängig von der initial stattfindenden Flexion ist. Das Maß der Drehung ist mit Hilfe einer einfachen trigonometrischen Formel bestimmbar.

Eine besondere und interessante Beobachtung läßt sich bezüglich der automatischen Drehung bei der zylindrischen Rotation (Abb. 140) machen. Nach einer einleitenden Flexion von 90° um die Achse 3–4 ist jede Drehungsphase a um die Achse 1–2 von einer Stellungsänderung des bewegten Segments begleitet, die automatische Drehung ist in diesem Fall am größten.

Zusammenfassend gilt, daß in den zweiachsigen Gelenken vom Typ Kardan die automatische Längsrotation die unterschiedlichsten Ausmaße annehmen kann. Sie ist nicht nachweisbar bei der ebenen Drehung, sie ist am ausgeprägtesten bei der zylindrischen Rotation.

Die zylindrische Rotation läßt sich auch an einem aus drei Einzelsegmenten bestehenden Modell nachweisen (Abb. 141). Die Achse 3–4 des Kardangelenks liegt parallel zu den Achsen 5–6 und 7–8. Eine Beugung von 90° um die Achse 3–4 kann auf die drei Achsen aufgeteilt werden, so daß das letzte Segment parallel zur Achse 1–2 ausgerichtet ist. Man sieht nun, wie sich die automatische Rotation vom ersten bis zum letzten Segment vergrößert, um für das distale Segment maximal zu sein. Das betrachtete Modell repräsentiert den Daumenstrahl, der an seiner Basis ein Kardangelenk besitzt. Die Endphalanx führt eine zwangsläufige Rotation aus, ohne daß es im Sattelgelenk selbst zu einer Drehung kommt.

Koordinierte Bewegungen in den drei Gelenken des Daumenstrahls lassen eine Rotation des Daumens um seine Längsachse zustande kommen, wobei dem Sattelgelenk die Schlüsselfunktion zukommt.

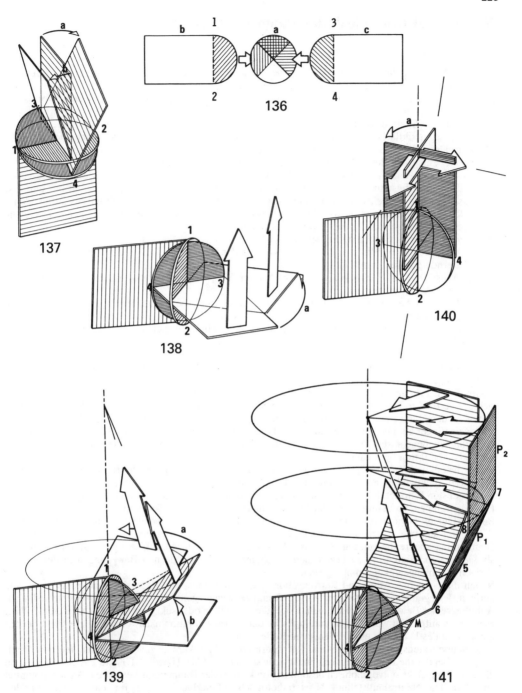

Karpometakarpalgelenk des Daumens (Fortsetzung)

Bewegungen des Os metacarpale I

Das erste Metakarpale führt entweder isolierte oder kombinierte Bewegungen um die beiden orthogonalen Achsen aus, sowie eine aus diesen resultierende axiale Längsrotation.
Im folgenden soll die räumliche Lage der beiden Hauptachsen des Daumensattelgelenks präzisiert werden.
Bringt man am Skelettpräparat (Abb. 142) in Höhe der Krümmungsmittelpunkte der Trapezium- und Metakarpalegelenkfläche Metalldrähte an, so sieht man, daß eine Achse XX' durch die Basis des Metakarpale verläuft. Sie korrespondiert mit der Konkavkrümmung der Trapeziumfläche. Die zweite Achse YY' entspricht der Konkavkrümmung der metakarpalen Fläche.
Real sind diese Achsen nicht starr und ortsfest, sondern sie verlagern sich; die Metalldrähte geben allenfalls eine Mittelstellung an. Mit der Einschränkung, daß es sich um eine die Realität nur teilweise berücksichtigende Modellvorstellung handelt, sollen die beiden Drähte die Achsen des Sattelgelenks darstellen. Die Achsen sind rechtwinklig zueinander im Raum ausgerichtet, sie verleihen dem Gelenk Eigenschaften, die typisch für ein Kardangelenk sind.
Auf zwei Sachverhalte soll hingewiesen werden.
– Die Achse YY' ist parallel den Beuge-Streckachsen des Grund- (f1) und Fingergelenks (f2), was noch zu erläuternde Konsequenzen hat.
– Die Achse XX' ist rechtwinklig zu den Achsen YY', f1 und f2 ausgerichtet. Sie liegt in der Beugeebene des Daumens.
Letztlich sind die beiden Achsen XX' und YY' des Sattelgelenks schräg zur frontalen (F), sagittalen (S) und transversalen (T) Ebene ausgerichtet. Somit werden auch die Hauptbewegungen des ersten Metakarpale in Ebenen ausgeführt, die schräg zu den gebräuchlichen Referenzebenen stehen. Aus diesem Grunde ist es plausibel, daß die normalen Bewegungsbezeichnungen keine Anwendung finden können.
Eine Definition der reinen Bewegungen des Metakarpale I ist in bezug auf das Trapezium möglich (Abb. 143).
– Um die als Primärachse zu bezeichnende Achse XX' erfolgen die Ante- und Retroposition, bei denen sich der gestreckte Daumen in der zur Achse XX' senkrechten Ebene AOR bewegt. Die Retroposition R bewegt den Daumen nach dorsal bis in die Ebene der Handfläche, er steht in einem Winkel von ca. 60° vom Zeigefinger ab. Die Anteposition A bringt den Daumen nach palmar, so daß er fast rechtwinklig zur Handflächenebene ausgerichtet ist (diese Position des Daumens wird im angloamerikanischen Sprachbereich als Abduktion bezeichnet).
– Um die Sekundärachse YY' werden Beuge- und Streckbewegungen ausgeführt. Die Bewegungsebene FOE steht rechtwinklig auf der Ante- und Retropositionsebene.
Die Extension E bringt den Daumen nach dorsal und lateral; kommt noch eine Streckung im Grund- und Endgelenk hinzu, so befindet sich der Daumen nahezu in der Handflächenebene.
Bei der Flexion F wandert der Daumen nach palmar und ulnar, ohne jedoch die durch das Metakarpale II gelegte sagittale Ebene zu überschreiten. Durch zusätzliche Beugung der Phalangen kann die Daumenfingerbeere die Haut an der Basis des Kleinfingers erreichen. Die letztgenannten Bewegungen als Flexion und Extension zu bezeichnen, erscheint korrekt, da sie den Bewegungen in den beiden übrigen Daumengelenken homolog sind.
Neben diesen reinen Ante- und Retropositions-, sowie Flexions- und Extensionsbewegungen sind alle übrigen Bewegungen des Metakarpale I sog. Komplexbewegungen. Sie setzen sich aus unterschiedlichen Anteilen reiner Bewegungen zusammen, wobei diese simultan oder sukzessiv ablaufen. In jedem Fall ist, wie bereits aufgezeigt wurde, eine automatische oder Zwangsrotation nachweisbar. Diese spielt bei der Opposition des Daumens eine bedeutsame Rolle.
Flexion und Extension sowie Ante- und Retroposition des Metakarpale gehen von einer Neutralnullstellung aus, bei der die Daumenmuskeln nicht aktiv sind (Abb. 144). HAMONET und VALENTIN haben diese Stellung elektromyographisch bestimmt; von keinem der Daumenmuskeln ist ein Aktionspotential ableitbar. Die Neutralnullstellung N ist radiologisch definierbar in der Form, daß in der frontalen Projektion M1 und M2 einen Winkel von 30°, in der sagittalen Projektion einen Winkel von 40° bilden. Die Stellung N entspricht, was noch einmal hervorgehoben werden soll, der Entspannstellung der Bänder und der größten Kongruenz zwischen den Artikulationsflächen.

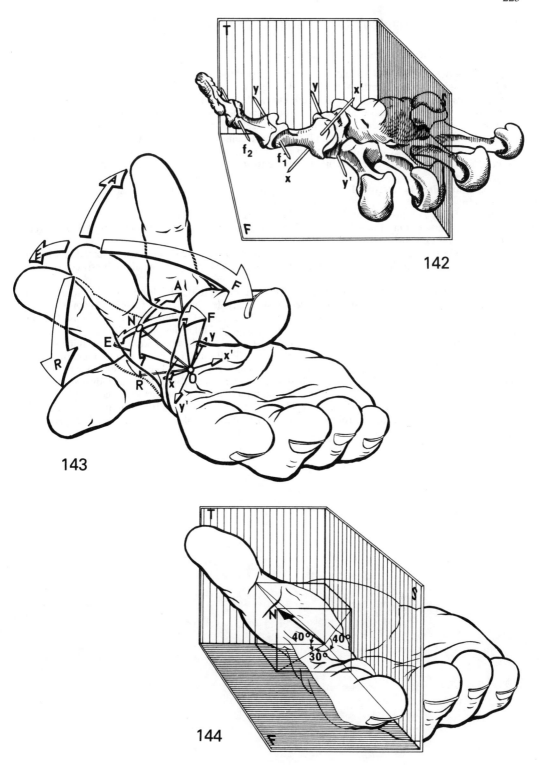

142

143

144

Karpometakarpalgelenk des Daumens (Fortsetzung)

Bewegungsamplituden des Os metacarpale I

Nachdem die Bewegungen des Metakarpale I definiert sind, gilt es, sie in der Praxis zu quantifizieren. In der Literatur sind hierzu dreierlei Weisen beschrieben, was zum Verständnis nicht unbedingt beiträgt. Die erste, als klassisch zu bezeichnende Methode (Abb. 145), analysiert die Bewegungen von M1 in einem Raum, der von drei rechtwinklig aufeinander stehenden Ebenen umgrenzt wird (T = transversale, S = sagittale, F = frontale Ebene). Frontal- und Sagittalebene schneiden sich in der Längsachse von M2, der Schnittpunkt aller drei Ebenen liegt im Bereich des Daumensattelgelenks. Als Ausgangsposition gilt, wenn M1 parallel zu M2, also annähernd in der frontalen Ebene liegt. Es muß darauf hingewiesen werden, daß diese Stellung nicht der natürlichen entspricht und daß M1 nicht exakt parallel zu M2 ausrichtbar ist.

Die Abduktion (Pfeil 1) entfernt M1 und M2 in der frontalen Ebene F, die Adduktion führt M1 und M2 heran.

Die Flexion (Pfeil 2) bringt M1 nach palmar, die Extension nach dorsal.

Die jeweilige Stellung von M1 ist durch zwei Winkel definierbar (Inset), durch den Abduktionswinkel a und durch den Flexionswinkel b.

Diese Methode birgt zwei Nachteile in sich. Zum einen werden Bewegungen auf abstrakte Ebenen projiziert und keine realen Winkel gemessen, zum anderen wird die axiale Längsrotation nicht berücksichtigt.

Eine zweite, moderne Methode (DUPARC, DE LA CAFFINIERE, PINEAU) bestimmt keine Bewegungen, sondern definitive Stellungen des Os metacarpale I in bezug auf ein Polarkoordinatensystem (Abb. 146). Die Position von M1 wird auf einem Kegelmantel bestimmt. Die Kegelachse fällt mit der Längsachse von M2 zusammen, die Kegelspitze liegt in Höhe des Sattelgelenkes. Der Winkel zwischen Daumenebene und der Kegelspitze (Pfeil 1) ist der sog. Abspreizwinkel a. Die Stellung von M1 wird eindeutig definierbar durch einen weiteren Winkel (Pfeil 2), der gebildet wird von der frontalen Ebene und der Ebene P, die durch die Achsen von M1 und M2 gelegt ist. Dieser Winkel b wird von den oben angeführten Autoren als „Raum-Dreh-Winkel" bezeichnet (Tautologie, da jedwede Rotation räumlich erfolgt). Treffender wäre er als Zirkumduktionswinkel zu bezeichnen, da es sich bei der Bewegung des Metakarpale I auf dem Kegelmantel um eine echte Zirkumduktion handelt. Die Brauchbarkeit dieser Methode beruht darauf, daß die beiden Winkel ohne Schwierigkeit gemessen werden können.

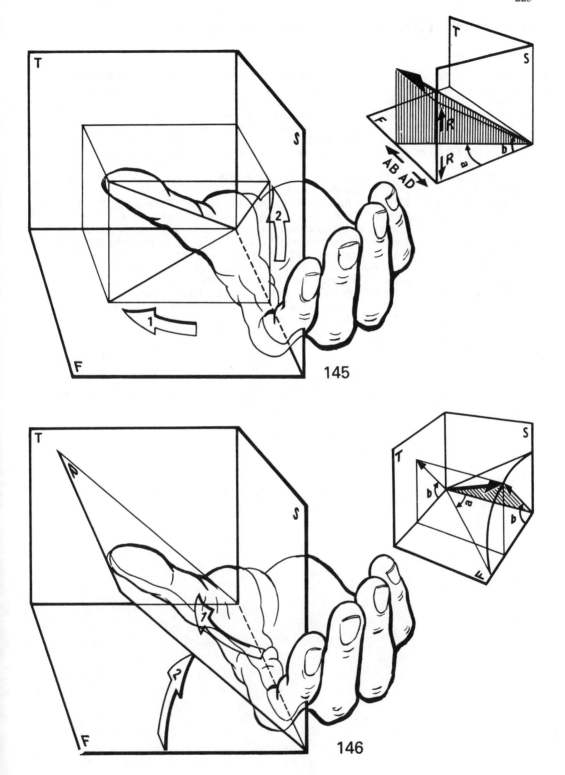

145

146

Karpometakarpalgelenk des Daumens (Fortsetzung)

Trapezium als Bezugspunkt

Der größte Nachteil der beschriebenen Methoden ist darin zu sehen, daß sie komplexe Bewegungen im Daumensattelgelenk zu messen versuchen, die stets eine Längsrotationskomponente enthalten.
Eine dritte, von uns bevorzugte Methode, wählt als Bezug das Trapezium. Für ihre Anwendung sind im speziellen Strahlengang angefertigte Röntgenaufnahmen erforderlich.
– Eine Röntgenaufnahme des Daumens im dorsopalmaren Strahlengang (Abb. 147) gibt ohne perspektivische Verzeichnung die Konkavkrümmung des Trapezium und die Konvexkrümmung des Os metacarpale I wieder. Fertigt man je eine Aufnahme für die Retroposition und Anteposition an, so läßt sich folgendes feststellen.
– Eine Retroposition von 15° bis 25° stellt die Achse von M1 nahezu parallel zu der von M2. Die Basis von M1 „subluxiert" auf der Trapeziumfläche nach radial.
– Eine Anteposition von 25° bis 35° öffnet den Winkel zwischen M1 und M2 bis auf 65°. Die Basis von M1 gleitet nach ulnar auf M2 zu. Die Lageveränderung der Basis von M1 auf dem Trapeziumsattel resultiert aus einer Drehung um den Krümmungsmittelpunkt der konkaven Trapeziumfläche. Der Krümmungsmittelpunkt ist mit dem Durchstoßpunkt der Achse XX' durch die Basis von M1 identisch.
– Eine Röntgenaufnahme des Daumens im seitlichen Strahlengang (Abb. 148) zeigt unverzerrt die konvexe Krümmung am Trapezium und die Konkavkrümmung von M1. An einer Aufnahme des vollständig gebeugten und an einer des gestreckten Daumens ist folgendes ablesbar.
– Eine Flexion von 20° bis 25° stellt die Achsen von M1 und M2 parallel zueinander.
– Bei einer Extension von 30° bis 45° entsteht zwischen den Achsen von M1 und M2 ein Winkel von ca. 65°. Die Gleitbewegungen der konkaven Gelenkfläche von M1 auf dem Trapezium sind Ausdruck einer Drehung um den Krümmungsmittelpunkt der konvexen Trapeziumfläche. Der Durchstoßpunkt der Achse YY' fällt mit dem im Trapezium gelegenen Krümmungsmittelpunkt zusammen.
Das Ausmaß der Sattelgelenksbewegungen ist kleiner, als es die Gesamtbeweglichkeit des ganzen Daumens vermuten läßt. Die Ante- und Retroposition beträgt 40°–60°, die Flexion – Extension 50°–70°.
Zusammenfassend ist zu sagen, daß nur mit Hilfe spezieller Röntgenaufnahmen des Sattelgelenks (= Daumen im dorsopalmaren und seitlichen Strahlengang) eine exakte Untersuchung der Gelenkkinematik und eine Bestimmung der Bewegungsausschläge möglich ist (KAPANDJI 1980).

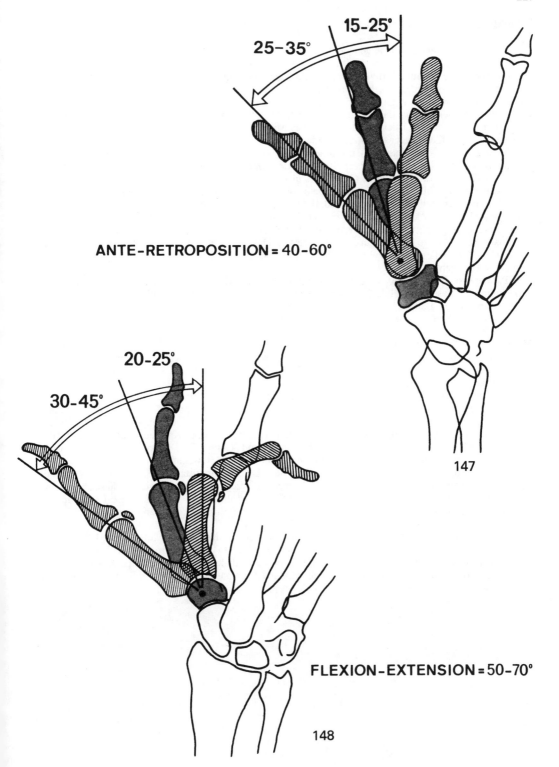

Grundgelenk des Daumens

Die Articulatio metacarpophalangea des Daumens wird teils als Kondylargelenk, teils als Eigelenk beschrieben. Als Kondylargelenk besitzt es zwei Freiheitsgrade, Beugung und Streckung sowie die Seitbewegung. Die genauere Analyse der Gelenkmechanik zeigt jedoch, daß ein dritter Freiheitsgrad existiert. Die Phalanx proximalis kann aktiv pro- oder supinatorisch eine Drehbewegung ausführen, die von der Opposition unabhängig ist.
Wird das Grundgelenk von palmar her eröffnet (Abb. 149), und die Phalanx proximalis nach dorsal weggeklappt, so wird der Blick auf den Kopf des Mittelhandknochens (1) frei. Die Knorpelfläche ist bikonvex und deutlich länger als breit. Palmar läuft der Kopf in zwei asymmetrisch gestaltete Vorsprünge aus, wobei der ulnare (a) prominenter als der radiale (b) ist. An der Basis der Phalanx proximalis befindet sich eine überknorpelte bikonkave Gelenkpfanne (2). An der palmaren Kante der Pfanne ist eine Faserknorpelplatte (3) fixiert, in die das ulnare (4) und das radiale Sesambein (5) eingelassen sind. Die überknorpelten Sesambeine bilden mit der Faserknorpelplatte eine Fläche. An den Sesambeinen inserieren ulnar (6) und radial (7) Muskeln des Thenars. Die Schnittflächen (8) der Gelenkkapsel weisen lokale Verdickungen auf. Es handelt sich um je einen ulnar (9) und radial (10) gelegenen Bandzug, die vom Metakarpale an die Faserknorpelplatte heranziehen. Die Kapsel besitzt einen palmaren (11) und einen ulnaren (12) Rezessus. Das ulnare Kollateralband (13) ist kürzer als das radiale (14). Die Pfeile x und x' geben den Verlauf der Beuge- und Streckachse, der Pfeil y die Achse für die Seitbewegungen an.
Eine Palmaransicht (Abb. 150) zeigt das Metakarpale (15) und die erste Phalanx (16) des Daumens. Einzelheiten der Faserknorpelplatte (3) sind erkennbar, so das ulnare (4) und radiale (5) Sesambein, die durch einen queren Bandzug (17) miteinander verbunden sind. Weiterhin sind das ulnare (18) und radiale (19) Faserbündel zu erkennen, die den Kopf des Metakarpale mit der Platte verknüpfen. An die Basis der Phalanx ziehen von den Sesambeinen gerade (20) und sich überkreuzende (21) Fasersysteme. Die am ulnaren Sesambein inserierenden Muskeln (6) geben einen Sehnenstreifen (22) an die Basis der Phalanx proximalis ab. Diese Abspaltung bedeckt teilweise das ulnare Kollateralband (13). Auf der radialen Seite ist diese gleichartige Abspaltung (23) der dort inserierenden Muskelsehne (7) entfernt, um den Blick auf das Kollateralband (14) freizugeben.
In einer ulnaren (Abb. 152) und einer radialen Ansicht (Abb. 153) sind der dorsale (24) und palmare (25) Kapselrezessus zu erkennen, sowie die Insertion des M. extensor pollicis brevis (26). Das ulnare (13) wie auch das radiale Kollateralband (14) inserieren am Metakarpale deutlich exzentrisch. Dargestellt sind weiterhin die Faserbündel, die ulnar und radial (18 bzw. 19) den Kopf des Metakarpale mit der Faserknorpelplatte verbinden. Das ulnare Kollateralband (Abb. 152) ist kürzer als das radiale (Abb. 153). Es wird folglich eher angespannt werden und so die Bewegung der Phalanxbasis auf der ulnaren Seite früher als auf der radialen Seite bremsen. Eine schematische Aufsicht auf den (gestreift dargestellten) Kopf des Metakarpale I (Abb. 157, folgende Seite) verdeutlicht, wie auf diese Weise eine pronatorische Längsrotation der Phalanxbasis resultiert (l = ulnar, L = radial). Diese Längsrotation wird durch die relativ kräftigere Aktion der am radialen Sesambein inserierenden Muskeln (SE) unterstützt (SI = ulnares Sesambein).
Letztlich wird eine Längsrotation auch durch die Asymmetrie des Kopfes des Metakarpale I (Abb. 151, palmare Aufsicht) bedingt. Der ulnare Gelenkflächenvorsprung (a) ist zwar prominenter, er reicht aber nicht so weit nach distal wie der radiale (b), so daß auf der radialen Seite die Phalanxbasis weiter nach palmar und distal gleiten kann. Die Beugung der Phalanx proximalis wird von einer Pronation und einer radialen Deviation begleitet.

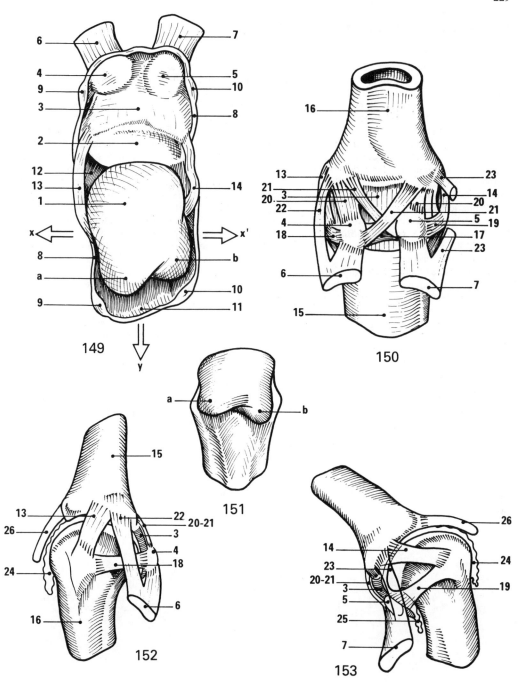

Grundgelenk des Daumens (Fortsetzung)

Das Ausmaß der Deviation und der Längsrotation der Phalanx proximalis hängt vom Grad der Beugung ab. In Streckstellung (Abb. 154) sind die Seitenbänder entspannt, das System der Faserknorpelplatte und der seitlichen Faserbündel ist gespannt. Längsrotation und Seitbewegungen sind ausgeschlossen. Die Streckstellung ist eine erste „verriegelte" Stellung des Gelenks.
In einer mittleren Beugestellung (Abb. 155) sind die Kollateralbänder ebenfalls nicht angespannt (das radiale ist schlaffer als das ulnare), und das System der Faserknorpelplatte ist ebenfalls entspannt, da die Sesambeine über die palmaren Vorsprünge nach distal herübergeglitten sind. Jetzt sind maximale Seitbewegungen und Drehung unter der Einwirkung der an den Sesambeinen inserierenden Muskeln möglich. Eine Kontraktion der ulnaren Muskeln ruft eine ulnare Deviation und eine leichte Supination hervor; die Anspannung der radialen Muskeln bewirkt die radiale Deviation und eine Pronation.
Bei maximaler Beugung (Abb. 156) ist das Gelenk wiederum „verriegelt"; das Faserknorpelplattensystem ist locker, aber die Kollateralbänder sind maximal gespannt. Es resultiert eine radiale Deviation und Pronation der Phalanxbasis. Durch Anspannung der Seitenbänder und des dorsalen Kapselrezessus, sowie durch Kontraktion der radialen Thenarmuskeln wird das Gelenk optimal gesichert. Die Beugestellung ist die zweite „verriegelte" Stellung des Gelenks („close-packed position" nach MAC CONAILL).
Nach KAPANDJI (1980) können im Grundgelenk des Daumens aus der Streckstellung heraus zwei Bewegungsarten ausgeführt werden (Abb. 158, Dorsalansicht des metakarpalen Kopfes mit den Achsen für die unterschiedlichen Bewegungen).
– Die reine Beugung (Pfeil 1) um die transversale Achse f1 erfolgt bis zu einer mittleren Flexionsstellung durch gleichmäßige Kontraktion der ulnaren und radialen Thenarmuskeln.
– Zusammengesetzte Bewegungen, aus Beugung, Deviation und Längsrotation bestehend:
• Eine Kombination aus Beugung, ulnarer Deviation und Supination (Pfeil 2) um eine schräge, in ihrer Lage veränderliche Achse f2 entspricht einer konischen Rotation. Sie wird durch überwiegende Kontraktion der ulnaren Thenarmuskeln hervorgerufen.
• Eine Beugung, kombiniert mit einer radialen Deviation und einer Pronation (Pfeil 3) erfolgt um eine schräge und ebenfalls veränderliche Achse f3. Auch hier handelt es sich um eine konische Rotation unter dem dominanten Einfluß der radialen Thenarmuskeln.
Die maximale Beugung des Grundgelenkes ist, bedingt durch die asymmetrische Form des metakarpalen Kopfes und durch die ungleichmäßige Anspannung der Seitenbänder, stets von einer radialwärts gerichteten Seitbewegung (= Deviation) und einer Pronation begleitet.

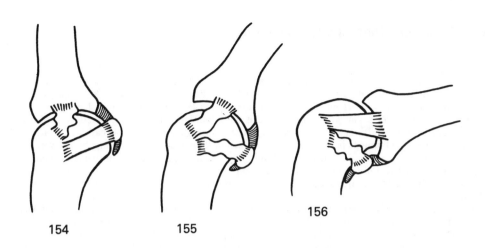

154 155 156

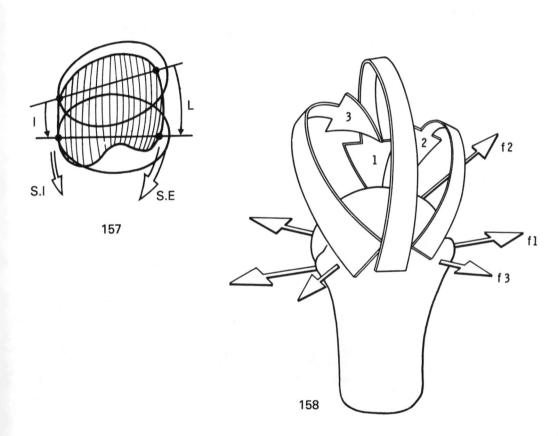

157

158

Grundgelenk des Daumens (Fortsetzung)

Bewegungen

Die Ausgangsstellung des Daumengrundgelenks ist die Streckung (Abb. 159). Die Achse der proximalen Phalanx setzt sich in die des Metakarpale I geradlinig fort. Aus dieser Stellung heraus ist normalerweise keine Streckung, weder aktiv noch passiv, möglich. Die aktive Beugung (Abb. 160) beträgt 60–70°, passiv kann bis auf 80° oder sogar 90° flektiert werden. Die Amplituden der unterschiedlichen Bewegungskomponenten im Grundgelenk können erfaßt werden, indem unter- und oberhalb des Gelenkes auf die Dorsalfläche des Daumens je ein aus Streichhölzern bestehender Tetraeder angebracht wird. In Streckstellung stehen diese parallel zueinander (Abb. 161). Eine Stellungsänderung wird sowohl die Deviations- als auch die Rotationskomponente angeben.

In einer mittleren Beugestellung ist es möglich, wahlweise die ulnaren oder radialen Thenarmuskeln zu kontrahieren.

Die Kontraktion der ulnaren Thenarmuskeln (Abb. 162, distale Aufsicht auf den leicht anteponierten Daumen; Abb. 163, proximale Aufsicht auf den in die Handflächenebene retroponierten Daumen) führt zur ulnaren Deviation von einigen Graden und zu einer Supination von 5° bis 7°.

Bei Kontraktion der radialen Thenarmuskeln (Abb. 164, distale Aufsicht; Abb. 165, proximale Aufsicht) resultiert eine, in der Ansicht von proximal besonders eindeutig ablesbare, radiale Deviation und eine Pronation von 20°.

Die Bedeutung dieser Kombinationsbewegung (Flexion – radiale Deviation – Pronation) wird bei der Analyse der Opposition des Daumens klar werden.

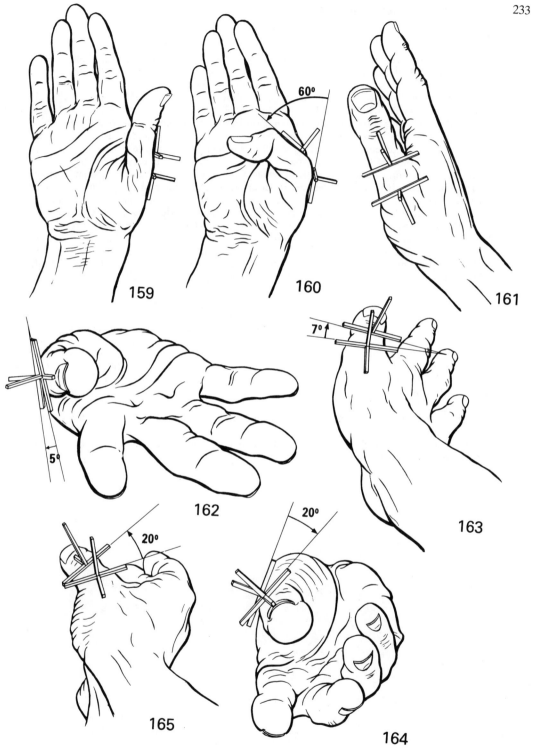

233

Grundgelenk des Daumens

Bewegungen (Fortsetzung)

Wird ein zylindrischer Gegenstand ergriffen, dann sind es die radialen Thenarmuskeln, die den Griff sichern. Bei Nichtbeteiligung des Daumens (Abb. 166) liegt dieser parallel zur Achse des Zylinders, der Griff ist unsicher und der Gegenstand kann leicht aus der Hand gleiten.
Orientiert sich der Daumen jedoch in Richtung der übrigen Finger (Abb. 167), kann der Zylinder nicht entgleiten. Die radiale Seitneigung (Deviation) der Phalanx proximalis, die in der Darstellung deutlich zum Ausdruck kommt, vervollständigt die Antepositionsbewegung des Metakarpale I. Auf diese Weise umgreift der Daumen den Zylinder auf kürzestem Wege. Er liegt auf einem Kreisbogen (f), während er ohne radiale Deviation eine längere elliptische Bahn beschreiben würde (d).
Die radiale Deviation ist für die Sicherung des Griffes essentiell, da auf diese Weise der Ring zwischen Daumen und Zeigefinger auf dem kürzesten Wege geschlossen wird und ein Gegenstand fest umgriffen werden kann (Abb. 168). In der Stellung a, bei der sich der Daumen in Längsrichtung des Zylinders orientiert, ist der „Greifring" geöffnet. Über die Stellungen b-c-d-e schließt sich der Ring zunehmend, in der Position f letztlich folgt der Daumen dem Radius des Zylinders, der Ring ist fest geschlossen. Jetzt ist der Griff am sichersten. Die Pronation der Phalanx proximalis (Abb. 169), angezeigt durch den etwa 12°-Winkel zwischen den beiden transversalen Streichhölzern, ermöglicht es dem Daumen, den Gegenstand mit seiner größtmöglichen palmaren Fläche und nicht mit seiner Innenseite zu umfassen. Die Pronation der Phalanx proximalis trägt, indem sie die Kontaktfläche vergrößert, zur Absicherung des Griffes bei.
Beim Greifen eines kleineren Zylinders (Abb. 170) legt sich der Daumen teilweise auf den Zeigefinger, der „Greifring" wird noch enger, der Griff selbst noch sicherer.
Die Mechanik des Daumengrundgelenks und die Aktion der auf das Gelenk einwirkenden Muskeln zeigen eine spezifische Anpassung an die Greiffunktion.
Die Stabilität des Daumengrundgelenks basiert nicht allein auf der Konfiguration der Gelenkkörper; es tritt eine muskuläre Sicherung hinzu. Normalerweise werden bei der Oppositionsbewegung des Daumens (Abb. 171) die Gelenkketten des Zeigefingers und des Daumens durch simultane Kontraktion der Antagonisten stabilisiert (kleine schwarze Pfeile). In bestimmten Fällen (Abb. 172, nach STERLING BUNNELL) beobachtet man hingegen eine Extension im Daumengrundgelenk (weißer Pfeil).
1) Eine Schwächung der Mm. abductor et flexor pollicis breves führt zur radialen Kippung der Phalanx proximalis.
2) Eine Kontraktur der Muskeln im ersten intermetakarpalen Raum nähert das Os metacarpale I an das Os metacarpale II.
3) Eine Insuffizienz des M. abductor pollicis longus führt zum Verlust der Abduktionsfähigkeit des Metakarpale I.

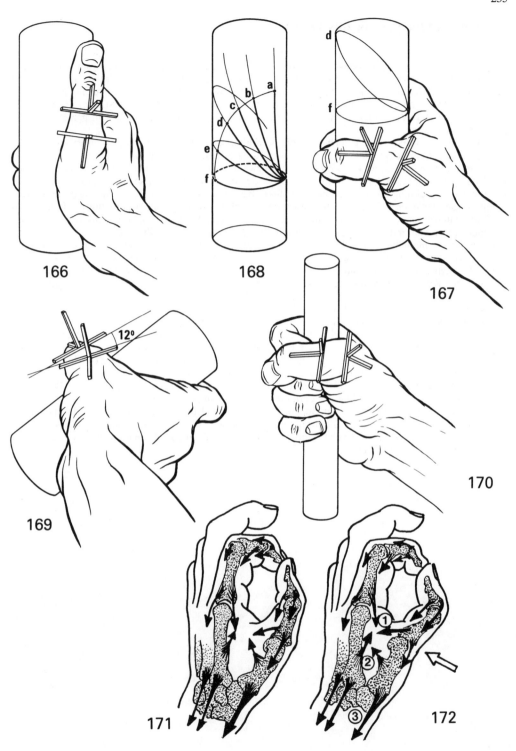

Interphalangealgelenk des Daumens

Auf den ersten Blick erscheint das Fingergelenk des Daumens sehr einfach gebaut. Als Scharniergelenk besitzt es nur eine starre, transversal ausgerichtete Achse, die durch den Krümmungsmittelpunkt der Kondylen am Kopf der Phalanx proximalis hindurchzieht. Um diese Achse erfolgen Beugung und Streckung des Gelenks. Die Beugung beträgt aktiv 75° bis 80° (Abb. 173), passiv erreicht sie 90°. Eine Streckung ist aktiv um 5–10° möglich (Abb. 174); die Fähigkeit zur passiven Überstreckung (Abb. 175) ist bei einigen Berufen bemerkenswert (bis 30°), so z. B. bei Töpfern, die den Ton gezielt mit dem Daumen bearbeiten.

Eine genauere Analyse zeigt jedoch, daß die Verhältnisse komplizierter sind. So führt nämlich die distale Phalanx bei der Beugung gleichzeitig eine pronatorische Längsrotation aus.

Bringt man am anatomischen Präparat (Abb. 176) zwei in Extension parallele Drähte ein (a durch den Kopf der proximalen Phalanx, b durch die Basis der distalen Phalanx), so verändern diese bei der Flexion die Ausrichtung. Sie bilden eine nach ulnar offenen Winkel von 5–10°, was auf die pronatorische Rotation rückschließen läßt. Das gleiche Experiment läßt sich am Lebenden durchführen, indem man zwei Streichhölzer parallel zueinander auf die Dorsalfläche von P1 und P2 klebt. Die distale Phalanx des Daumens führt während der Beugung gleichzeitig eine Pronation von 5–10° aus.

Diese Beobachtung läßt sich durch besondere anatomische Gegebenheiten erklären. Eröffnet man das Gelenk von dorsal (Abb. 177), so sieht man die unterschiedliche Gestalt der beiden Kondylen. Der ulnare Kondylus ist kräftiger und nach ulnar prominenter, er erstreckt sich weiter nach distal als der radiale. Der Krümmungsradius des radialen Kondylus ist kleiner, nach palmar zu erscheint er wie abgeschnitten. Hieraus ergibt sich, daß das ulnare Kollateralband (L.C.U.) bei der Beugung eher angespannt wird als das radiale (L.C.R.). Das ulnare Band stoppt die Bewegung der Phalanx auf der Innenseite, während sie auf der Außenseite fortgeführt werden kann.

Mit anderen Worten (Abb. 178), die zurückgelegte Strecke AA' auf dem ulnaren Kondylus ist etwas kürzer als die Strecke BB' auf dem radialen. Es ergibt sich eine Rotationsbewegung des Daumenendgliedes. Genau betrachtet existiert nicht nur eine Beuge-Streckachse, sondern eine Serie von Momentanachsen zwischen der Ausgangsposition i und der Endposition f.

Will man aus Kartonstreifen ein Gelenkmodell herstellen (Abb. 179), so genügt es, eine Beugefalte anzubringen, die nicht rechtwinklig, sondern um 5–10° zur Längsachse des Fingers geneigt ausgerichtet ist. Die Endphalanx beschreibt bei der Beugung eine konische Rotation, ihre Stellungsänderung nimmt proportional mit der Beugung zu. Die pronatorische Bewegungskomponente im Interphalangealgelenk des Daumens geht, wie noch gezeigt werden wird, in die allgemeine Pronation des Daumenstrahls während der Opposition mit ein.

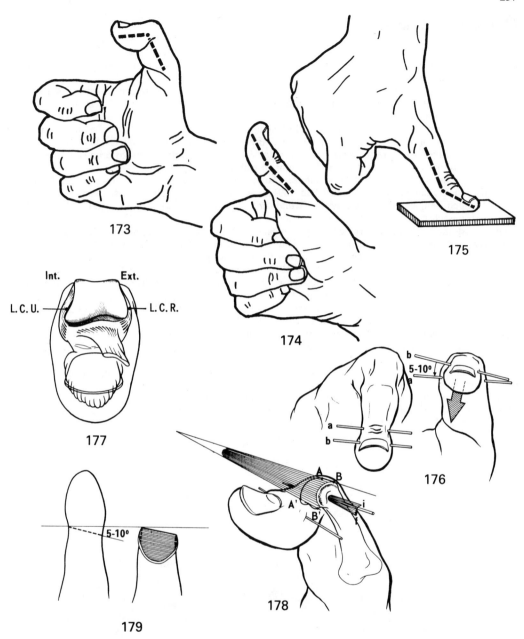

Muskeln des Daumens

Der Daumen besitzt neun eigene Muskeln. Diese Muskelzahl übertrifft die der anderen Finger eindeutig, sie schafft die Voraussetzung für die dominante Beweglichkeit und herausragende Funktion des Daumens. Es werden zwei Gruppen von Muskeln unterschieden.

a) Die vier langen oder extrinsischen Muskeln des Daumens liegen am Unterarm. Drei der Muskeln sind Strecker und Abduktoren, sie öffnen den Griff. Der vierte Muskel ist Beuger, er wird bei Formen des Grobgriffes eingesetzt.

b) Die fünf kurzen oder intrinsischen Muskeln liegen im Bereich des Thenars und im ersten Spatium interosseum. Sie kommen bei einer Vielzahl von Griffen zum Einsatz, im besonderen bei der Opposition. Es sind keine starke Kräfte entfaltende Muskeln, sie dienen vielmehr der Präzisierung des Greifens und der Koordination von Bewegungen des Daumenstrahls.

Um die Wirkung der Muskeln auf den gesamten Daumen zu verstehen, muß ihr Verlauf zu den beiden theoretischen Achsen des Sattelgelenks (Abb. 180) analysiert werden. Die Beuge-Streckachse YY', die parallel zu den Beugeachsen f1 und f2 des Grund- und des Fingergelenks verläuft, und die Ante- und Retropositionsachse XX' grenzen vier Quadranten ab.

– Der Quadrant X'Y' liegt hinter der Beuge-Streckachse YY' und vor der Ante- und Retropositionsachse XX' des Sattelgelenks. In ihm liegt allein die Sehne des M. abductor pollicis longus (1). Sie schmiegt sich unmittelbar der Achse XX' an, was die nur geringe Antepositions- und die ausgeprägte Extensionsfähigkeit des Muskels erklärt (Abb. 181, Ansicht von proximal und radial).

– Der Quadrant X'Y liegt sowohl hinter der Achse XX' als auch hinter der Achse YY', er beherbergt die Mm. extensores pollicis brevis (2) und longus (3).

– Der vor der Achse YY' und hinter der Achse XX' gelegene Quadrant XY wird von zwei Muskeln besetzt, die den ersten interossären Raum ausfüllen. Der M. adductor pollicis (8) und – falls vorhanden – der M. interosseus palmaris I (9) führen eine Retroposition und eine leichte Beugung im Sattelgelenk aus. Die beiden Muskeln sind Adduktoren des Metakarpale I, sie stellen den ersten interdigitalen Raum enger (Abb. 182).

– Der Quadrant XY', der vor den beiden Achsen XX' und YY' gelegen ist, enthält die für die Opposition wesentlichen Muskeln. Sie bewirken gleichermaßen eine Beugung und Anteposition des Metakarpale I. Es sind die Mm. opponens pollicis (6) und abductor pollicis brevis (7). Die beiden letzten Muskeln, die Mm. flexores pollicis longus (4) und brevis (5) liegen genau auf der Achse XX' und sind von daher reine Beuger im Sattelgelenk.

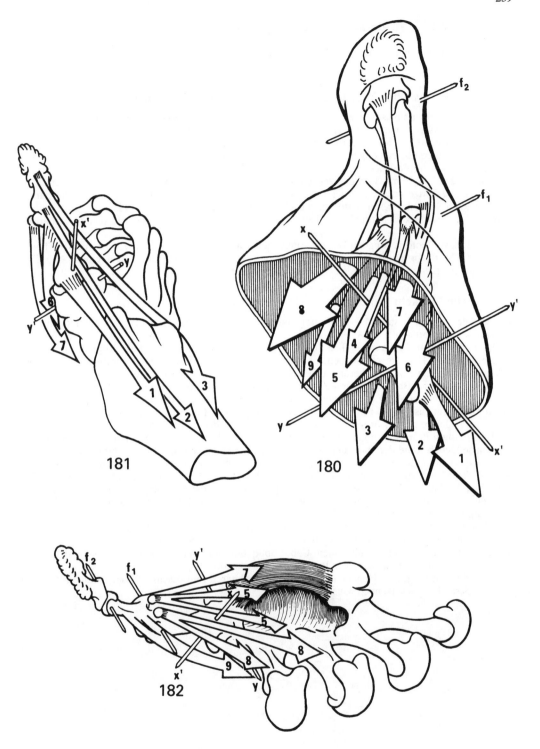

Muskeln des Daumens (Fortsetzung)

Eine kurze anatomische Betrachtung der Daumenmuskeln wird deren Funktion leichter verständlich machen.

Extrinsische Muskeln (Abb. 183, Palmaransicht; Abb. 184, Radialansicht)

– Der M. abductor pollicis longus (1) inseriert radial-palmar an der Basis des Metakarpale I.
– Der M. extensor pollicis brevis (2), dessen Sehne parallel zu der des M. abductor pollicis longus verläuft, inseriert dorsal an der Basis der proximalen Phalanx.
– Der M. extensor pollicis longus (3) hat seinen Ansatz dorsal an der Basis der Endphalanx.
Bezüglich dieser drei Muskeln müssen zwei Dinge erwähnt werden.
– Topographisch-anatomisch begrenzen die drei dorsoradial verlaufenden Sehnen einen dreieckigen Raum, dessen Spitze nach distal zeigt, die Tabatière. In der Tiefe der Tabatière liegen die parallel angeordneten Sehnen der Mm. extensores carpi radiales longus (10) et brevis (11).
– Jeder der drei Muskeln hat funktionell einen streckenden Einfluß auf eines der Knochenelemente des Daumens.
– Der M. flexor pollicis longus (4) zieht durch den Karpalkanal, seine Sehne wird von den beiden Köpfen des M. flexor pollicis brevis flankiert. Er verläuft zwischen den beiden Sesambeinen (Abb. 183), um schließlich palmar an der Basis der Endphalanx zu inserieren.

Intrinsische Muskeln (Abb. 183 + 184), zwei Gruppen

Die radiale Gruppe besteht aus drei aufeinander geschichteten Muskeln, die vom N. medianus und N. ulnaris innerviert werden.
– Der tief gelegene M. flexor pollicis brevis (5) besitzt zwei Köpfe. Der tiefe Kopf entspringt den distalen radialen Handwurzelknochen, der oberflächliche am Retinaculum flexorum und am Tuberculum ossis trapezii. Sie inserieren mit einer gemeinsamen Sehne am radialen Sesambein und am radialen Höcker der Basis der ersten Phalanx. Der Muskel hat einen schrägen Verlauf.
– Der M. opponens pollicis (6) inseriert an der radialen Seitenfläche des Metakarpale I; er entspringt radial an der Innenseite des Retinaculum flexorum; der Muskel hat einen schrägen Verlauf.
– Der M. abductor pollicis brevis (7) ist der oberflächlichste der drei Muskeln. Er hat seinen Ursprung am Retinaculum flexorum und an der Tuberositas ossis scaphoidei; er inseriert am radialen Sesambein und am seitlichen Rand der Basis der Grundphalanx. Eine Sehnenabspaltung strahlt in die Dorsalaponeurose des Daumens ein. Wenn ein den Daumen zugeordneter M. interosseus palmaris (9) ausgebildet ist, dann liegt dieser nicht radial, sondern ulnar des Metakarpale I und hat ein dem M. opponens pollicis ähnlichen Verlauf. Dieser Muskel strahlt dann ebenfalls in die Dorsalaponeurose ein. Diese drei Muskeln bilden die radiale Gruppe, da sie an der Außenseite des Metakarpale I und der Grundphalanx sowie am radialen Sesambein inserieren.
Die ulnare Gruppe besteht aus dem M. adductor pollicis (8) und, falls als Variante ausgebildet, dem dem Daumen zugeordneten M. interosseus palmaris (9). Innervation: N. ulnaris.
– Der Adduktor (8) inseriert mit seinem Caput obliquum und seinem Caput transversum am ulnaren Sesambein und an der Innenseite der Basis der Grundphalanx.
Der M. adductor pollicis ist [gegebenenfalls mit dem palmaren Interosseus (9)] der Antagonist der am radialen Sesambein ansetzenden Muskeln.

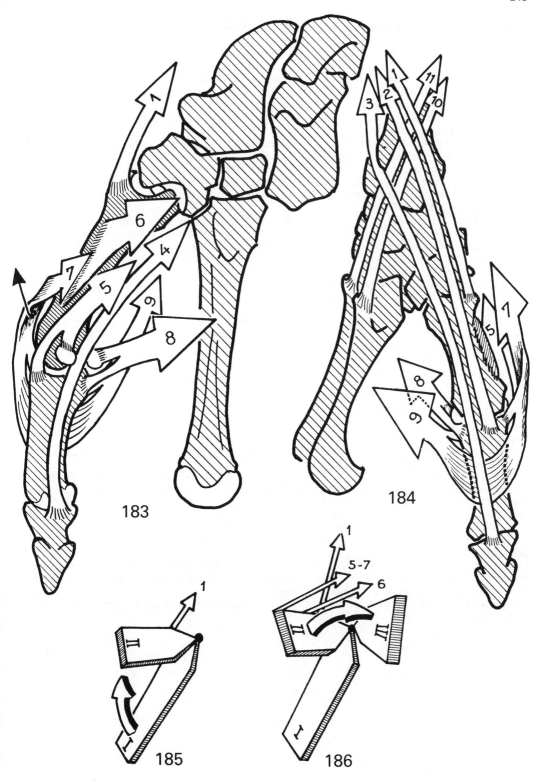

Funktion der extrinsischen Muskeln des Daumens

Der M. abductor pollicis longus (Abb. 187) bewegt das Metakarpale I nach radial und palmar. Er ist folglich nicht nur ein Muskel, der abduziert, sondern auch eine Antepositionswirkung hat, besonders dann, wenn das Handgelenk etwas gebeugt ist. Diese den Daumen nach palmar bewegende Komponente leitet sich von der palmaren Lage der Muskelsehne im Bereich der Tabatière ab (vgl. Abb. 184). Wird das Handgelenk nicht durch die Mm. extensores carpi radiales festgestellt, dann ist der M. abductor pollicis longus Beuger des Handgelenks. Er hat eine Retropositionswirkung auf das Metakarpale I, wenn das Handgelenk gestreckt ist.

Der M. abductor pollicis longus ist gemeinsam mit den radialen Thenarmuskeln für die Oppositionsbewegung funktionell wichtig. Bei der Opposition wird das Metakarpale I aus der Handflächenebene nach palmar abgewinkelt, der Daumenballen erhebt sich kegelförmig von der radialen Handpartie. Diese Bewegung wird durch die genannten Muskeln ausgeführt (Abb. 185 + 186, vorige Seite; schematisch).
– Erste Phase (Abb. 185): Der M. abductor pollicis longus (1) extendiert das Metakarpale I, es wandert von der Stellung I nach radial und palmar in die Stellung II.
– Zweite Phase (Abb. 186): Aus der Position II bringen die Muskeln der radialen Gruppe [kurzer Beuger (5) und kurzer Abduktor (7) sowie die Opponens (6)] das Metakarpale I nach palmar und ulnar in die Stellung III. Es kommt hierbei zur Längsrotation. Allein aus didaktischen Gründen ist der Bewegungsablauf in zwei Phasen beschrieben. Real laufen die Bewegungsmomente simultan ab, die Endstellung III ist das Ergebnis der Aktion sämtlicher genannter Muskeln.

Der M. extensor pollicis brevis (Abb. 188) hat zweierlei Wirkung.
a) Er streckt die proximale Phalanx.
b) Er bewegt das Metakarpale I und somit den Daumen nach radial. Er abduziert den Daumen durch eine Streckung und eine Retropositionsbewegung im Sattelgelenk. Voraussetzung ist, daß das Handgelenk durch den M. flexor carpi ulnaris und vor allem durch den M. extensor carpi ulnaris festgestellt ist. Anderenfalls bewirkt der M. extensor pollicis brevis eine Radialabduktion der Hand.

Der M. extensor pollicis longus (Abb. 189) hat drei Wirkungen.
a) Er streckt die distale Phalanx.
b) Er streckt die proximale Phalanx.
c) Er verlagert das Metakarpale I nach ulnar und dorsal. Die ulnare Bewegungskomponente verengt den ersten interossären Raum, der Muskel adduziert den Daumen. Die Bewegung nach dorsal resultiert aus der Umlenkung der Sehne des Muskels um das Tuberculum LISTERI (= Tuberculum dorsale des Radius, Abb. 181).

Der M. extensor pollicis longus ist folglich ein Antagonist der Oppositionsmuskeln. Er wirkt mit bei der Abflachung der Hand, die Fingerbeere des Daumens schaut nach palmar.

Der M. extensor pollicis longus bildet mit den radialen Thenarmuskeln ein antagonistisch-synergistisches System. Will man die Endphalanx strecken, ohne dabei den ganzen Daumen nach dorsal zu bewegen, so muß die Gruppe der radialen Thenarmuskeln das Metakarpale und die proximale Phalanx feststellen. Die radialen Thenarmuskeln wirken auf den langen Daumenstrecker dämpfend; sind sie gelähmt, so gerät der Daumen zwangsläufig in eine ulnar-dorsale Fehlstellung. Zusätzlich ist der lange Daumenstrecker ein Extensor im Handgelenk, falls er nicht durch Kontraktion des M. flexor carpi radialis daran gehindert wird.

Der M. flexor pollicis longus (Abb. 190) ist Beuger der Endphalanx; außerdem beugt er leicht die proximale Phalanx. Für eine isolierte Flektion der Endphalanx muß der kurze Daumenstrecker durch Kontraktion eine Beugung der Grundphalanx unterbinden.

Auf die Bedeutung des M. flexor pollicis longus für das Greifen wird noch eingegangen werden (s. Abb. 211 + 212).

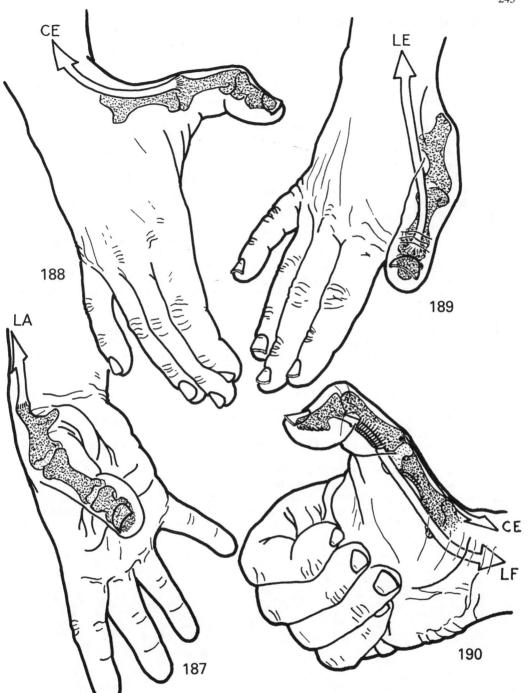

Funktion der intrinsischen Muskeln des Daumens

Ulnare Gruppe der Thenarmuskeln, am ulnaren Sesambein inserierend.
Der M. adductor pollicis (Abb. 191) wirkt mit seinen beiden Köpfen (1 = caput transversum, 1' = caput obliquum) auf alle drei Knochenelemente des Daumens.
a) Der M. adductor pollicis (Schema Abb. 192) führt das Metakarpale in eine Stellung radial und palmar des Metakarpale II (Stellung A). Die Art der Bewegung wird durch die Ausgangsstellung des Metakarpale bestimmt (nach DUCHENNE DE BOULOGNE).
1) Der Muskel wirkt adduktorisch, wenn die Ausgangsposition eine maximale Abduktion ist (Stellung 1).
2) Er hat eine theoretische Abduktionswirkung im Falle einer maximalen Adduktion als Ausgangsstellung (Stellung 2).
3) Ist das Metakarpale I maximal retroponiert (Stellung 3, durch Kontraktion des M. extensor pollicis longus), so bringt es der Adduktor in Anteposition.
4) Befindet sich das Metakarpale I hingegen in Anteposition (Stellung 4, durch Kontraktion des M. abductor pollicis brevis), dann hat der Adduktor eine retroponierende Wirkung.
(R gibt die Ruhestellung des Metakarpale I an.)
Nach neueren elektromyographischen Befunden ist der M. adductor pollicis nicht nur bei der Adduktion aktiv. Er zeigt auch Aktivität bei der Retroposition des Daumens, die z. B. beim Greifen eines großen Gegenstandes notwendig wird. Er ist ebenfalls aktiv, wenn der Daumen entweder mit seiner Fingerbeere oder seiner ulnaren Kante an die radiale Zeigefingerseite herangeführt wird. Bei der Opposition des Daumens wird sein Einsatz größer, wenn die Bewegung mit den ulnaren Fingern durchgeführt wird; sein Aktivitätsmaximum erreicht er, wenn der Daumen gegen den Kleinfinger opponiert wird.
Der Adduktor bleibt unbeteiligt bei der Abduktion, bei der Anteposition und beim Spitzgriff.
Frühere elektromyographische Untersuchungen haben bereits gezeigt, daß der Muskel seine wesentliche Aktivität zeigt, wenn das Metakarpale I an das Metakarpale II herangeführt wird. Darüber hinaus ist er in allen Bereichen der Opposition aktiv. Bei einer weiträumigen Exkursion ist er weniger aktiv als bei einem engen Bewegungskurs (Abb. 193, schematisches Aktivitätsmuster des Adduktors nach HAMONET et al.).
b) Die proximale Phalanx (Abb. 191) wird durch den Adduktor leicht gebeugt, etwas nach ulnar gekippt und supiniert (Drehung nach radial, schwarzer Pfeil).
c) Die Endphalanx wird gestreckt, wenn Sehnenausläufer über die Dorsalaponeurose bis an das Endglied heranziehen.
Der gelegentlich als Variante ausgebildete M. interosseus palmaris des Daumens hat fast die gleichen Funktionen.
– Er adduziert das Metakarpale I in Richtung Handachse.
– Er beugt die Grundphalanx und streckt die Endphalanx.
Die Kontraktion der gesamten ulnaren Thenarmuskulatur bringt die Fingerbeere des Daumens in Kontakt mit der Radialseite der Zeigefingergrundphalanx. Gleichzeitig bewirkt sie eine Supination des Daumens (Abb. 191). Mit Hilfe der Muskeln können Gegenstände sicher zwischen Daumen und Zeigefinger gehalten werden.

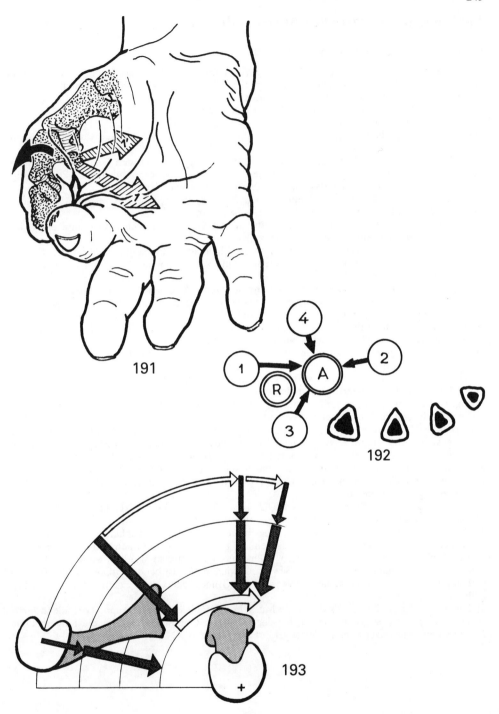

Funktion der intrinsischen Muskeln des Daumens (Fortsetzung)

Radiale Muskelgruppe des Thenars (Abb. 194)

Der M. opponens pollicis (2) hat drei Wirkungen; sie entsprechen denen des Opponens des Kleinfingers (vgl. Abb. 102). Das Aktivitätsdiagramm (Abb. 195) läßt die drei Wirkungen erkennen.
– Anteposition des Metakarpale I auf dem großen Radius.
– Adduktion des Metakarpale I an das Metakarpale II heran.
– Längsrotation im Sinne einer Pronation.
Diese drei Einzelwirkungen sind zusammen für die Opposition notwendig, der Muskel trägt demnach seinen Namen zurecht.
Der Muskel wird praktisch bei allen jenen Grifformen eingesetzt, die den Daumen miteinbeziehen. Elektromyographisch hat sich nachweisen lassen, daß er sogar bei der Abduktion Aktivität zeigt. Er spielt hierbei offensichtlich eine das Daumenskelett stabilisierende Rolle.
Der M. abductor pollicis brevis (3) entfernt am Ende einer Oppositionsbewegung den ersten vom zweiten Mittelhandknochen (Abb. 196, Aktivitätsdiagramm).
– Der Muskel bewegt das Metakarpale I während der Opposition nach palmar und ulnar, bis der Abstand zum zweiten Mittelhandknochen maximal ist.
– Er beugt die Grundphalanx, besonders wenn das Metakarpale I maximal abduziert ist. Gleichzeitig kippt er es ein wenig nach radial und dreht es um seine Längsachse im Sinne einer Pronation (Innendrehung, schwarzer Pfeil).
– Schließlich streckt der Muskel die Endphalanx über seine Ausstrahlung in die Extensorsehne.
Wird der M. abductor pollicis brevis durch elektrische Reizung zu isolierter Kontraktion gebracht, dann stellt sich die Daumenfingerbeere in Opposition zum Zeige- und Mittelfinger (Abb. 194). Der Muskel ist demnach für die Opposition unentbehrlich. Wie bereits erwähnt (vgl. Abb. 185 + 186), wird er gemeinsam mit dem langen Abduktor bei der Opposition eingesetzt.
Der M. flexor pollicis brevis (4) arbeitet synergistisch mit den übrigen radialen Thenarmuskeln (Abb. 197). Bringt man ihn zu isolierter Kontraktion (elektrische Reizversuche von DUCHENNE DE BOULOGNE), dann adduziert er und auffällig, indem er die Daumenfingerbeere zu den beiden letzten ulnaren Fingern hin opponiert. Seine palmarwärts gerichtete Antepositionswirkung ist vergleichsweise gering, da der tiefe Kopf (4') kräftiger als der oberflächliche (4) ist. Der Muskel hat eine ausgeprägte drehende Wirkung im Sinne einer Pronation.
Vom oberflächlichen Kopf abgeleitete Aktionspotentiale (Abb. 198) zeigen Ähnlichkeit mit denen des Opponens. Der Muskelkopf zeigt maximale Aktivität bei der weiträumig ausgeführten Opposition. Der M. flexor pollicis brevis beugt mit Unterstützung des kurzen Abduktors die Grundphalanx. Beide Muskeln inserieren am radialen Sesambein und strahlen weiter an die proximale Phalanx.
Die Kontraktion aller radialen Thenarmuskeln bewirkt zusammen mit dem M. abductor pollicis longus die Opposition des Daumens.
Die Streckung der Endphalanx kann nach DUCHENNE DE BOULOGNE durch drei Muskeln oder Muskelgruppen unter jeweils bestimmten Begleitbewegungen erfolgen.
1) Der M. extensor pollicis longus streckt gleichzeitig End- und Grundphalanx. Der Daumenballen flacht sich ab. Der Muskel wird eingesetzt, wenn es gilt, die Hand zu öffnen und auszubreiten.
2) Das Endglied kann durch die ulnaren Thenarmuskeln gestreckt werden, wobei gleichzeitig eine Adduktion des Daumens erfolgt. Diese Bewegungskombination ist bei der Opposition der Daumenfingerbeere in Richtung auf die radiale Außenseite der Grundphalanx des Zeigefingers zu beobachten (s. Abb. 214).
3) Die Streckung des Endglieds durch die Muskeln der radialen Thenargruppe (vor allem durch den M. abductor pollicis brevis) ist typisch bei der Form von Opposition, bei der die Fingerbeeren von Daumen und Zeigefinger aufeinander zugeführt werden (s. Abb. 213).

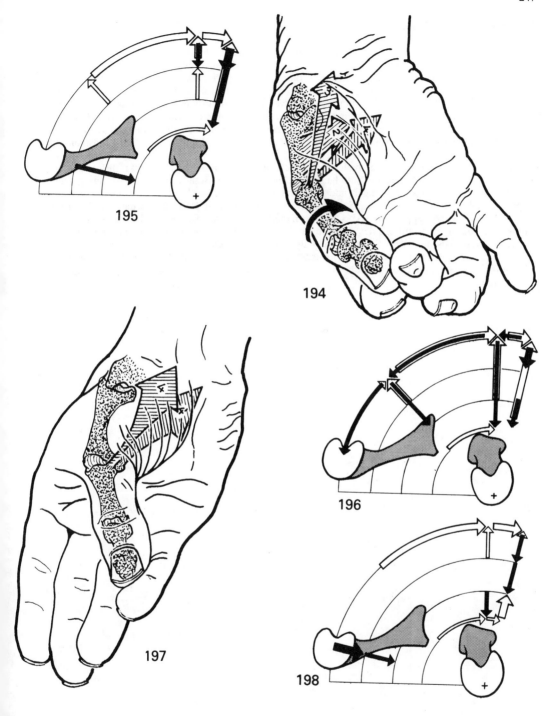

Opposition des Daumens

Die Opposition ist die wesentlichste Bewegung des Daumens. Sie schafft die Möglichkeit, den Daumen mit der Fingerbeere einer der übrigen vier Finger in Kontakt zu bringen, um somit den Daumen-Fingergriff auszuüben. Es existiert nicht nur die eine Oppositionsbewegung, sondern eine große Vielzahl, so daß sich, je nachdem welcher der übrigen Finger mitbeteiligt ist, mannigfaltige Griffmodifikationen ergeben. Der Daumen gewinnt seine so wesentliche funktionelle Bedeutung erst durch die übrigen Finger, was, umgekehrt betrachtet, auch für diese gilt. Ohne den Daumen büßt die Hand einen Großteil ihres Funktionswertes ein. Diese Tatsache erklärt die operativen Bemühungen, aus verbliebenen Resten einen Daumen zu rekonstruieren, eine Pollisation eines Fingers oder eine Transplantation durchzuführen.

Sämtliche Formen der Opposition spielen sich innerhalb eines konischen Raumabschnittes („Oppositionskegel") ab, dessen Spitze im Sattelgelenk gelegen ist. Die Basis des Kegels ist unregelmäßig gestaltet, da sie von der weiträumigen und der kurzen Opposition beschrieben wird. Die weiträumige Opposition (Abb. 199) ist durch das „Streichholzexperiment" von BUNNELL anschaulich beschrieben (Abb. 203). Die kurze Opposition (Abb. 200) ist nahezu eine lineare Bewegung, bei der sich das erste Metakarpale unmittelbar auf das des Zeigefingers legt. Diese Bewegung wird selten ausgeführt und ist von geringem praktischen Wert. Sie sollte nicht als Opposition im eigentlichen Sinne bezeichnet werden, da ihr die Rotationskomponente, die bezeichnend für die Opposition ist, fehlt. Dieses Hineingleiten des Daumens in die Handinnenfläche beobachtet man bei beeinträchtigter Opposition durch Lähmung des N. medianus.

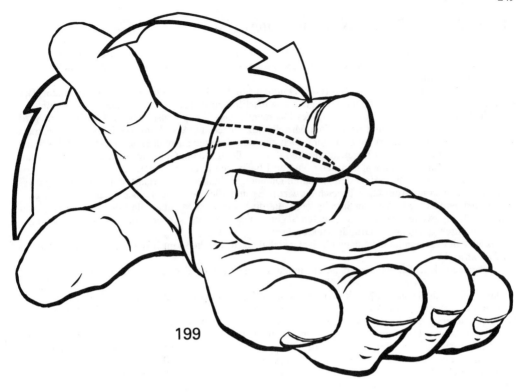

199

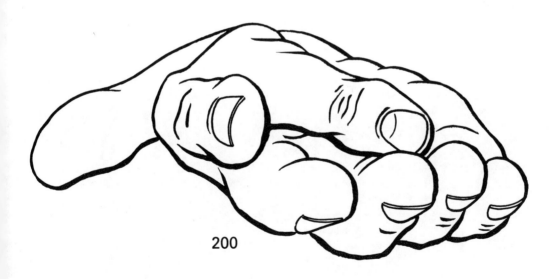

200

Opposition des Daumens (Fortsetzung)

Mechanisch ist die Daumenopposition eine zusammengesetzte Bewegung mit drei unterschiedlich großen Einzelkomponenten. Es ist einmal die Anteposition, dann die Flexion und schließlich die Pronation des Daumenskeletts.

– Die Anteposition (Abb. 201) verlagert den Daumen von der Handflächenebene weg nach palmar. Die Bewegung findet hauptsächlich im Sattelgelenk statt. Eine zusätzliche leichte, radiale Abkippung im Grundgelenk unterstützt die Aufrichtung des Daumenstrahls. In englischsprachigen Lehrbüchern wird dieses Wegführen des ersten vom zweiten Mittelhandknochen als Abduktion (abduction) bezeichnet; dies ist nicht ganz korrekt, da die Bewegung auch eine den Daumen nach ulnar verlagernde Adduktionskomponente enthält. Von der Bezeichnung Abduktion sollte nur dann Gebrauch gemacht werden, wenn sich der erste Mittelhandknochen in der frontalen Ebene vom zweiten wegbewegt.

– Die Beugung (Abb. 202) bringt den gesamten Daumen nach ulnar (was erklärt, daß diese Bewegungskomponente auch als Adduktion bezeichnet wird). Es sind alle drei Gelenke des Daumens beteiligt.

– Entscheidend ist die Flexion im Sattelgelenk; allerdings kann das Metakarpale I nicht weiter als bis zu einer durch das zweite Metakarpale gelegten Sagittalebene gebracht werden. Die Beugung im Sattelgelenk wird durch Beugung im Grundgelenk ergänzt.

– Das Maß der Flexion im Grundgelenk richtet sich danach, welchen Finger der opponierende Daumen als Ziel anstrebt.

– Das Endgelenk schließlich steuert durch Beugung zum gezielten Erreichen eines Berührungspunktes bei.

– Durch die für die Daumenopposition unverzichtbare Pronation (Abb. 203) wird der exakte Fingerbeerenkontakt ermöglicht. In Abhängigkeit vom Grad der Längsrotation bekommt die Endphalanx des Daumens unterschiedliche Ausrichtung. Die Bezeichnung Pronation wird in Analogie zur gleichsinnig gerichteten Umwendbewegung des Unterarms benutzt. Die Drehung der Endphalanx ist das Ergebnis von Teilbewegungen in allen Gelenken des Daumens, wobei die einzelnen Bewegungsmechanismen durchaus unterschiedlich sind. Das „Streichholzexperiment" von BUNNELL (Abb. 203) erläutert den Vorgang anschaulich. Klebt man ein Streichholz quer über die Basis des Daumennagels und beobachtet nun die Hand von distal, so mißt man einen Winkel von 90–120° zwischen der Ausgangsposition A (flache Hand) und der Endposition B, bei der der Daumen mit dem Kleinfinger opponiert. Lange Zeit nahm man an, daß die Längsrotation des Daumens durch die Schlaffheit der Sattelgelenkskapsel ermöglicht würde. Es hat sich jedoch gezeigt, daß das Sattelgelenk in Oppositionsstellung „verriegelt" ist („close-packed") und praktisch kein „Gelenkspiel" erlaubt. Dennoch resultiert die Drehung aus dem Sattelgelenk, und zwar bedingt durch den für das zweiachsige Kardangelenk charakteristischen Mechanismus. Folglich wird auch eine Sattelgelenksendoprothese mit zwei Achsen eine normale Opposition ermöglichen.

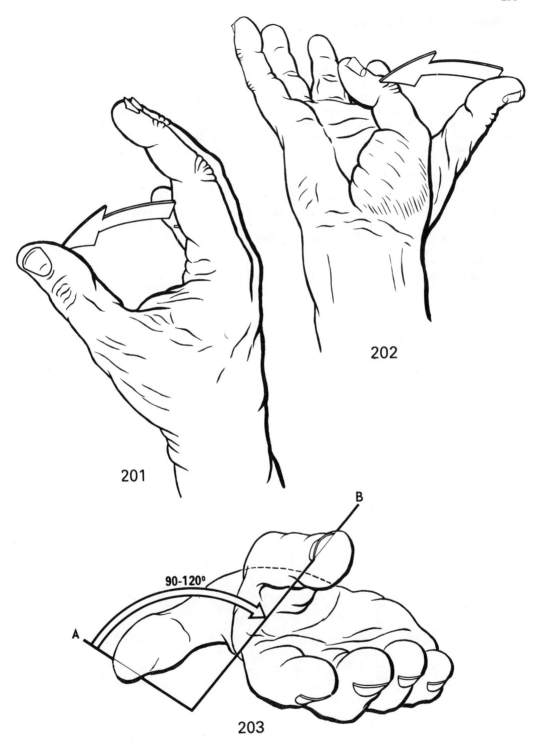

Opposition des Daumens (Fortsetzung)

Pronationsbewegung

Die Pronation des Daumens basiert auf zwei Formen der Drehung.
– Die automatisch erfolgende Zwangsrotation leitet sich, wie ausgeführt (S. 220) von der Mechanik des Sattelgelenks ab. Darüber hinaus kommen Drehmomente des sich beugenden Grund- und Endgelenks hinzu. Die Längsachse der Endphalanx verläuft nahezu parallel zur Ante- und Retropositionsachse XX', End- und Grundphalanx werden um den gleichen Betrag gedreht.
Von der Ausgangsstellung (Abb. 204, Kartonmodell der Hand) bis in die Endstellung (Abb. 205), bei der der Daumen mit dem Kleinfinger opponiert, erfährt die Endphalanx sukzessive eine Stellungsänderung durch Einzelbewegungen um die vier Achsen xx', yy', f1 und f2. Das Modell zeigt an keiner Stelle eine Verwringung, was als Hinweis auf ein freies „Spiel" in einem der Gelenke zu gelten hätte.
Die detaillierte Analyse der Oppositionsbewegung (Abb. 206) läßt vier sukzessiv oder simultan ablaufende Teilkomponenten erkennen.
1) Im Sattelgelenk erfolgt eine Bewegung um die Achse xx', das Metakarpale I verlagert sich von Stellung 1 nach Stellung 2 (Pfeil 1); es ist eine Anteposition, bei der die Achse y1y1' nach y2y2' wandert.
2) Drehung des Metakarpale I (Pfeil 2) um die Achse y2y2' aus der Stellung 2 in Stellung 3.
3) Beugung im Grundgelenk um die Achse f1.
4) Beugung im Endgelenk um die Achse f2.
Auf diese Weise ist am praktischen Beispiel, und nicht nur durch theoretische Überlegungen, gezeigt, daß das Sattelgelenk als Kardangelenk eine entscheidende Rolle für die Längsrotation des Daumens spielt.
– Eine willkürliche Rotation (Abb. 207) ist anschaulich zu demonstrieren, indem Streichhölzer quer auf die beweglichen Segmente des Daumens aufgeklebt werden und anschließend maximal opponiert wird. Es ist eine Pronation von ca. 30° zu beobachten, sich auf zwei Gelenke aufteilend.
– Im Grundgelenk wird durch die am radialen Sesambein ansetzenden Mm. abductor et flexor pollicis breves um 24° proniert. Es handelt sich um eine aktive Rotation.
– Im Endgelenk findet eine rein automatische Pronation von 7° statt, die sich als Phänomen der konischen Rotation erklärt (s. Abb. 176).

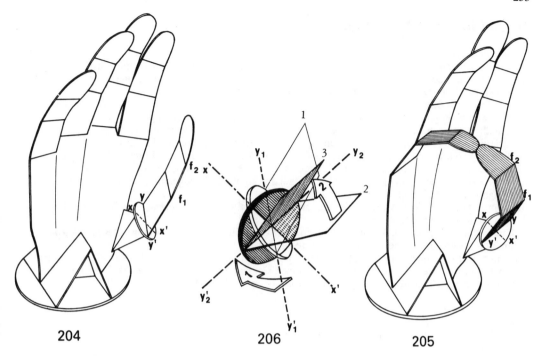

204   206   205

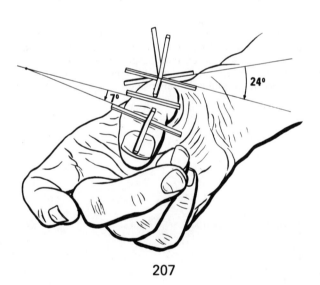

207

Opposition und Reposition

Es ist einerseits die Schlüsselstellung des Daumensattelgelenks für die Opposition aufgezeigt worden; andererseits ist zu betonen, daß das Grund- und das Endgelenk des Daumens die Ausrichtung der Opposition auf einen der übrigen vier Finger ermöglichen. Durch abgestufte Beugung in den beiden Gelenken kann der Daumen sich einen der übrigen Finger „aussuchen".
Bei der Daumen-Zeigefingeropposition mit Kontakt der Fingerbeeren (Abb. 208a) ist das Grundgelenk nur schwach gebeugt, nicht proniert, die Grundphalanx nicht nach radial gekippt. Das ulnare Kollateralband stellt sich der durch Druck des Zeigefingers gegebenen radialen Deviationstendenz entgegen. Das Endgelenk ist gestreckt. Bei einer anderen Oppositionsform von Daumen und Zeigefinger, bei der sich die Fingerspitzen berühren, ist hingegen das Grundgelenk gestreckt und das Endgelenk gebeugt.
Bei einer die Fingerspitzen zusammenführenden Daumen-Kleinfingeropposition (Abb. 208b) wird im Grundgelenk gebeugt, proniert und etwas nach radial gekippt. Das Endgelenk ist gebeugt, bei Kontakt der Fingerbeeren wird auch das Endgelenk flektiert.
Bei Opposition mit dem Mittel- oder Ringfinger nimmt das Grundgelenk eine mittlere Beuge-, Pronations- und Kippstellung ein.
Es kann gefolgert werden, daß – ausgehend von einer generellen Oppositionsstellung des Metakarpale I – durch das Grundgelenk die Opposition differenziert wird.
Kann mit Hilfe der Opposition ein Gegenstand ergriffen werden, so ist es durch die Reposition möglich, diesen wieder freizugeben. Mit reponiertem Daumen kann die Hand ein großes Objekt aufnehmen. Die Reposition setzt sich aus drei Teilbewegungen zusammen (Abb. 209).
– Streckung
– Retroposition
– Supination des Daumens
Folgende Muskeln führen die Reposition aus:
– M. abductor pollicis longus
– M. extensor pollicis brevis
– M. extensor pollicis longus, der als einziger den Daumen bis in die Ebene der Handfläche zurückbringen kann.
Die die Daumenmuskelaktionen auslösenden und steuernden Nerven (Abb. 210) sind der N. radialis für die Reposition, der N. ulnaris und vor allem der N. medianus für die Opposition. Testbewegungen zur Überprüfung der nervösen Versorgung sind für den N. radialis Streckung des Handgelenks und der Grundgelenke der vier ulnaren Finger, Strecken und Abspreizen des Daumens. Für den N. ulnaris müssen Mittel- und Endphalangen gestreckt werden, die Finger ab- und adduziert werden. Der Faustschluß und die Daumenopposition prüfen die Innervation durch den N. medianus.

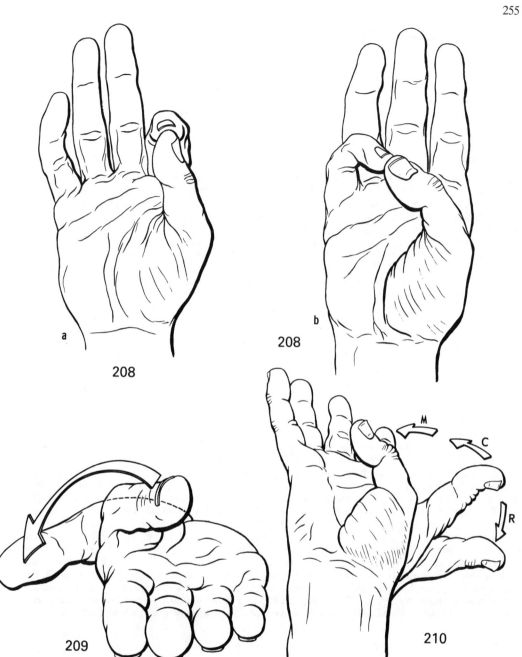

Die verschiedenen Griffarten

Anatomische und funktionelle Organisation der Hand zielen auf das Greifen ab. Es gibt nicht eine, sondern eine große Vielzahl an Grifformen, die in drei große Gruppen einteilbar sind. Es sind dies die statischen Griffe, Griffe unter dem vorwiegenden Einfluß der Schwerkraft, sowie die dynamischen Griffe. Diese Einteilung berücksichtigt nicht alle Aktionsmöglichkeiten der Hand; die Hand vermag neben dem Greifen Klopfbewegungen auszuführen, sie kann Flächenkontakt aufnehmen und Oberflächen prüfen. Schließlich ist sie ein Instrument der Gestik.

Griffarten

Statische Griffe gliedern sich in drei Gruppen, man unterscheidet Fingergriffe, Handflächengriffe, symmetrische Griffe. Sie sind nicht, wie andere Formen, vom Einfluß der Schwerkraft abhängig.
A) Die Fingergriffe sind ihrerseits in zwei Untergruppen gliederbar, bidigitale und pluridigitale Griffe.
a) Die bidigitalen Griffe sind die pinzettenartigen Daumen-Fingergriffe, vorzugsweise von Daumen und Zeigefinger ausgeführt. Drei Typen lassen sich unterscheiden; entweder führt die Opposition zu einem Fingerspitzen-, Fingerbeeren-, oder Fingerbeeren-Fingerseitenkontakt.
1) Der Fingerspitzengriff (Abb. 211 + 212) ist der feinste und präziseste. Er ermöglicht das Halten sehr kleiner Gegenstände (Abb. 211) und das Aufnehmen z. B. eines Streichholzes oder einer Nadel (Abb. 212). Daumen und Zeigefinger (oder Mittelfinger) stehen sich mit ihren Spitzen gegenüber; für das Ergreifen sehr feiner Objekte (ein Haar beispielsweise) werden die Fingernagelkanten zu Hilfe genommen. Hierzu muß einmal die Fingerbeere elastisch, zum anderen die Verbindung Fingernagel-Fingerbeere sehr fest sein. Diese Art des Greifens wird häufig angewandt, man kann von einem „Fingernagel-Fingerbeeren-Griff" sprechen. Bei einer Erkrankung oder Verletzung der Hand ist diese Griffform sehr bald gestört, da sie maximale Gelenkbewegungen (endständige Beugung) und Unversehrtheit von Muskeln und Sehnen beansprucht. Es wird vor allem der M. flexor digitorum profundus (im Beispiel für den Zeigefinger) benötigt, der die Endphalanx in Beugestellung fixiert. Sind beide Beuger durchtrennt, so gilt es vorzugsweise den profunden Flexor mittels Sehnennaht wieder herzustellen. Das Gleiche gilt für den M. flexor pollicis longus.
2) Der Fingerbeerengriff (Abb. 213) ist die gebräuchlichste Form. Er ermöglicht das Halten von relativ größeren Objekten, ein Bleistift oder ein Blatt Papier beispielsweise. Der Funktionstest für diesen Griff besteht darin, daß man ein zwischen Daumen und Zeigefinger gehaltenes Papierblatt herauszuziehen versucht. Bei voller Funktion ist dies nicht möglich. Der auch als FROMENT'sches Zeichen benannte Test prüft den M. adductor pollicis und dessen nervöse Versorgung durch den N. ulnaris.
Bei dieser Griffform werden die palmaren Flächen der Fingerbeeren von Daumen und Zeigefinger (oder von einem der übrigen Finger) zusammengeführt. Das Endgelenk kann gestreckt oder durch Arthrodese in mittlerer Beugestellung fixiert sein. Wesentlich beteiligte Muskeln sind der oberflächliche Beuger (für den Zeigefinger), der die Flexion im Interphalangealgelenk stabilisiert, und die die proximale Daumenphalanx beugenden Thenarmuskeln (M. adductor pollicis, Mm. flexor et abductor pollicis breves).
3) Der Fingerbeeren-Fingerseitengriff (Abb. 214) kommt zum Einsatz, wenn ein Geldstück gehalten wird. Er ersetzt die beiden zuvor beschriebenen Grifformen, wenn Mittel- und Endphalanx des Zeigefingers amputiert sind. Der Griff ist weniger fein, aber doch sicher. Die Palmarfläche der Daumenfingerbeere wird gegen die radiale Seitenfläche der proximalen Zeigefingerphalanx gepreßt. Für diesen Griff wichtige Muskeln sind der M. interosseus dorsalis I, der den Zeigefinger radial stabilisiert (ulnar wird er durch die übrigen Finger abgestützt), und die Mm. flexor pollicis brevis und adductor pollicis. Die Aktivität des Adduktors bei dieser Griffform ist elektromyographisch nachgewiesen.

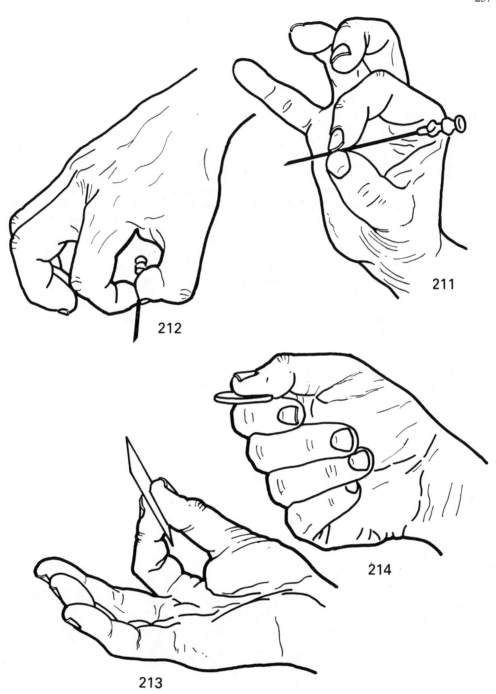

Die verschiedenen Grifformen (Fortsetzung)

4) Der interdigitale Griff (Abb. 215) ist die einzige Form des bidigitalen Griffes, bei der der Daumen nicht eingesetzt wird. Mit ihm wird z. B., gewöhnlich von Zeige- und Mittelfinger, eine Zigarette gehalten. Der Daumen bleibt unbeteiligt. Die ausführenden Muskeln sind die Interossei. Der Griff ist relativ schwach und unpräzise; Daumenamputierte allerdings entwickeln ihn in erstaunlichem Maße.

b) Die pluridigitalen Griffe setzen neben dem Daumen zwei, drei oder vier zusätzliche Finger ein. Sie gestatten ein wesentlich festeres Greifen als der bidigitale, der ein ausgesprochener Präzisionsgriff ist.

1. Die tridigitalen Grifformen unter Einbezug von Daumen, Zeige- und Mittelfinger werden sehr häufig ausgeführt. Ein großer Teil der Erdbevölkerung benutzt keine Gabel, sondern führt mit Hilfe dieses Griffes die Nahrung zum Mund. Es ist ein tridigitaler Fingerbeerengriff (Abb. 216), der auch beim Halten eines kleinen Balls zum Einsatz kommt. Die Fingerbeere des Daumens drückt gegen das von den Fingerbeeren des Zeige- und Mittelfingers gehaltene Objekt. Der Griff wird ebenfalls beim Schreiben mit einem Stift (Abb. 217) gebraucht. Der Stift wird von den Fingerbeeren des Daumens und des Zeigefingers, sowie von der radialen Seitenfläche des Mittelfingers gehalten. Die Lage des Stiftes wird durch den Mittelfinger und die erste interdigitale Spalte stabilisiert. Unter diesem Aspekt ist der Griff den symmetrischen und dynamischen Griffen ähnlich, da das Schreiben als Vorgang Bewegungen der Schulter und der Hand verlangt. Die Hand gleitet mit ihrer ulnaren Kante auf der Unterlage, Ring- und Mittelfingerspitzen gleiten mit. Die Vor- und Rückbewegungen des Stiftes bewirken der M. flexor pollicis longus und die Zeigefingersehne des M. flexor digitorum superficialis; die radiale Thenarmuskulatur und der M. interosseus dorsalis II stabilisieren die Lage des Stiftes.

Das Aufdrehen eines Flaschenverschlusses (Abb. 218) erfolgt mit Hilfe eines tridigitalen Griffes. Die radialen Flächen von Daumen und Mittelphalanx des Mittelfingers fassen den Verschluß zwischen sich, die Fingerbeere des Zeigefingers stabilisiert. Der Daumen preßt den Verschluß durch Kontraktion der Thenarmuskeln an den Mittelfinger. Zur Festigung des Griffes kontrahieren sich zusätzlich der M. flexor pollicis longus und der oberflächliche Zeigefingerbeuger. Ist der Verschluß gelöst, so wird er ohne weitere Mithilfe des Zeigefingers von Daumen und Mittelfinger abgedreht.

Ist der Verschluß von Anbeginn gelöst, dann kann er durch einen tridigitalen Griff abgedreht werden, indem der Daumen gebeugt, der Mittelfinger gestreckt und der Zeigefinger durch den M. interosseus dorsalis I abduziert wird. Dieser Griff ist ein dynamischer, er ist mit Bewegungen kombiniert.

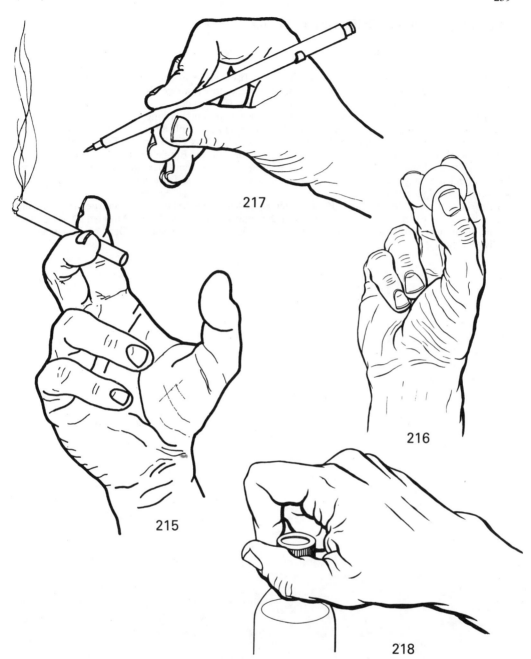

Die verschiedenen Grifformen (Fortsetzung)

2. Tetradigitale Griffe werden eingesetzt, um größere Objekte sicher zu fassen. Folgende Formen sind möglich und gebräuchlich.

– Das Halten eines kugeligen Gegenstandes (z. B. ein Tischtennisball, Abb. 219) mit den Fingerbeeren. Daumen, Zeige- und Mittelfinger haben Fingerbeerenkontakt, während der Ringfinger mit seiner radialen Seitenfläche ein Entweichen des Balles nach ulnar verhindert.

– Wird eine Dose aufgeschraubt (Abb. 220), dann haben insgesamt vier Finger mit der Fingerbeere und/oder mit Fingerflächen Kontakt. Die Kontaktfläche insgesamt ist groß; Daumen, Zeige- und Mittelfinger setzen die Fingerbeere und die Palmarfläche der Endphalanx ein. Der Ringfinger verhindert mit seiner Fingerbeere und der radialen Fläche seiner Mittelphalanx ein Entgleiten der Dose nach ulnar. Soll die Dose durch Daumen und übrige Finger geöffnet werden, dann bewegen sie sich spiralig; die Resultierende der eingesetzten Kräfte fällt nie mit dem Zentrum der Dose zusammen, das in Höhe des Zeigefingergrundgelenks liegt.

– Beim Halten eines Zeichenstifts, Pinsels oder Kugelschreibers (Abb. 221) drückt der Daumen mit seiner Fingerbeere den Gegenstand fest gegen die Fingerbeeren von Zeige-, Mittel- und Ringfinger (pollici-tridigitaler Griff), die fast ganz gestreckt sind. In dieser Form hält der Geigenspieler oder der Cellist den Bogen.

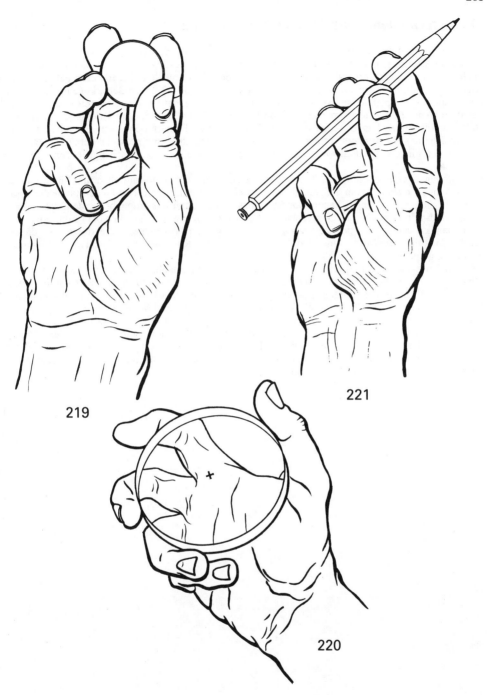

Die verschiedenen Grifformen (Fortsetzung)

3. Bei pentadigitalen Griffen werden alle Finger eingesetzt, der Daumen nimmt unterschiedliche Oppositionsstellungen ein. Gewöhnlich werden mit ihnen große Gegenstände gehalten, es können aber auch kleinere Objekte ergriffen werden; diese werden dann mit den Fingerbeeren gehalten, nur der Kleinfinger hat mit seiner radialen Seite Flächenkontakt (Abb. 222). Größere, kugelige Gegenstände, ein Tennisball beispielsweise, werden beim pentadigitalen Griff von Fingerbeeren und Fingerflächen gehalten (Abb. 223). Die Palmarflächen von Daumen, Zeige-, Mittel- und Ringfinger umgreifen den Ball fast vollständig. Der Daumen steht den drei genannten Fingern opponiert gegenüber. Die radiale Seitenfläche des Kleinfingers verhindert, daß der Ball nach ulnar und proximal entgleitet. Da der Ball nur von den Fingern gehalten wird, handelt es sich nicht um einen Handflächengriff; dennoch ist er ein sehr fester.
Ein halbkugeliger Gegenstand, z. B. eine Suppenschale, wird ebenfalls mit allen fünf Fingern gehalten. Der Daumen, maximal vom Zeigefinger abgespreizt, faßt mit diesem den Gegenstand, die gesamten Palmarflächen beider Finger haben Kontakt. Dieser Griff kann nur ausgeübt werden, wenn der erste Interdigitalspalt ausreichend weit gemacht werden kann. Dies ist nicht möglich bei Frakturen des ersten Mittelhandknochens oder bei Verletzung der interdigitalen Weichteile. Unterstützt wird die Schale (Abb. 225) durch die Mittel- und Endphalanx von Mittel-, Ring- und Kleinfinger; es ist demnach ein echter Fingergriff.
Ein Griff mit maximaler Spreizung der Finger (Abb. 226) erlaubt das Halten von großen, flachen Objekten, so z. B. eine Untertasse. Die Finger sind gespreizt, der Daumen befindet sich in maximaler Reposition. Er liegt dem Ringfinger genau gegenüber (weiße Pfeile), mit ihm bildet der Daumen einen Winkel von 180°. Innerhalb dieses Winkels befinden sich Zeige- und Mittelfinger. Der Kleinfinger liegt auf dem zweiten Halbkreis, mit dem Daumen einen Winkel von 215° bildend. Daumen und Kleinfinger sind soweit wie möglich voneinander entfernt (Oktav auf dem Klavier), gemeinsam mit dem Zeigefinger kommt ein Dreieckgriff zustande. „Spinnenähnlich" umfassen die Finger den Gegenstand, der nicht entgleiten kann. Für die Durchführung des Griffes müssen die Fingerendgelenke und der M. flexor digitorum profundus voll funktionsfähig sein.

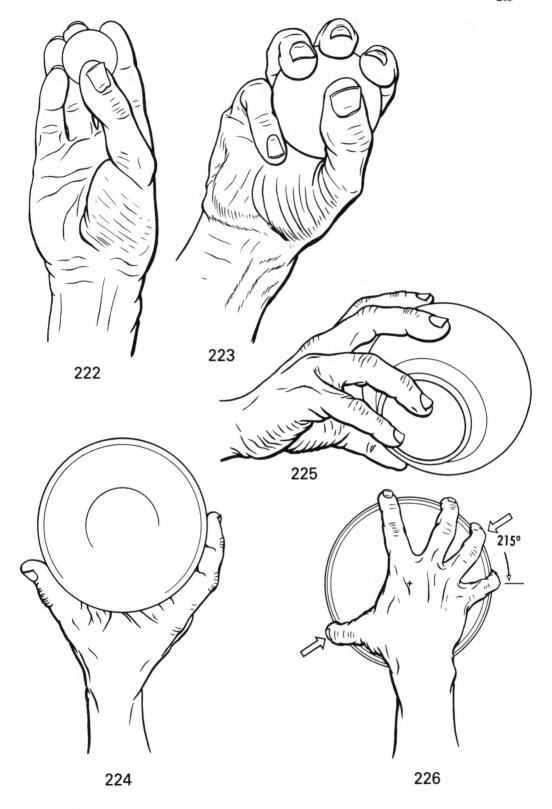

222 223 225 224 226 215°

Die verschiedenen Grifformen (Fortsetzung)

B) Handflächengriffe setzen die Finger und die Palma manus ein. Es gibt zwei Formen, eine mit und eine ohne Beteiligung des Daumens.

(a) Eine spezielle und relativ wenig häufig angewandte Griffform ist der Finger-Handflächengriff (Abb. 227). Mit ihm wird z. B. ein Türgriff oder eine Ruderstange gehalten. Der im Durchmesser relativ kleine (3–4 cm) Gegenstand wird von den gebeugten Fingern und der Handinnenfläche fixiert, der Daumen bleibt unbeteiligt. Der Griff ist bis zu jeweils einem distalen und proximalen Punkt ein sicherer. Wird der Gegenstand nahe des Handgelenks gehalten, dann kann er leicht entgleiten. Die Achse des gehaltenen Gegenstandes steht senkrecht auf der Handachse, sie folgt nicht der schrägen palmaren Handrinne. Der Griff kann auch zur Anwendung kommen, um einen größeren Gegenstand zu halten, ein Glas beispielsweise (Abb. 228). Je größer allerdings der Durchmesser des Objektes wird, desto unsicherer wird der Griff.

(b) Der eigentliche Handflächengriff setzt entweder den ganzen Handteller oder die gesamte Hand (Abb. 229 + 230) ein, um kraftvoll schwere und relativ große Objekte zu ergreifen. Die Hand legt sich um zylindrische Gegenstände, die Achse des Objekts fällt mit der der Handrinne zusammen. Sie verläuft schräg vom Hypothenar zur Basis des Zeigefingers. Die schräge Ausrichtung dieser Achse zu der der Hand und des Unterarms entspricht der schräg gestellten Achse eines Werkzeuggriffes (Abb. 230). Der Handgriff bildet mit dem Werkzeug selbst einen Winkel von 100–110°. Ein größerer Winkel von 120–130° kann von der Hand leichter kompensiert werden als ein kleinerer (90°), da die ulnare Abduktionsfähigkeit weiträumiger als die radiale ist.

Das Volumen des ergriffenen Gegenstandes bestimmt die Kraft des Griffes; sie ist maximal, wenn der Daumen den Zeigefinger noch (oder fast noch) erreichen kann. Allein der Daumen bildet für die übrigen Finger das Widerlager, seine Wirkung steigt mit zunehmender Beugung. Dies wird bei der Dimensionierung des Querschnitts von Werkzeuggriffen berücksichtigt.

Die Form des Gegenstandes ist für die Sicherheit des Griffes ebenfalls ausschlaggebend. Heutzutage weisen Werkzeuggriffe die Finger aufnehmende Vertiefungen auf.

Für den Handflächengriff essentielle Muskeln sind die Mm. flexores digitorum, und im besonderem die Interossei, die die Fingergrundgelenke beugen. Weiterhin sind die Thenarmuskeln von Bedeutung (vor allem der Adduktor), sowie der M. flexor pollicis longus, der den Griff durch Beugung im Interphalangealgelenk des Daumens schließt.

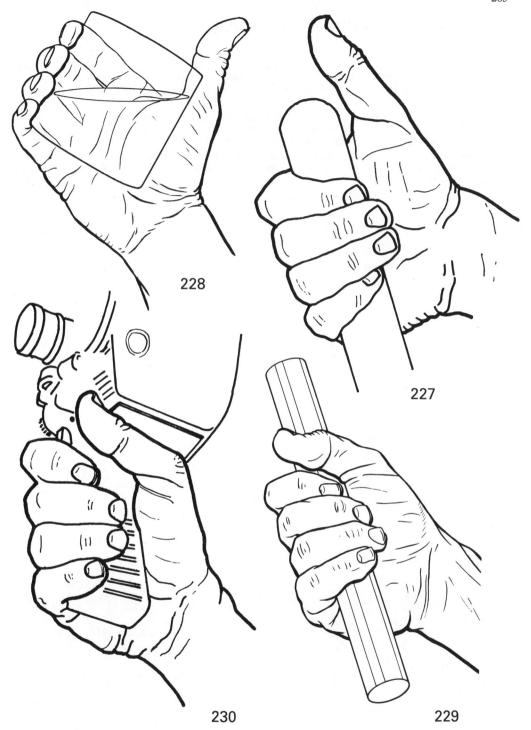

Die verschiedenen Grifformen (Fortsetzung)

1) Werden zylindrische Gegenstände gefaßt, so wird der Griff mit zunehmender Größe der Objekte unsicherer (Abb. 231 + 232). Durch die radiale Deviationsbewegung der Grundphalanx im Daumengrundgelenk wird der Griff geschlossen. Der Daumen umgreift das Objekt auf dem kürzesten Weg (s. S. 234). Gleichzeitig muß der erste Interdigitalspalt aufgrund der Größe des Objektes maximal geweitet werden.

2) Rundliche Objekte können mit drei, vier oder fünf Fingern ergriffen werden. Werden drei (Abb. 233) oder vier (Abb. 234) Finger benutzt, dann hat entweder der Mittel- oder der Ringfinger seitlichen Kontakt mit dem Gegenstand. Unter Mithilfe der nicht unmittelbar beteiligten Finger (entweder Kleinfinger allein oder Ring- und Kleinfinger) wird ein Entgleiten des Objektes verhindert. Wird der Gegenstand zusätzlich vom Daumen gehalten, so drückt dieser ihn gegen die Palmarfläche der übrigen mitbeteiligten Finger.

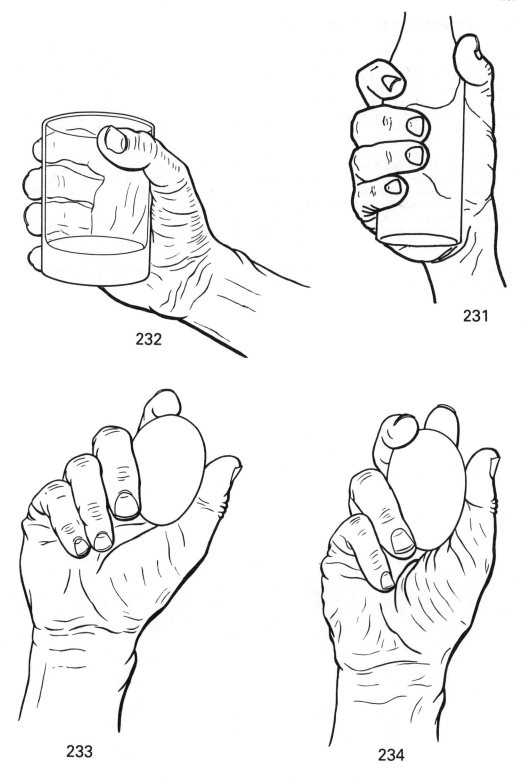

Die verschiedenen Grifformen (Fortsetzung)

Bei einem alle Finger und die Handfläche miteinbeziehenden Griff (kugelige Gegenstände) haben sämtliche Finger palmaren Kontakt (Abb. 235). Der Daumen ist maximal opponiert, er steht dem Kleinfinger gegenüber. Distal wird der Griff durch Zeige- und Mittelfinger, proximal durch den Thenarwulst und den Kleinfinger gesichert. Das Objekt hat Kontakt mit der Palma manus, eingeklemmt wird es durch die gebeugten Finger, was nur dadurch möglich ist, daß die interdigitalen Spalten weit geöffnet werden können; oberflächlicher und tiefer Fingerbeuger müssen voll funktionsfähig sein. Diese Griffform hat, im Gegensatz zu den beiden zuvor beschriebenen, bereits symmetrischen Charakter und ähnelt somit den folgenden Formen.

C) Symmetrische (zentralisierte) Griffe sind seitengleich in Bezug auf eine Längsachse, die sich geradlinig in die Längsachse des Unterarms fortsetzt. Der Dirigent hält seinen Taktstock so (Abb. 236), daß dieser die Unterarmachse fortsetzt; der Zeigefinger als Führungsfinger ist gestreckt. Das Zusammenfallen der Achsen wird beim Gebrauch eines Schraubenziehers (Abb. 237) notwendig; die Schraubenzieherachse setzt sich beim Schraubvorgang in die Pro- und Supinationsachse fort. Dies ist auch der Fall, wenn eine Gabel (Abb. 238) oder ein Messer gehalten wird, das die Hand nach distal beträchtlich „verlängert". In jedem beschriebenen Fall wird der längliche Gegenstand fest von der Palmarfläche, dem Daumen und den drei ulnaren Fingern umschlossen, während der Zeigefinger das Werkzeug im Raum dirigiert.

Symmetrische Griffe werden häufig gebraucht; sie können nur zum Einsatz gelangen, wenn die Beugefähigkeit der drei ulnaren Finger vorhanden ist, der Zeigefinger gestreckt, und der Daumen engräumig mit gestrecktem Interphalangealgelenk opponiert werden kann.

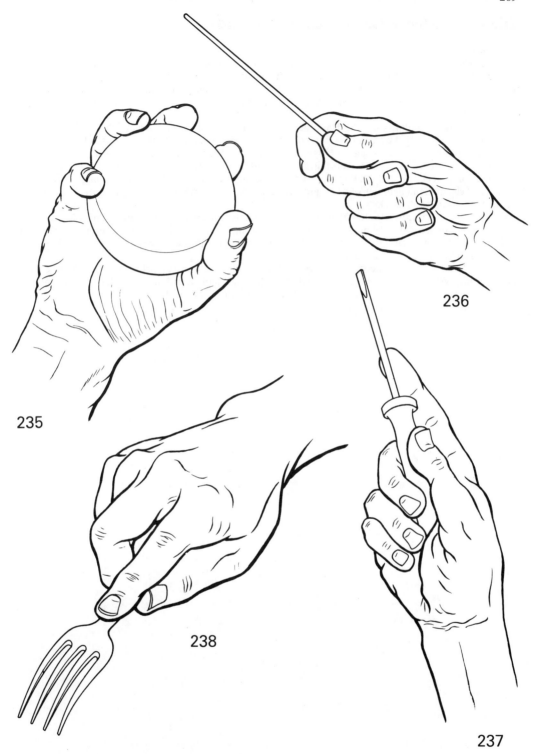

Die verschiedenen Grifformen (Fortsetzung)

Die Ausführung der bisher beschriebenen Griffe ist nicht vom Einwirken der Schwerkraft abhängig; es gibt jedoch auch Formen, die ganz entscheidend von der Schwerkraft beeinflußt werden. Sie sind in einem schwerelosen Raum (Weltraumkabine z. B.) nicht exakt durchführbar.

Bei den schwerkraftabhängigen Griffen wird die Hand als tragende Plattform eingesetzt, wie z. B. beim Tragen eines Tabletts (Abb. 239). Hierzu muß die Hand abgeflacht werden, die Palma manus wird nach oben gerichtet.

Unter Schwerkrafteinfluß kann die Hand als Löffel fungieren, sie kann Körner oder eine Flüssigkeit aufnehmen (Abb. 240). Die von der Palmarfläche der Hand gebildete Mulde wird durch die von den Mm. interossei palmares adduzierten Finger vergrößert, zugleich werden „Schlupflöcher" geschlossen. Wichtig ist auch der Daumen, er verschließt die Mulde radialseitig. Halb gebeugt, wird er durch den M. adductor pollicis an das Metakarpale und die Grundphalanx des Zeigefingers angepreßt. Eine größere „Schale" kann gebildet werden, indem beide Hohlhände mit ihren ulnaren Kanten zusammengebracht werden (Abb. 241).

Alle beschriebenen schwerkraftabhängigen Grifformen setzen eine ungehinderte Supination voraus. Ohne Supination kann die Palma manus, die nur allein eine Konkavfläche zu bilden vermag, nicht nach oben ausgerichtet werden. Durch den Tablettest kann die Supinationsfähigkeit, die nicht durch Schulterbewegungen kompensierbar ist, geprüft werden.

Auch das Fassen einer Schale mit drei Fingern (Abb. 242) wird von der Schwerkraft beeinflußt. Der Schalenrand wird von Daumen und Mittelfinger (außen) und von dem zum Haken gekrümmten Zeigefinger (innen) eingeklemmt. Möglich ist dieser Griff bei entsprechender Stabilität von Daumen und Mittelfinger, sowie bei voller Funktion des den Zeigefinger krümmenden M. flexor digitorum profundus. Die Endphalanx des Zeigefingers hält den sichelförmigen Rand der Schale. Wesentlich für diesen Griff ist letztlich auch der M. adductor pollicis.

Griffe, bei denen einer oder mehrere Finger zum Haken gekrümmt werden (Tragen eines Eimers oder Koffers, Klammern an Felsvorsprung), stehen ebenso unter dem Einfluß der Schwerkraft.

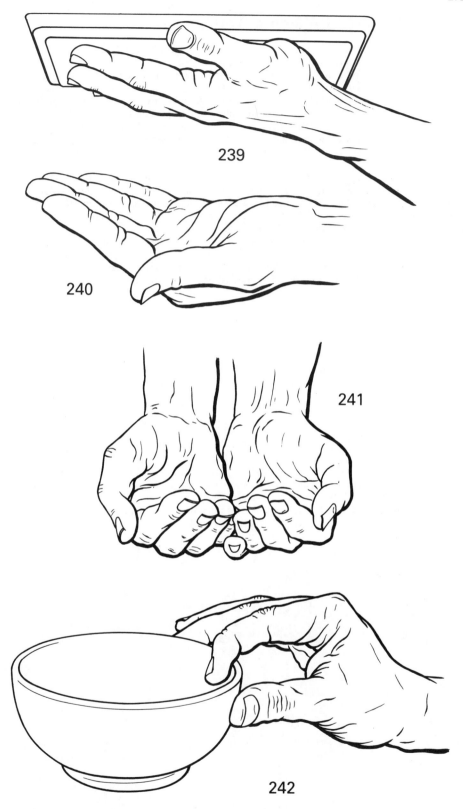

Die verschiedenen Grifformen (Fortsetzung)

Die bisher besprochenen statischen Griffe machen noch nicht sämtliche Grifformen aus. Die Hand kann während des Greifens auch gleichzeitig handeln, man spricht von dynamischen Griffen.
Einige Handlungen sind einfach. Bringt man beispielsweise einen Kreisel zur Drehung (Abb. 243), so wird er tangential zwischen Daumen und Zeigefinger gefaßt; vor dem „Abschießen" der Murmel (Abb. 244) durch eine schnelle Streckung der Daumenendphalanx (M. extensor pollicis longus) liegt sie in der Konkavität des in allen seinen Gelenken gebeugten Zeigefingers (M. flexor digitorum profundus). Andere Handlungen sind komplexerer Natur, die Hand „denkt" während der Manipulation. Von einem Teil der Hand ergriffene Gegenstände werden von dem anderen Teil in Aktion versetzt. Diese dynamischen Griffe, bei denen die Hand selbst handelt, sind sehr zahlreich. Folgende Beispiele seien erläutert.
– Das Entzünden eines Feuerzeugs (Abb. 245) gleicht sehr dem „Abschießen" einer Murmel. Das Feuerzeug wird vom Zeigefinger und den übrigen Fingern gehalten, während der Daumen den Zündmechanismus betätigt (Aktion des M. flexor pollicis longus und der Thenarmuskeln).
– Ein Zerstäuber (Abb. 246) liegt fest umschlossen in der Hand, der gekrümmte Zeigefinger drückt den Knopf herunter (Kontraktion des M. flexor digitorum profundus).
– Beim Schneiden mit einer Schere (Abb. 247) werden die Branchen einerseits vom Daumen, andererseits vom Mittel- oder Ringfinger betätigt. Wesentlich ist die Aktion des Daumens, er schließt (Thenarmuskeln) und öffnet (M. extensor pollicis longus) die Schere. Bei berufsspezifischem, häufigem Gebrauch der Schere kann die Sehne des langen Daumenstreckers reißen. Der Zeigefinger richtet die Schere gezielt aus.
– Wird mit Stäbchen gegessen (Abb. 248), so fixiert der Ringfinger ein Stäbchen in der Kommissur des Daumens. Das andere Stäbchen wird von Daumen, Zeige- und Mittelfinger bewegt, es bildet mit dem ersten eine Pinzette. Vom Europäer erfordert es Übung und Geschicklichkeit der Hand, der Asiate führt die Handlung nahezu automatisch aus.
– Das Knoten mit einer Hand (Abb. 249) prüft ebenfalls die Geschicklichkeit der Hand. Zwei von jeweils zwei Fingern gebildete Pinzetten müssen unabhängig voneinander und doch auch koordiniert agieren. Zeige- und Mittelfinger handeln in Seit-zu-Seitkontakt, während Daumen und Ringfinger in einer sonst ungewöhnlichen Art miteinander arbeiten. Operateure bedienen sich einer ähnlichen Methode, um mit einer Hand zu knoten. Komplexe Bewegungen einer Hand werden von Taschenspielern und Zauberern effektvoll eingesetzt, wobei eine überdurchschnittliche Geschicklichkeit der Hand durch tägliche Übung erreicht wird.
– Die linke Hand des Geigenspielers (Abb. 250) oder Gitarristen führt einen sehr bewegungsreichen Griff aus. Der Daumen unterstützt den Geigengriff und bildet, sich selbst fortbewegend, das Widerlager für die übrigen Finger. Diese legen sich auf die Saiten des Instruments. Der auf die Saiten ausgeübte Druck kann leicht oder fest sein, beim Vibrato wird er moduliert. Derartige Handlungen werden langfristig erlernt, eine tägliche Übung ist unerläßlich.
Der Leser wird an sich selbst feststellen, daß es unendlich viele dynamische Handgriffe gibt, die die Vielfalt an differenzierten Aktionen der voll funktionsfähigen Hand widerspiegeln.

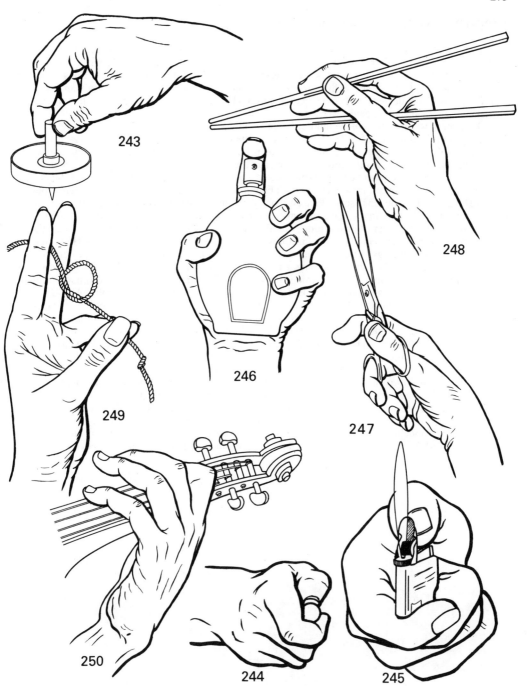

Klopfen – Kontakt – Gestik

Die menschliche Hand ist nicht nur ein Greiforgan; sie wird auch als Klopfinstrument eingesetzt, so z. B. beim Bedienen einer Rechenmaschine (Abb. 251) oder beim Klavierspiel. Jeder Finger verhält sich wie ein kleiner Hammer, der unter der koordinierten Aktion der Interossei und der Beuger (Flexor profundus) auf die Taste klopft. Schwierig dabei ist, eine genügende funktionelle Unabhängigkeit der einzelnen Finger und der beiden Hände zu erlangen. Gehirn und Muskeln müssen dies lernen, und die Fertigkeiten müssen ständig geübt werden.

Beim Boxkampf werden die Schläge mit der Faust (Abb. 252) ausgeführt, beim Karate erfolgt der Hieb mit der ulnaren Handkante oder den Fingerspitzen. Die Ohrfeige wird mit der flachen Hand versetzt.

Die streichelnde Hand (Abb. 253) nimmt nur einen leichten Kontakt auf. Dieser Kontakt ist für die soziale und im besonderen die emotionsgesteuerte Interaktion von großer Bedeutung. Sowohl die streichelnde als auch die gestreichelte Hand müssen über eine normale Hautsensibilität verfügen. Ein Kontakt mit beiden Händen mag gelegentlich heilend wirken (Handauflegen). Der alltäglich bei uns geübte Händedruck (Abb. 254) schließlich ist eine symbolhafte, soziale Kontaktaufnahme.

Betrachten wir die Rolle, die die Hand als unverzichtbares Instrument der Gestik und Gebärden spielt. Die Gestik der Hand ist unmittelbar mit der Mimik des Gesichtes gekoppelt; sie wird von subkortikalen Hirnzentren gesteuert, die Hand des Parkinsonpatienten ist gestenlos. Die Sprache der Hand und des Gesichts als Verständigungsmittel des Taubstummen ist genormt; die instinktive Gestik der Hand ist eine freie, zweite Sprache. Im Gegensatz zur verbalen Verständigung hat die Handsprache eine uneingeschränkte Bedeutung. Die Gebärden der Hand sind mannigfaltig, sie werden, auch wenn sie regional modifiziert sind, auf der ganzen Erde verstanden. Die erhobene Faust droht (Abb. 252), die geöffnete und erhobene Hand bekundet friedliche Absicht, der gestreckte Zeigefinger hat anklagenden Charakter (Abb. 255, nach MATTHIAS GRÜNEWALD, Isenheimer Altar), die applaudierende Hand bringt Anerkennung zum Ausdruck. Die Aussagekraft der Hand wird von Schauspielern ausgefeilt, aber auch jeder andere Mensch macht von der Möglichkeit Gebrauch, die Hand etwas ausdrücken zu lassen. Ziel ist es z. B., durch die Hand eine formulierte Meinung oder Ansicht zu untermauern; oft verselbständigt sich die Hand, sie ist vom Wort losgelöst und drückt dennoch deutlich Gefühle und Gemütszustände aus. Gemälde und Plastiken verdeutlichen die Mannigfaltigkeit der Handsprache. Als Instrument der Gestik ist die Hand ebenso wichtig wie als Greifwerkzeug und als Sinnesorgan.

Bei bestimmten Berufen, so z. B. bei Töpfern (Abb. 256), übt die Hand alle diese Funktionen gleichzeitig aus. Als Werkzeug bearbeitet sie den Gegenstand, als Sinnesorgan ertastet und beeinflußt sie dessen sich wandelnde Form. In einer symbolischen Geste schließlich präsentieren die Hände der Umwelt ein Werk kreativer Tätigkeit. Die Hand des Künstlers ist reich an schöpferischen Gebärden.

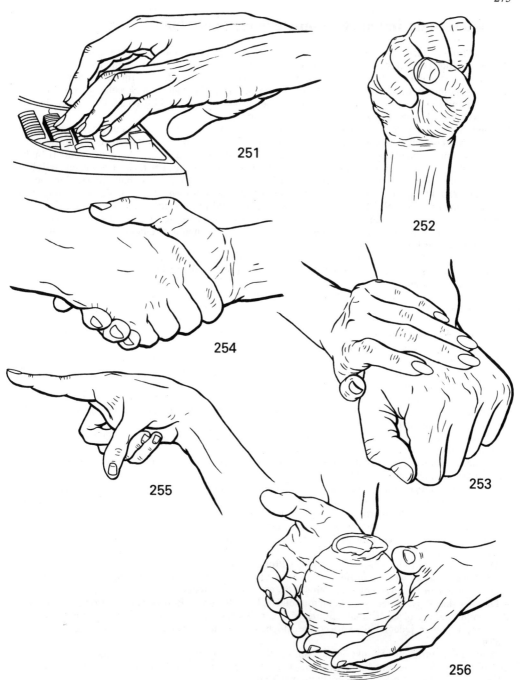

Funktions- und Immobilisationsstellungen der Hand

Die Funktionsstellung der Hand, von BUNNELL (1948) ursprünglich als deren Ruhestellung beschrieben, ist von der Hand des Schlafenden (Abb. 257, nach Michelangelo) sehr verschieden. Die Hand des Schlafenden zeigt die sog. Entspannungshaltung, die auch vom verwundeten Arm zwecks Schmerzlinderung eingenommen wird. Bei ihr ist der Unterarm proniert, das Handgelenk gebeugt, der Daumen adduziert und retroponiert, so daß der erste Interdigitalspalt nahezu geschlossen ist. Die Finger sind fast gestreckt, besonders die Grundgelenke sind extendiert.

Die Funktionsstellung der Hand (Abb. 258 + 259) ist von LITTLER (1951) eindeutig definiert worden. Der Unterarm ist mäßig proniert, das Handgelenk auf 30° gestreckt und soweit nach ulnar abduziert, daß der Daumenmittelhandknochen mit dem Radius eine Linie bildet. Die Metakarpalia I und II bilden einen Winkel von ca. 45°, Grund- und Endgelenk des Daumens sind fast gestreckt. Die Finger sind leicht gebeugt, wobei die Flexion des Grundgelenks nach ulnar hin zunimmt. Aus der Funktionsstellung heraus kann der Greifakt mit einem Minimum an Gelenkbewegungen erfolgen. Dies ist bedeutsam, wenn z. B. eines oder mehrere Gelenke der Finger oder des Daumens ankylosiert sind. Nach Verletzungen können von der Funktionsstellung aus „Nutzbewegungen" relativ einfach zurückgewonnen werden, da bereits eine Oppositionsstellung vorliegt und schon wenige Grade an Beugung in einem der intakt gebliebenen Gelenke einen Griff ermöglichen.

Nach Tubiana (1973) ist es für die Praxis von Vorteil, drei Immobilisationsstellungen zu definieren.
– Eine zeitlich begrenzte und protektive Ruhigstellung (Abb. 260) trachtet danach, die Beweglichkeit der Hand zu erhalten.
– Unterarm proniert, Ellenbogengelenk auf 100° gebeugt
– Handgelenk 20° Dorsalexension und leichte Ulnarabduktion
– Finger nach ulnar zu mehr und mehr gebeugt
• Grundgelenke zwischen 50–80° gebeugt; je weniger das proximale Interphalangealgelenk gebeugt ist, desto mehr ist das Grundgelenk flektiert.
• Interphalangealgelenke nur leicht gebeugt, um Spannung und Ischämie zu vermeiden: proximales Gelenk zwischen 10° und 40°, diestales Gelenk zwischen 10° und 20°.
– Daumen leicht opponiert
• Metakarpale I leicht adduziert, aber auch anteponiert, um den ersten Interdigitalspalt zu öffnen.
• Grund- und Fingergelenk ganz schwach gebeugt, so daß die Fingerbeere des Daumens auf die des Zeige- und Mittelfingers gerichtet ist.
– Definitive, fixierte und funktionelle Ruhigstellungen, in ihrer Form individuell unterschiedlich
– Handgelenk
• Können die Finger noch greifen, so soll das Handgelenk in 25° Extension versteift werden. Die Hand wird so in Greifposition gebracht.
• Können die Finger nicht mehr greifen, ist eine Versteifung des Handgelenks in Beugestellung günstiger. Bei einer beidseitigen Arthrodese des Handgelenks muß auf einer Seite in Beugestellung versteift werden, um die Körperpflege zu ermöglichen.
• Bei Benutzung eines Gehstockes soll das Handgelenk in gerader Stellung immobilisiert werden. Werden zwei Gehstöcke gebraucht, dann muß die dominante Hand in 10° Streckung, die andere Hand in 10° Beugung versteift werden.
– Der Unterarm wird in nahezu endständiger Pronation fixiert.
– Die Grundgelenke werden in Beugestellung versteift, Zeigefinger 35°, Kleinfinger 50°.
– Die proximalen Fingergelenke werden 40° bis 60° gebeugt versteift.
– Die Art der Versteifung des Daumensattelgelenks sollte unter Berücksichtigung der individuellen Begleitumstände erfolgen. Entschließt man sich zur Blockade eines der Elemente der Daumen-Finger-Pinzette, so gilt in jedem Fall, vorweg die Möglichkeiten des beweglich bleibenden Elements abzuschätzen.
– Zeitlich begrenzte, nicht-funktionelle Ruhigstellungen – teilentspannende Stellungen
Sie sollten nur für eine sehr kurze Zeit eingerichtet werden, um z. B. Stabilität an einem Frakturspalt oder an einer Sehnen- oder Nervennaht zu erreichen.
Die Gefahr der Einsteifung durch venöse und lymphatische Stase ist groß. Verringert wird diese Gefahr, wenn die unmittelbar benachbarten Gelenke aktiv in Bewegung gehalten werden.
– Nach Naht des N. medianus, des N. ulnaris oder der Beugersehnen kann das Handgelenk problemlos für drei Wochen in einer Beugestellung von bis zu 40° immobilisiert werden. Falsch wäre es jedoch, die Grundgelenke in einer Beugestellung von ca. 80° zu fixieren und die Fingergelenke in ihrer natürlichen Streckstellung zu belassen. Ein Wiedergewinn der Streckfähigkeit in den Grundgelenken nach einer solch ausgeprägten Beugung ist schwierig.

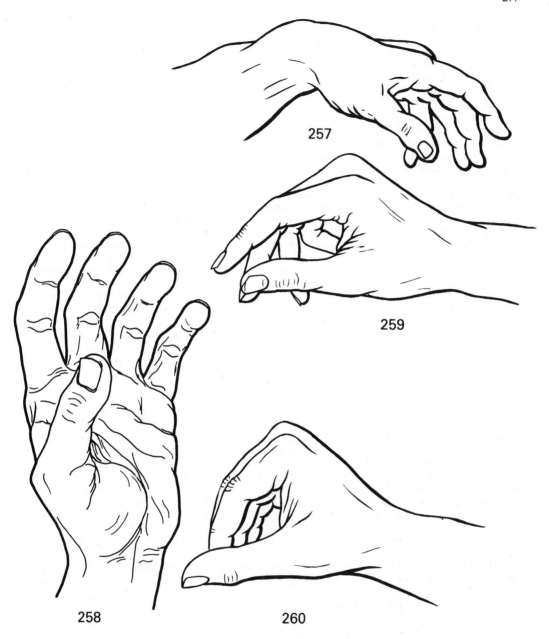

257 258 259 260

– Nach operativer Versorgung dorsaler Strukturen müssen die Gelenke grundsätzlich in Streckstellung, die Grundgelenke allerdings in einer Beugestellung von 10° immobilisiert werden. Die Interphalangealgelenke sollen auf 20° gebeugt werden, wenn die Verletzung proximal der Grundgelenke gelegen ist. Bei Verletzung in Höhe der proximalen Phalanx hingegen sollten sie in Neutral-Null-Stellung gebracht werden.
– Nach Versorgung einer „Knopflochdeformität" wird das proximale Fingergelenk in Extension, das distale in Flexion gebracht, so daß der Streckapparat der Dorsalaponeurose nach distal gezogen wird.
– Liegt die Verletzung hingegen in Höhe des distalen Fingergelenks, so wird dieses in Streckstellung und das proximale Gelenk in Beugestellung fixiert, um somit die lateralen Züge der Dorsalaponeurose zu entspannen.

Fiktive Hände

Fiktive Hände sind nicht nur Produkt eines Gedankenspiels, sie lassen die architektonischen Prinzipien der menschlichen Hand besser verständlich werden. Ohne weiteres sind andere, von der normalen Hand abweichende Lösungen vorstellbar, sei es in Form einer asymmetrischen oder symmetrischen Hand.
Asymmetrische Hände lassen sich von der normalen Hand durch Vermehrung oder Verminderung der Fingerzahl, oder durch Umkehrung der Symmetrie ableiten.
Eine Vergrößerung der Fingerzahl durch einen sechsten oder siebten Finger, die ulnar an den Kleinfinger angegliedert wären, würde sicherlich eine erhöhte Griffsicherung bedeuten. Es würden jedoch zweifelsohne funktionelle Komplikationen auftreten.
Bei einer verringerten Zahl von vier oder drei Fingern ergibt sich ein Funktionsverlust der Hand. Bestimmte Affenarten Mittelamerikas besitzen eine daumenlose, vierfingrige Hand, mit der sie sich an Ästen nur hängen können. Allerdings haben sie an der unteren Extremität eine fünffingrige „Hand" mit einem opponierbaren „Daumen". Die dreifingrige Hand (Abb. 261), die man gelegentlich nach Amputationen sieht, kann noch die sehr häufig benutzten und sehr präzisen bi- und tridigitalen Griffe ausüben. Sie kann jedoch keinen Handflächengriff mehr einsetzen, um Werkzeuggriffe u. ä. sicher zu fassen. Die zweifingrige Hand (Abb. 262) formt mit Daumen und Zeigefinger einen Haken, sie kann für feinere Objekte den Pinzettengriff zum Einsatz bringen. Tridigitale und Handflächengriffe sind ihr nicht möglich. Mitunter zeigt bei Patienten eine derart verbliebene oder rekonstruierte Hand erstaunliche Fähigkeiten. Zu erwähnen ist, daß die zweifingrige Hand eine symmetrische Hand mit den ihr typischen Nachteilen ist.
Die Hand mit Umkehr der Symmetrie ist eine Hand mit fünf Fingern, wobei der Daumen auf der Ulnarseite liegt. In diesem Fall verliefe die schräge palmare Handflächenrinne genau umgekehrt. Bei der Neutral-Null-Stellung des Unterarms würde der Hammerkopf nach distal-unten, und nicht nach distal-oben ausgerichtet sein. Es wäre nicht möglich, einen Nagel auf den Kopf zu treffen, es sei denn, aus der Neutral-Null-Stellung würde um 180° gedreht, so daß die Handinnenfläche nach lateral schauen würde! Die Ulna würde den Radius kreuzen, und der Bizepssehnenansatz am Radius wäre ineffektiv. Es müßte folglich die Gesamtkonstruktion der oberen Extremität verändert werden, ohne daß damit ein Funktionsvorteil erkauft würde.
Symmetrische Hände trügen zwei Daumen, einen radialen und einen ulnaren, die einen, zwei oder drei mittlere Finger einrahmen würden. Das einfachste Beispiel wäre die dreifingrige, symmetrische Hand (Abb. 263), die zwei Daumen-Finger-Pinzettengriffe, einen Daumen-Daumen-Pinzettengriff und einen tridigitalen Griff (Abb. 264) durch Opposition der Daumen an den Zeigefinger ausführen könnte. Neben diesen insgesamt vier Präzisionsgriffen ist ein Handflächengriff in der Weise vorstellbar, daß auf der einen Seite die beiden Daumen, auf der anderen Seite Zeigefinger und Handfläche stehen (Abb. 265). Obwohl dieser Griff relativ sicher wäre, so wäre er doch von einem durch die Symmetrie bedingten großen Nachteil behaftet. Der Werkzeuggriff würde rechtwinklig zur Unterarmachse ausgerichtet sein. Eine sinnvolle Handhabung des Werkzeugs ist aber nur möglich bei einer mit der Pro- und Supination gekoppelten schrägen Ausrichtung des Griffes. Dies gilt auch für symmetrische Hände mit zwei oder drei Mittelfingern (Abb. 266, fünffingrige Hand mit zwei Daumen). Papageien haben zwei nach hinten gerichtete „Finger", durch einen symmetrischen Griff finden sie auf dem Ast einen sicheren Halt.
Die Hand mit zwei Daumen würde eine unzweckmäßige, die Pro- und Supination ausschließende, symmetrische Ausbildung des Unterarms erforderlich machen.

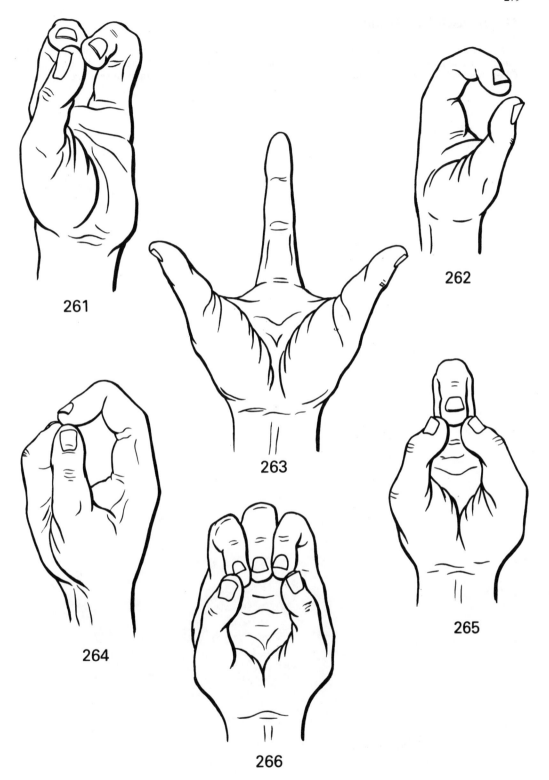

Die menschliche Hand

Die menschliche Hand ist ein kompliziert gebautes, jedoch absolut konsequent und optimal an ihre Funktionen angepaßtes Organ. In ihrer Konstruktion spiegelt sich das Prinzip der bestmöglichen Ökonomie wider. Sie kann als eine der bemerkenswertesten „Errungenschaften" angesehen werden.

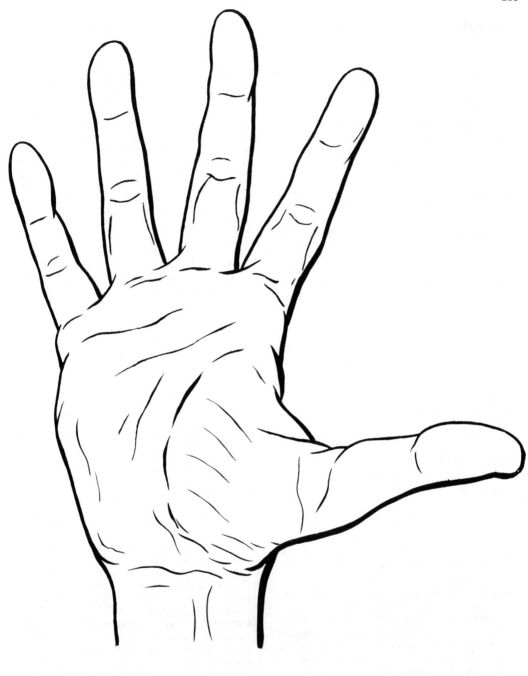

Literatur

BARNETT C. H., DAVIES D. V. & MAC CONAILL M. A. – Synovial Joints. Their structure and mechanics. 1961, C. C. THOMAS, Springfield U.S.A.

BARNIER L. – L'analyse des mouvements, 1950, P.U.F., Ed. Paris.

BAUSENHARDT D. – Über das Carpometacarpalgelenk des Daumens, 1949, Z. Anat. Entwickl.-Gesch. 114, 251

COMTET J. J. & AUFFRAY Y. – Physiologie des muscles élévateurs de l'épaule. Rev. Chir. Orthop., 1970, *56*, 3, 105–117.

DAUTRY P. & GOSSET J. – A propos de la rupture de la coiffe des rotateurs de l'épaule. Rev. Chir. Ortho., 1969, *55*, 2, 157.

DBJAY H. C. – L'humérus dans la prono-supination. Rev. Méd. Limoges, 1972, *3*, 3, 147–150.

DE LA CAFFINIERE J. Y. – L'articulation trapézo-métacarpienne, approche biomécanique et appareil ligamentaire. Arch. Anat. Path., 1970, *18*, 4, 277–284.

DE LA CAFFINIERE J. Y., MAZAS F., MAZAS Y., PELISSE F. & PRESENT D. – Prothèse totale d'épaule, bases expérimentales et premiers résultats cliniques. Vol. IV, N° 5, 1975, Editions INSERM (Paris).

DESCAMPS Louis – Le jeu de la hanche. Thèse, Paris 1950.

DUBOUSSET J. – Les phénomènes de rotation lors de la préhension au niveau des doigts (sauf le pouce). Ann. Chir., 1971, *25* (19–20), C. 935–944.

DUCHENNE G. B. A. (DE BOULOGNE) – Physiologie des mouvements. 1867: Réédition en facsimilé, Ann. Med. Physique, Lille. 1959: Ed. Américaine translated by E. B. KAPLAN (1949). W. B. Saunders Co, Philadelphia and London.

DUPARC J., DE LA CAFFINIERE J. Y. & PINEAU H. – Approche biomécanique et cotation des mouvements du premier métacarpien. Rev. Chir. Orthop., 1971, *57*, 1, 3–12.

FICK R. – Handbuch der Anatomie und Mechanik Gelenke. 1911, Gustav Fischer, Jena.

FISCHER L. P., NOIRCLERC J. A., NEIDART J. M., SPAY G. et COMTET J. J. – Etude anatomo-radiologique de l'importance des différents ligaments dans la contention verticale de la tête de l'humérus. Lyon, Méd., 1970, *223*, 11, 629–633.

FISCHER L. P., CARRET J. P., GONON G. P., DIMMET J. – Etude cinématique des mouvements de l'articulation scapulo-humérale. Rev. Chir. Orth., 1977, Suppl. 11, *63*, 108–112.

HAMONET C., DE LA CAFFINIERE J. Y., OPSOMER G. – Mouvements du pouce. Détermination électromyographique des secteurs d'activité des muscles thénariens. Arch. Anat. Path., 1972, *20*, 4, 363–367.

HAMONET C., VALENTIN P. – Etude électromyographique du rôle de l'opposant du pouce (opponens pollicis) et de l'adducteur du pouce (adductor pollicis). Rev. Chir. Orthop., 1970, *56*, 2, 165–176.

HENKE W. – Handbuch der Anatomie und Mechanik der Gelenke, 1863. C. F. Wintersche Verlagshandlung, Leipzig + Heidelberg.

INMAN-VERNET T. et al. – Observations on the function of the shoulder joint. 1944, J. Bone Joint Surg., 26, 1, 30.

KAPANDJI I. A. – La flexion-pronation de l'interphalangienne du pouce. Ann. Chir., 1976, *30*, 11–12, 855–857.

KAPANDJI I. A. – Pourquoi l'avant-bras comporte-t-il deux os? Ann. Chir., 1975, *29*, 5, 463–470.

KAPANDJI I. A. – Le membre supérieur, support logistique de la main. Ann. Chir., 1977, *31*, 12, 1021–1030.

KAPANDJI I. A. – La radio-cubitale inférieure vue sous l'angle de la prono-supination. Ann. Chir., 1977, *31*, 12, 1031–1039.

KAPANDJI I. A. – La rotation du pouce sur son axe longitudinal lors de l'opposition. Etude géométrique et mécanique de la trapézo-métacarpienne. Modèle mécanique de la main. Rev. Chir. Orthop., 1972, *58*, 4, 273–289.

KAPANDJI I. A. – Anatomie fonctionnelle de la métacarpo-phalangienne du pouce. Ann. Chir. 1980.

KAPANDJI I. A. & MOATTI E. – La radiographie spécifique de la trapézo-métacarpienne, sa technique, son intérêt. Ann. Chir. 1980.

KUCZYNSKI K. – Carpometacarpal joint of the human thumb. J. Anat., 1974, *118*, 1, 119–126.

KUHLMANN N., GALLAIRE M. et PINEAU H. – Déplacements du scaphoïde et du semi-lunaire au cours des mouvements du poignet. Ann. Chir., 1978, *32*, 9, 543–553.

LANDSMEER J. M. F. – A report on the coordination of the interphalangeal joints of the human finger and its disturbances. Acta morph. neerl. scand., 1953, 2, 59–84.

LANDSMEER J. M. F. – Anatomical and functional investigations on the articulation of the human fingers. Acta anat. (suppl. 24), 1955, 25, 1, 69.

LANDSMEER J. M. F. – Studies in the anatomy of articulations. 1) The equilibrium of the intercalated bone; 2) Patterns of movements of bimuscular, biarticular systems. Acta Morph. neerl Scand. 1961, *3*, 3–4, 287–321.

LANDSMEER J. M. F. – Atlas of anatomy of the hand. Churchill Livingstone. Edinburgh London and New York, 1976.

LITTLER J. W. – Les principes architecturaux et fonctionnels de l'anatomie de la main. Rev. Chir. Orthop., 1960, *46*, 2, 131–139.

LUNDBORD G., MYRHAGE E. et RYDEVIK B. – Vascularisation des tendons fléchisseurs dans la gaine digitale. J. Hand Surg., 1977, 2, 6, 417–427.

LONG C., BROWN M. E. – Electromyographic-Kinesiology of the hand: muscles moving de long finger. J. Bone & Joint Surg., 1964, 46A, 1638–1706.

LONG C. and BROWN M. E. – Electromyographic kinesiology of the hand. Part III. Lumbricalis and flexor digitorum profundus to the long finger. Arch. Phys. Med., 1962, 43, 450–460.

LONG C., BROWN M. E. et WEISS G. – Electromyographic study of the extrinsic-intrinsic kinesiology of the hand. Preliminary report. Arch. Phys. Med., 1960, 41, 175–181.

MAC CONAILL M. A. – Studies on the anatomy and function of bone and joints. 1966, F. Gaynor Evans Ed. New York.

MAC CONAILL M. A. – Studies in mechanics of synovial joints. Displacements on articular surfaces and significance of saddle joints. Irish J. M. Sc. Med. Sci, 1946, July, 223–235.

MAC CONAILL M. A. – Studies in mechanics of synovial joints; hinge joints and nature of intraarticular displacements. Irish J. M., Sci, 1946, Sept., 620.

MAC CONAILL M. A. – Movements of bones and joints. Significance of shape. J. Bone and Joint Surg., 1953, May, 35B, 290.

MAC CONAILL M. A. – The geometry and algebra of articular kinematics. Bio. Med. Eng., 1966, 1, 205–212.

MAC CONAILL M. A. & BASMAJIAN J. V. – Muscles and movements: a basis for human kinesiology. Williams & Wilkins Co, Baltimore, 1969.

PIERON A. P. – The mechanism of the first carpometacarpal joint. An anatomic and mechanical analysis. Acta Orthop. Scand., 1973 suppl., 148.

POIRIER P. & CHARPY A. – Traité d'Anatomie Humaine, 1926 (4e édition), Masson Ed. Paris.

RASCH P. J. & BURKE R. K. – Kinesiology and applied anatomy. 1971, Lea & Febiger (4e ed.), Philadelphia, U.S.A.

ROCHER C. H. & RIGAUD A. – Fonctions et bilans articulaires. Kinésithérapie et rééducation. 1964, Masson Ed., Paris.

ROUD A. – Mécanique des articulations et des muscles de l'homme. 1913, Librairie de l'Université, Lausanne, F. ROUGE & Cie.

ROUVIERE H. – Anatomie humaine descriptive et topographique. 1948 (4e éd.), Masson Ed., Paris.

STEINDLER A. – Kinesiology of the human body. 1955, Charles C. Thomas, Springfields, Illinois, U.S.A.

STRASSER H. – Lehrbuch der Muskel und Gelenkmechanik. 1917, Springer, Berlin.

TESTUT L. – Traité d'anatomie humaine. 1921, Doin Ed., Paris.

TUBIANA R. – Les positions d'immobilisation de la main. Ann. Chir., 1973, 27, 5, pp. C. 459–466.

TUBIANA R., HAKSTIAN R. – Les déviations cubitales normales et pathologiques des doigts. Etude de l'architecture des articulations métacarpo-phalangiennes des doigts. La main rhumatoïde. Monographie du GEM. 1969. L'expansion scientifique française Ed.

TUBIANA R., VALENTIN P. – L'extension des doigts. Rev. Chir. Orthop., 1963, T 49, 543–562.

VANDERVAEL F. – Anaylse des mouvements du corps humain. 1956, Maloine Ed., Paris.

VAN LINGE B. & MULDER J. D. – Fonction du muscle sus-épineux et sa relation avec le syndrome sus-épineux. Etude expérimentale chez l'homme. J. Bone & Joint Surg., 1963, 45B, 4, 750–754.

Register

Akromion 42, 48, 58
Arteria radialis 166
Articulatio (-nes) acromioclavicularis 20, 48
– –, Bewegungen 52
– –, Discus articularis 48
– carpometacarpeae 174
– carpometacarpea pollicis 212
– – –, Bänder 214
– – –, Bewegungen 216, 222
– – –, Gelenkflächen 212
– – –, Kapsel 214
– – –, Rotation 220
– – –, Versteifung 276
– cubiti 72 ff.
– –, Bewegungen 72, 74
– –, Beugung, aktive 86, 94
– –, –, passive 86
– –, Extensoren 96
– –, Flexoren 96
– –, Luxation 86, 92, 94
– –, Streckung 94
– humeri 2 ff.
– –, Abduktion 6, 60, 62, 64
– –, Achsen 2
– –, Adduktion 70
– –, – absolute 4
– –, – relative 4
– –, Anteversion 66
– –, Außenrotation 8, 68
– –, Bänder 26
– –, Bewegungen 2
– –, –, Amplituden 4
– –, –, Quantifizierung 16
– –, Drehzentrum 24
– –, Freiheitsgrade 2
– –, Funktionsstellung 18
– –, Innenrotation 8, 68
– –, Kapsel 26
– –, –, Membrana synovialis 28
– –, Retroversion 70
– –, Rotation, unwillkürliche 2, 14
– –, –, willkürliche 2, 8, 14
– –, Rotatoren 8
– –, –, Funktion 34
– –, Zirkumduktion 12
– –, Zyklus, ergonomischer 14
– humeroradialis 92
– humeroulnaris 76, 92
– interphalangeae 186
– –, Bewegungen 186
– –, check ligaments 186
– –, Immobilisation 186
– –, Kollateralbänder 186
– interphalangea pollicis 236
– – –, Bewegungen 236
– – –, Gelenkflächen 236

– mediocarpea 130, 138 ff.
– metacarpophalangeae 176
– –, Bewegungen 176, 184
– –, Kapsel 176
– –, Kapselbandapparat 180
– –, Kollateralbänder 176, 180
– metacarpophalangea pollicis 228
– – –, Bänder 228
– – –, Bewegungen 230, 234
– – –, –, Amplituden 224 ff., 232
– – –, Gelenkflächen 218, 228
– – –, Kapsel 228
– radiocarpea 130, 138 ff.
– radioulnaris distalis 98, 108, 110
– – –, Bewegungen 116
– – –, Discus articularis 104, 110, 116, 140
– – proximalis 76, 98, 106
– sternoclavicularis 20
– –, Discus articularis 46
– –, Gelenkflächen 44

Beugefurchen, interphalangeale 166
Bursa subacromialis 36
– subcoracoidea 26
– subdeltoidea 36

Canalis carpi 156, 158, 172, 190, 240
Capitulum humeri 76, 82, 112
Caput humeri 22, 28, 34
– –, Luxation 34
– –, Krümmungsmittelpunkt 22
– –, Krümmungsradien 22
– ossis metacarpalis 176
– – –, Form 178
– – metacarpalis I 228
– radii 82, 112
– ulnae 108, 166
Cavitas glenoidalis 22, 28
Chorda obliqua 104
Clavicula, Bewegungen 46
Cubitus valgus 112

Daumen, Bedeutung 208
–, Dorsalaponeurose 240
–, Endgelenk 210
–, Gelenke 208
–, Grundgelenk 210, 266
–, –, Sesambeine 228, 240
–, Kleinfingeropposition 254
–, Muskulatur, extrinsische 240, 242
–, –, intrinsische 244 ff.
–, Opposition 164, 210, 242, 244, 248
–, Oppositionsstellung 266
–, Pronation 236
–, Reposition 254
–, Repositionsstellung 262

–, Sattelgelenk 210, 250
–, Skelett 208
–, Zeigefingeropposition 254
Deformité en boutonnière s. Knopflochdeformität
Dorsalaponeurose 196, 198, 277
–, Ruptur 204
Dupuytrensche Kontraktur 204

Ellenbogengelenk s. Articulatio cubiti

Fallhand 204
Faustschluß 254
Finger, Abduktion 170
–, Achsen 170
–, Adduktion 170
–, Amputation 278
–, Beugung 202
–, –, -schräge 170
–, Streckung 202
Fingerbeerengriff 256
Fingergriff, bidigitaler 256
–, pluridigitaler 256
Fingerspitzengriff 256
Fossa coronoidea 76, 78
– radialis 76, 82
– olecrani 78
Fovea articularis radii 76, 82, 106, 112
Frenula capsulae 26, 28
Fromentsches Zeichen 256

Greiffunktion 234
Griff, dynamischer 256, 272 ff.
–, statischer 256
–, symmetrischer 268
Grobgriff 166
Gyonsche Loge 190

Hammerfinger 204
Hamulus ossis hamati 172
Hand, Ausdruck 274
–, Aktionsbereich 12
–, Funktionsstellung 276
–, Gestik 274
–, Immobilisationsstellung 276
–, Sprache 274
–, Tastsinn 274
Handachse 170
Handflächengriff 264
Handgelenk, Extension 132
–, –, Amplitude 134
–, Flexion 132
–, –, Amplitude 134
–, Muskeln 160 ff.
–, Radialabduktion 132
–, –, Amplitude 134
–, Stabilisierung 144, 146
–, Ulnarabduktion 132
–, –, Amplitude 134
–, Verletzungen 156
–, Zirkumduktion 136
Humerus, Epicondylus lateralis 76, 94

–, – medialis 76, 94
–, Fraktur 18
Humeruskopf s. Caput humeri
Hypothenar 166
–, Muskeln 206

Incisura radialis ulnae 106
– scapulae 50
– trochlearis 76, 92
– ulnaris radii 110

Kardangelenk 220
Karpalbogen 168
Karpalkanal s. Canalis carpi
Kleinfinger, Opposition 174
Krallenhand 204
Knopflochdeformität 202, 204, 277

Labrum glenoidale 22, 26, 28
Ligamentum (-a) annulare radii 92, 104, 106, 112
– – –, Ruptur 92
– collaterale carpi radiale 138, 142
– – – ulnare 110, 138, 142
– – radiale 80, 92
– – ulnare 80, 92
– conoideum 48
– –, Funktion 52
– coracoacromiale 42
– coracoclaviculare 52
– coracohumerale 26, 32, 34
– costoclaviculare 44, 46
– glenohumerale 22, 26, 30
– interclaviculare 46
– metacarpeum transversum profundum 180, 198
– palmare 176, 180
– pisohamatum 142
– pisometacarpeum 142
– quadratum 106
– sternoclavicularia 44, 46
– transversum scapulae (superius) 50
– trapezoideum 48
– –, Funktion 52
Lunatumbremse 142
–, Ruptur 148
Lunatumsäule 148

Membrana interossea antebrachii 104, 116
Mesotendineum 190
Monteggiafraktur 126
Musculus (-i) anconeus 90
– abductor digiti minimi 206
– – pollicis brevis 216, 234, 238
– – – longus 158, 234, 238
– adductor pollicis 238, 256, 270
– – –, caput obliquum 240
– – –, – transversum 240
– biceps brachii 74, 88, 96, 124, 128
– – –, caput longum 26, 28
– – –, Funktion 28
– brachialis 88
– brachioradialis 88

- deltoideus 10
- –, Funktion 60, 62
- –, Teile 60
- extensor carpi radialis brevis 158
- – – – longus 88, 158
- – digiti minimi 158
- – digitorum 158, 180, 196
- – – –, Funktion 200
- – – –, Sehnenluxation 182
- – indicis 158, 196
- – pollicis brevis 158, 238
- – – longus 238, 272
- flexor carpi ulnaris 158, 166
- – digiti minimi brevis 206
- – digitorum profundus 158, 162, 270
- – – – superficialis 158, 258
- – pollicis brevis 216, 234, 238
- – – – –, caput profundum 240
- – – – –, – superficiale 240
- – – – longus 158, 238, 258
- infraspinatus 10
- interossei 182
- – dorsales 198
- – – –, Funktion 200
- – palmares 198, 270
- interosseus dorsalis I 256
- – palmaris I 238
- latissimus dorsi 8, 10
- levator scapulae 54
- lumbricales 182, 198
- –, Funktion 200
- opponens digiti minimi 206
- – pollicis 216, 238
- palmaris longus 158
- pectoralis major 8, 10
- – minor 8, 10, 54
- pronator quadratus 124, 126
- – teres 88, 124, 126
- rhomboideus 8, 10, 54
- serratus anterior 8, 10, 38, 56
- subclavius 54
- subscapularis 10
- supinator 124
- supraspinatus 10
- –, Funktion 62
- –, Loge 58
- –, Sehne 58
- teres major 10
- – minor 10
- trapezius 8, 10, 54
- triceps brachii 90
Muskeln, extrinsische 196
–, intrinsische 238

Nebengelenk, subakromiales 20, 36
Nervus medianus 124, 156, 190, 240, 248, 254, 276
- musculocutaneus 124
- radialis 124, 254
- –, Lähmung 204
- ulnaris 94, 190, 240, 254, 256, 276
- –, Lähmung 204

Olekranon 76, 92, 94
–, Fraktur 86
Opposition s. Daumen, Opposition
Os (-sa) capitatum 138, 140, 172
- carpi, Bewegungen 154
- hamatum 140, 172
- lunatum 138, 140, 172
- –, Bewegung 148, 152
- –, Form 148
- metacarpale I, Bewegungen 222, 244
- metacarpi 174
- pisiforme 138, 166, 172
- scaphoideum 140, 172
- –, Bewegung 150, 152
- –, Form 150
- –, Fraktur 156
- trapezium 140, 172
- trapezoideum 140, 172
- triquetrum 110, 138, 140, 172

Palma manus 174, 264, 268, 270
Palmarfurche, distale 166
–, mittlere 166
Periarthritis humeroscapularis 28, 34
Pinzettengriff 278
Pollisation 248
Pouteau-Colles-Fraktur 156, 162
Präzisionsgriff 166
Processus coracoideus 48, 58
- coronoideus ulnae 76, 78, 92
- styloideus ulnae 108, 140
Pronation 98, 104, 140
–, Achse 102
–, Ausmaß 100
–, Bedeutung 102
–, Definition 100

Radius, Fraktur 126
–, –, distale 126, 156
–, Torsion 122
Retinaculum extensorum 160, 196
- –, Fächer 160, 196
- flexorum 158, 166, 172, 190, 240
- laterale 202
Ringband s. Ligamentum annulare radii
Rotatorenmanschette 34
–, Ruptur 34, 58

Scaphoidsäule 150
Scapula 10
–, Bewegungen 40, 42
–, Lage 38
Schulterdach 34, 58
Schultergelenk s. Articulatio humeri
Schultergürtel 20 ff.
–, Gelenke 20 ff.
–, Muskulatur 54 ff.
Schwanenhalsdeformität 204
Sternoklavikulargelenk s. Articulatio sternoclavicularis

Sulcus capitulotrochlearis 76, 112
– intertubercularis 26, 28, 30
– nervi ulnaris 94
Supination 98, 104, 112, 270
–, Achse 102
–, Ausmaß 100
–, Definition 100
–, Bedeutung 102

Tabatière 158, 166, 240
Tendo musculi flexoris digitorum profundi 180, 194
– – – – superficialis 180, 194
Thenar 166
–, Muskeln 228, 238
Thorax 10
Triquetrumzügel 142

Trochlea humeri 76, 92
– –, Varianten 84
Tuberculum Listeri 242
– majus humeri 22, 30, 32, 42
– minus humeri 22, 32
– ossis scaphoidei 142, 240
– ossis trapezii 240
– supraglenoidale 28, 34
Tuberositas radii 112

Ulna, Fraktur 126
Umwendbewegung, Achsen 118 ff., 268
Unterarmachse 94

Vagina synovialis communis musculorum flexorum 190
– synovialis musculi flexoris pollicis longi 190